韩国美容整形高手18
한국 미용성형의 고수 18

국내 최초로 스토리텔링 형식으로 기획되고 발행되는
한국 · 중국인들을 위한 올바른 미용성형 길라잡이 안내서!

韩国美容整形高手18

한국 미용성형의 고수 18

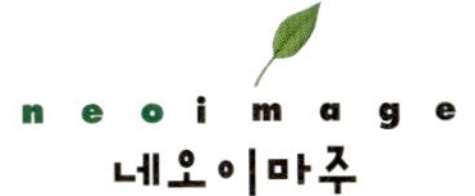
neoimage
네오이마주

'미용성형 한류!' 이제 시작입니다!

드라마, 영화, K-pop, 한식을 넘어 이제는 미용성형에서도 한류의 바람이 거셉니다. 한류문화를 기폭제로 하여 한국의 높은 의료수준에 대한 외국인의 인식 또한 높아지면서 미용성형을 중심으로 의료관광이 활성화되고 있습니다.

한국 미용성형수술은 인체의 구조적인 특징으로 볼 때 동양인을 위한 성형수술로는 최고의 수준으로 평가받고 있습니다. 한국은 이제 세계 미용성형의 중심입니다. 드라마와 음악 등의 해외진출로 인한 한류문화가 큰 몫을 한 바를 부정할 수는 없지만 본질적으로는 우리나라 성형외과 전문의들이 그동안 열심히 의술 향상을 위해 함께 고민하고 서로 독려해왔기 때문입니다.

하지만 질적인 것보다 양적인 팽창으로 인해 한국에서 미용성형을 받은 중국인 환자들에게 부작용이 나타나기도 했습니다. 자칫 이제 막 시작된 '미용성형 한류'가 시들지 모른다는 우려감도 팽배합니다. 그러므로 더욱 발전시키기 위해서는 우리가 처한 현재의 위상을 겸허하게 점검해볼 필요가 있습니다.

먼저 외국환자들에게 의사 본래의 초심으로 진정성을 가지고 대해야 합니다. 의사 본연의 자세에서 그들을 가족과 같은 심정으로 수술여부와 방법을 고민하고 최선의 의료기술을 통해 최대 만족의 결과를 이루도록 해야 합니다. 환자를 가족과 같은 진정성으로 대하기 위해서는 그 환자에게 꼭 필요한 수술을 권해야 합니다.

미용성형을 하는데 있어서 언제나 잊지 말아야 할 또 한 가지는 '수준 높은 수술을 받아야 한다'는 점입니다. 그 결과가 탐탁지 않았을 때는 되돌릴 수 없다는 점도 상기해야 합니다. 그렇기 때문에 미용성형은 어느 부위를 어떻게 수술해야 하는 것보다 어느 의사에게 받느냐가 중요합니다. 누구에게 수술을 받느냐에 따라 그 결과는 천지차이입니다. 실패하지 않고 더 나은 아름다움을 보장받을 수 있는 경험이 많은 의사를 만나는 것이 가장 중요합니다.

이 책은 한국에서 미용성형을 하고 싶지만 어디서 어떻게 해야 할지 모르는 한국, 중국인들을 위한 미용성형 안내지침서이며 정보가이드북입니다. 예뻐지고 싶은 한국, 중국인들을 위해 한국 미용성형 고수가 알려주는 성형에 관한 모든 정보가 담긴 이 책이 여러분들에게 큰 도움이 되기를 바랍니다.

미용성형 한류의 흐름을 묵묵히 지켜내고 있는 '한국 미용성형의 고수 18'이 책임 있게 풀어낸 파트별 미용성형 스토리. 한국 미용성형의 현주소를 제대로 짚어볼 수 있도록 한국 미용성형 고수들의 경험과 노하우를 담아내었습니다.

2014. 06

비오성형외과 조인창 원장

"美容整形韩流！"现在开始！

超越电视剧、电影、K-pop、韩食，现在整形美容也正刮起韩流旋风。韩流文化作为催化剂，人们对韩国先进医疗水平的认识度相应提高，以美容整形为中心的韩国医疗观光已被激活。

韩国美容整形手术在其人体结构特点上，为东方人的美容治疗方面被评价为最高水平。韩国已成为全世界美容整形的中心。电视剧、K-pop等的海外推出对韩流文化的影响也不可否认，但最主要的是我国整形外科专家们的不断研究和探索，提高技术水平，才有现在的美容整形韩流。

但是，比起手术质量，量化膨胀也对在韩接受美容整形的中国患者带来一些副作用。不得不让我们担忧才刮起的"美容整形韩流"旋风被吹走。为了更大发展，我们也需要用谦虚态度，对待目前所处的状况。.

首先，对待国外患者，以医师的使命感，真诚对待。用医师应有的姿势，对待患者为自家人一样，为患者考虑，尽最大能力，为患者考虑手术方案，用最优的医疗技术，将手术效果提高到最好，提高患者满意度。真诚对待每一位患者像自家人一样，推荐最适合于患者的治疗方案。

美容整形时切记"要接受高水平的治疗"。术后感觉到不满意时，木已成舟，不能回头。所以，美容整形时，手术项目、治疗方案也很重要，但找适合于自己的医生也非常重要。执刀医生不同，所带来的手术效果也截然不同。整形要谨慎，为保障手术效果，变得更加美丽动人，找最适合自己的经验丰富的医生接受治疗非常重要。

这本书是为了想在韩国整形，但不知何去何从的韩中两国人而编写的整形向导、信息手册。为了拥有美丽梦想的韩中两国人，韩国美容整形高手告诉您有关整形的详细信息，希望这本书能给帮您实现美丽之梦。

默默守护美容整形韩流的"韩国美容整形高手18"，介绍韩国美容整形高手们的经验和秘诀，讲解各类美容整形故事，让您正确了解韩国美容整形现状。

2014. 06

BIO整形外科 曺仁昌 院长

"눈은 마음과 감정의 상태를 드러내는 통로"

"眼睛是表现 心灵和感情的窗口"

눈성형은 미용성형수술 중 가장 많이 시행되고 있는 수술이지만 결코 쉬운 수술이 아니다.
얼굴의 다른 부위와의 조화도 중요하므로 신중하게 결정해야 한다.

眼部整形是美容整形手术中最常见的手术，但绝不是简单的手术。
眼睛与脸部其他部位的协调至关重要，需要慎重决定。

BY성형외과의원(BY整形外科医院)

채수욱(蔡洙昱)

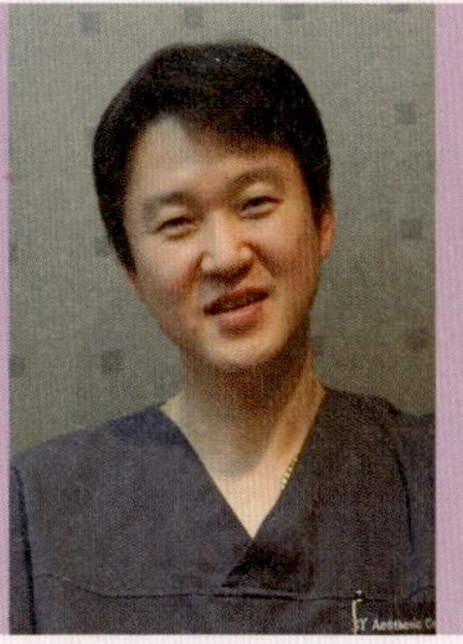

Profile

성형외과 전문의(整形外科專门医)
서울대학교 의과대학(首尔大学医学院)
대한성형외과학회 정회원(大韩整形外科学会正会员)
대한미용성형외과학회 정회원(大韩美容整形外科学会正会员)
서울 아산병원 성형외과 외래교수(首尔峨山医院整形外科门诊教授)

www.byclinic.com

1
1 눈은 입만큼이나 많은 이야기를 할 수 있다

마음의 움직임과 감정의 상태를 드러내는 통로

눈을 '마음의 창'이라 부르듯 마음의 움직임과 감정의 상태를 드러내는 통로다. 여성들이 화장할 때 가장 많은 시간을 투자하는 곳이 눈이다. 눈은 사람의 인상을 결정하는 중요한 역할을 하는데 눈의 모양에 따라 또렷해 보이기도 하고 졸려 보이기도 한다. 또한 부드럽게 보이거나 강해 보이기도 하며, 시원해 보이기도 답답해 보이기도 한다. 눈성형은 미용성형수술 중 가장 많이 시행되고 있는 수술이지만 결코 쉬운 수술이 아니다. 조금만 방심하면 돌이킬 수 없는 결과를 가져올 수 있다. 눈은 얼굴에서 가장 눈에 띄는 부위이고 코, 입 등 얼굴의 다른 부위와의 조화도 중요하므로 눈성형을 할 때는 신중하게 결정해야 한다. 그렇다면 눈의 아름다움은 어디에 있을까? 쌍꺼풀수술, 앞트임, 뒤트임, 그리고 눈밑수술 중 자신에게 맞는 눈성형을 찾아보자.

쌍꺼풀수술

쌍꺼풀수술은 가장 많이 하는 성형수술 중의 하나이다. 작은 눈꺼풀 안에 여러 조직들이 복잡하게 구성되어 있을 뿐 아니라 사람마다 모양이나 형태도 다르므로 의사의 섬세함이 요구된다.

매몰법

매몰법 쌍꺼풀수술은 눈꺼풀이 얇고 지방이 적으며, 처진 살이 없는 경우에 효과가 크다. 흔히 '찝는다'라고 말하는 수술법으로 바늘구멍만한 작은 절개로 눈꺼풀 안팎으로 실을 꿰어 쌍꺼풀을 만들어주는 수술이다. 실밥이 매몰되어 제거할 필요가 없고 흉터가 없으며, 부기가 많지 않아 회복이 빠르므로 모두가 선호하는 수술이다.

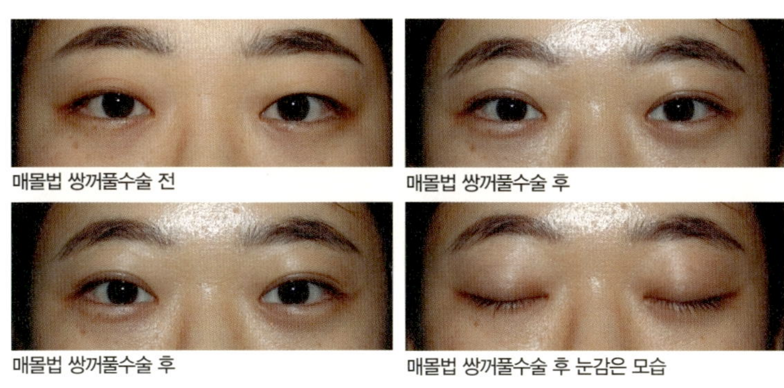

매몰법 쌍꺼풀수술 전

매몰법 쌍꺼풀수술 후

매몰법 쌍꺼풀수술 후

매몰법 쌍꺼풀수술 후 눈감은 모습

매몰법 쌍꺼풀수술은 2점식, 3점식, 사또식, 그리고 연속매몰법 등으로 발전하였다. 연속매몰법은 하나의 봉합사를 이용하여 연속된 매몰을 분산시키고, 여러 개의 연속 매듭을 지으면서 라인의 모양을 개선시키고, 부기를 최소화하면서, 쌍꺼풀라인을 따라 연속되는 쌍꺼풀을 만드는 수술이다. 기존의 매몰법에 비하여 쌍꺼풀이 풀릴 가능성을 개선하여 잘 풀리지 않는 장점이 있다. 흉터가 거의 없어 눈을 감아도 전혀 티가 나지 않고 자연스럽다.

눈에 처진 살은 적은데 지방이 많아 두툼한 경우는 2~3mm의 작은 절개를 통해 지방을 제거하며 동시에 매몰법으로 쌍꺼풀수술을 하면 자연스러운 쌍꺼풀라인을 얻을 수 있다. 이를 부분절개법이라고 하는데 수술 후 흉터도 거의 남지 않고 불룩한 눈두덩의 지방 제거를 하면서 동시에 매몰법으로 쌍꺼풀수술을 하여 자연스러운 쌍꺼풀을 만들 수 있다.

절개법

절개법 쌍꺼풀수술은 피부가 두껍고 눈꺼풀이 처져 있거나 지방이 많아서 두툼해 보이는 경우에 적합한 수술이다. 무엇보다도 눈꺼풀의 처진 살, 근육, 지방 및 피하조직 등을 모두 조절해줄 수 있다는 것이 장점이다. 눈이 두툼하거나 답답해 보이고 피부가 처져 있을 경우 매몰법보다 훨씬 좋은 결과를 가져 오게 된다. 수술 후 부기는 2~3주 정도 지나면 어느 정도 빠지며 약간의 메이크업으로 충분히 커버할 수 있다.

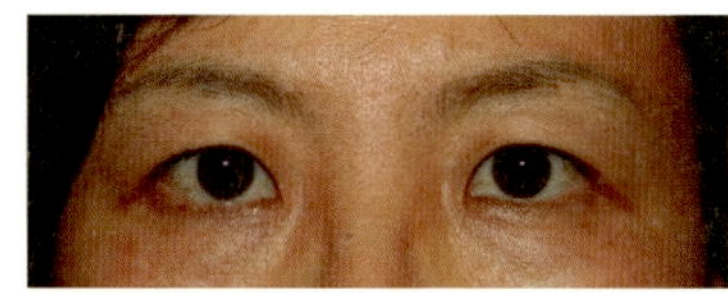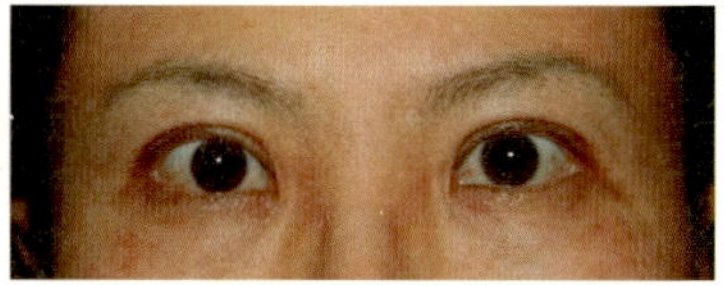

절개법 쌍꺼풀수술 전후

눈매교정 쌍꺼풀수술(안검하수 교정수술)

안검하수가 있는 경우 눈을 제대로 뜨지 못하여 눈의 검은 동자가 많이 가려 있게 되어 졸린 듯한 인상을 주게 된다. 눈을 크게 뜨기 위하여 눈썹이나 이마를 올려 눈을 뜨게 되므로 눈을 뜰 때 눈썹을 과도하게 많이 움직이고 나이에 비하여 이마에 굵은 주름이 있는 경우가 많다. 안검하수는 선천적이든 후천적이든 어떤 원인에 의하여 눈꺼풀을 들어 올리는 근육인 상안검거근의 기능이 약하여 눈을 뜨는 힘이 저하되기 때문에 나타난다. 절개법으로 쌍꺼풀수술을 하면서 동시에 안검하수의 정도에 따라 상안검거근의 기능을 강화시키는 정도를 조절하여 눈이 잘 떠지고 검은 동자가 더 많이 노출되도록 하여 또렷한 인상을 가진 쌍꺼풀을 만들어주도록 한다.

비절개 눈매교정 쌍꺼풀수술

기존의 눈매교정수술은 절개법으로 쌍꺼풀수술과 동시에 눈을 뜨는 근육을 교정하여 눈의 검은 동자가 더 많이 노출이 되도록 하여 또렷한 인상을 주도록 하는 수술인데 반하여, 비절개 눈매교정술은 피부와 결막에 절개를 하지 않고 매몰법으로 쌍꺼풀수술을 하며 동시에 검은 동자의 노출을 증가시킬 수 있는 수술법이다. 중등도 이하의 안검하수를 가진 눈인 경우 피부에 완전 절개를 하지 않고 수술하므로 빠른 회복 기간과 자연스러운 쌍꺼풀로 눈매 교정이 가능한 장점이 있다.

눈의 피부를 단면으로 보면 대략 눈꺼풀피부-피하조직-표정근육-지방-눈뜨는 근육-결막의 층으로 이루어져 있다. 절개법을 이용한 눈매교정술의 경우는 피부를 절개하고 피하조직과 근육, 지방조직 등을 필요한 양만큼 절제한 후 박리 과정을 거쳐 눈을 뜨는 근육을 강화하여 눈의 검은 동자가 더 많이 노출이 이루어지도록 한다.

즉 절개법으로 쌍꺼풀수술을 하면서 눈을 뜨는 근육에 도달하기 위하여 수술중 절개와 박리 과정을 거치므로 회복 기간이 길다는 단점이 있다. 이에 반하여 비절개 눈매교정술은 피부가 아니라 눈의 안쪽, 즉 결막쪽에서 접근을 하여 매몰법으로 눈을 뜨는 근육을 강화하여 눈매를 교정하므로 절개와 박리 과정을 거치지 않아 회복 기간이 빠르고 자연스러운 쌍꺼풀을 만들 수 있는 장점이 있다.

상안검성형술

나이가 들어감에 따라 눈꺼풀의 피부가 처지고 지방이 불거지면 얼굴 전체가 늙어 보일 뿐 아니라 처진 피부가 시야를 가려 눈을 치켜뜨게 되고 이로 인해 이마의 주름까지 더욱 깊어지게 된다. 이런 경우 상안검성형술을 시행하면 젊게 보이는 것은 물론, 시야까지 훤하게 트이는 기분을 느낄 수 있다. 피부를 절개하여 눈꺼풀의 처진 살을 제거하고 지방과 근육, 피하조직, 그리고 붓기 조직 등을 제거하면 한결 젊어진 눈으로 변화가 가능하다. 또한 시야가 개선이 되므로 간접적으로 이마 주름의 개선 효과도 있게 된다.

눈썹하거상술

노화가 진행이 됨에 따라 눈꺼풀이 처지게 되는데 처진 눈꺼풀을 교정하는 수술로 상안검성형술과 눈썹하거상술이 있다.

상안검 성형술은 기존의 쌍꺼풀의 변화로 인하여 원하던 원하지 않던 간에 눈매에 변화가 생기게 된다. 쌍꺼풀이 있던 사람은 이를 다시 만들거나 교정하게 되고, 없던 사람은 쌍꺼풀이 생기게 된다.

눈썹하거상술은 눈썹 바로 아래를 절개하여 수술을 하므로 흉터가 눈썹라인에 위치하여 시간이 지나면 눈에 잘 띄지 않게 된다. 상안검의 처진 외측 피부의 절제가 가능하여 처진 피부로 인하여 가려졌던 쌍꺼풀라인과 원래의 눈매를 보여줄 수 있다. 쌍꺼풀에 조작을 가하지 않고도 눈썹 부위에서 처진 피부를 절제하여 당겨 주는 수술이며 또한 동양 사람들의 눈의 특징 중 하나인 눈 바깥쪽의 두툼한 부분을 직접 제거할 수 있어 둔한 느낌을 줄일 수 있다. 쌍꺼풀라인을 직접 조작하지 않으므로 부기가 매우 적으며 회복이 빠르다는 장점이 있다. 따라서 처진 눈꺼풀의 교정을 원하는데 인상의 변화를 원하지 않으며 빠른 회복을 원하는 환자에게 적합한 수술이다. 눈썹 부위의 절개선은 눈썹라인에 바로 위치하여 시간이 지나면 눈에 잘 띄지 않으며 신경이 쓰이는 경우 약간의 눈화장이나 눈썹의 반영구 문신 등으로 충분히 커버할 수 있다.

미용성형고수의 Advice_ 02 》

앞트임 & 뒤트임

눈의 안쪽과 바깥쪽을 교정하여 가로 방향으로 크게 시원하게 변화를 주는 수술. 안쪽을 트는 앞트임과 바깥쪽을 트는 뒤트임이 있다.

앞트임(몽고주름교정술, 매직앞트임수술)

눈의 안쪽에 피부가 덮여서 두 눈 사이가 멀어져 보이는 것을 몽고주름이라고 한다.

몽고주름이 있는 경우 눈의 안쪽이 피부로 덮여 눈이 답답하고 작아 보이고, 눈 사이가 멀어져 보이기도 하므로 덮인 피부를 제거하여 시원해 보이는 눈으로 교정할 수 있다. 몽고주름이 있는 사람이 일반적인 쌍꺼풀수술만 해서는 오히려 눈이 더 답답해 보이고 쌍꺼풀이 중간에서 시작되는 것처럼 보이는 모양으로 된다.

몽고주름이 있을 때는 반드시 제거하여 주던지 아니며 쌍꺼풀의 모양을 변형하여 몽고주름을 커버하는 식으로 수술하여야 한다. 이런 경우 덮고 있는 피부를 걷어줌으로써 시원스러운 눈을 만들고, 쌍꺼풀라인도 매끄럽게 만들 수 있으며, 눈의 가로폭도 증가시킬 수 있어 눈이 커 보이고 시원해 보이는 인상을 얻을 수 있다.

과거의 앞트임수술법은 쌍꺼풀의 외측을 절개하여 수술 흉터가 많이 생기던 것에 비하여, 매직앞트임수술은 절개선이 쌍꺼풀라인 외부로 노출이 되지 않으므로 봉합선이 가려져서 수술 흉터가 생기는 것을 최소화할 수 있다.

매직앞트임은 기존의 앞트임과는 달리 피부를 절개하지 않으며 몽고주름을 만들고 있는 내부의 밴드를 풀어준 후 긴장 없이 피부를 재배치하여 몽고주름을 개선하는 완전히 새로운 개념의 수술법이다.

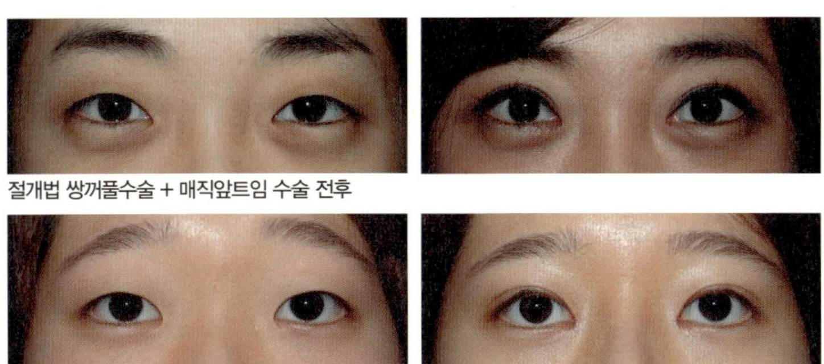

절개법 쌍꺼풀수술 + 매직앞트임 수술 전후

매몰법 쌍꺼풀수술 + 매직앞트임 수술 전후

뒤트임(멀티뒤트임수술)

눈의 가로 길이가 짧은 경우 눈의 안쪽으로는 앞트임을, 뒤쪽으로는 뒤트임을 하여 가로 길이를 길게 하고 크고 시원한 눈매로 변화를 줄 수 있다. 동양인은 '몽고 경사'라고 하여 서양인에 비해 눈꼬리가 올라가 있다. 눈꼬리가 올라간 정도가 심하면 날카로운 인상을 주게 되는데 대인관계에 지장을 줄 수도 있다. 이런 경우 바깥트임의 한 방법으로 눈꼬리에 삼각 피판을 작성하여 눈의 가로폭을 넓히면서 올라간 눈꼬리를 내려줄 수 있다. 뒤트임을 하며 동시에 눈꼬리를 내리는 수술을 할 수 있는데 이를 멀티뒤트임수술이라고 명명하며 빈번히 시행하는 수술 중 하나이다. 평균 7㎜ 정도 절개가 가능하며, 수술 후 눈의 폭이 커지고 눈꼬리가 내려가므로 크고 부드러운 인상을 가진 눈으로 변화가 된다.

기존의 뒤트임이 가로 방향의 트임으로 수술 후 붓고 흉터가 많이 생기는 부작용이 있는데 반하여 멀티뒤트임은 대각선 방향의 트임이며 삼각 피판을 사용하고 눈꼬리의 인대를 재배치하여 골막에 고정하는 과정을 거친다. 이는 차별화된 수술방법으로 수술의 효과를 높여주고 재발의 확률을 줄여줄 수 있다.

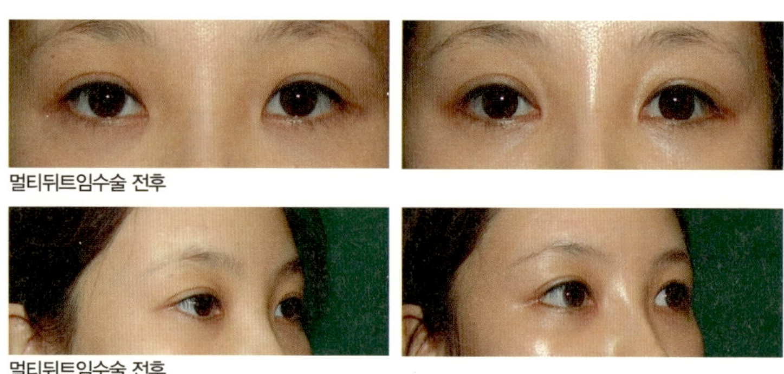

멀티뒤트임수술 전후

멀티뒤트임수술 전후

눈밑성형

지방이 불룩하여 눈밑이 그늘져 보이거나 아래 눈꺼풀의 피부가 처지고 지방이나 근육이 발달하여 불룩하게 보이는 경우 교정하는 수술이다.

하안검성형술

노화현상에 따라 아래 눈꺼풀의 피부가 처지고 지방이 늘어지거나, 눈꺼풀 바로 아래의 근육이 과도하게 발달하여 불룩하게 튀어 나온 경우 얼굴 전체가 늙어 보이며 피곤하게 보인다. 이런 경우 하안검수술을 시행한다. 흔히 '눈밑주름제거술'이라고 하는 수술로서, 눈밑의 처진 피부와 근육을 제거하는 것과 동시에 볼록하게 튀어나온 지방을 제거할 수 있다. 경우에 따라서는 늘어진 지방을 재배치하여 불룩한 눈밑의 개선 효과를 얻을 수 있다.

다크서클 교정수술(경결막 지방제거, 이동, 재배치 수술)

눈밑 피부는 처지지 않았지만 지방만 볼록하게 튀어나온 경우 아래 눈꺼풀에 그늘이 져서 아파 보이거나 어둡고 우울해 보이는 인상을 주기 쉬운데, 이런 경우 눈 안쪽 결막을 통하여 지방을 선택적으로 제거하며 이동시키고 재배치하여 눈밑 그늘을 교정할 수 있다. 피부에 절개선이 없으므로 수술 후 흉터가 전혀 보이지 않으며, 실밥을 뽑을 필요가 없어 번거롭지 않다. 또한 수술 직후부터 바로 화장이 가능하므로 일상생활을 할 수 있다.

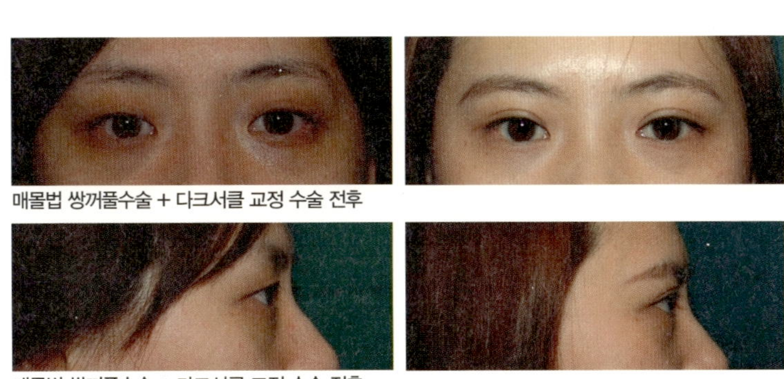

매몰법 쌍꺼풀수술 + 다크서클 교정 수술 전후

매몰법 쌍꺼풀수술 + 다크서클 교정 수술 전후

수술 전 주의사항

수술방법에 따라 회복 기간이 차이가 나므로 본인의 눈의 상태 및 시간적인 여유 상황에 따라 의사와 상담하여 수술방법을 결정하는 것이 좋다. 쌍꺼풀 액이나 풀로 쌍꺼풀을 만들고 있던 경우는 눈꺼풀의 피부가 늘어지고 염증 반응이 있어 수술 후 부기가 오래가는 원인이 된다. 수술을 결정하였으면 가급적 사용하지 않는 것이 좋다.

1.1 眼睛好比嘴巴 会讲很多故事

表现心灵所向和感情状态的通道

我们把"眼睛"称之为心灵之窗，是表现心灵所向和感情状态的通道。女性平时化妆时，花费最多时间的部位就是眼睛。眼睛决定着人的第一印象，眼睛的形态有时会让人看起来很明亮，有时也会让人看起来很疲倦。而且有些眼眸会让人显得温柔或者强硬，甚至通透或者暗淡。

眼部整形是美容整形手术中做得最多的手术，但绝不是简单的手术。稍有不慎，就会铸成大错。眼睛是脸部最显眼的部位，与鼻部、嘴部等其他部位的协调性也非常重要，因此眼部整形要慎重决定。那么，眼睛的美丽之处到底在于哪里呢？我们将在双眼皮手术、前眼角、外眼角以及眼底手术中，找出最适合自己的眼部整形。

双眼皮手术

双眼皮手术是做得最多的整形手术之一。小小的双眼皮内藏着很多复杂的组织结构，而且每个人的眼部形状都不尽相同，所以需要医生格外精细。

埋线法

埋线双眼皮较适合于上眼睑较薄、脂肪量少、无松弛皮肤的情况，而且效果也更佳。我们常用"夹一下"来描述这种手术，是通过针眼大小的小孔，直接把缝线埋藏于皮肤及睑板之间，使上眼睑皮肤同睑板发生粘连，形成重睑的一种手术。无需拆线、不留疤痕、肿胀小、恢复快，深受受术者的喜爱。

埋线双眼皮手术目前发展为2点式、3点式、单结节埋线法，以及连续埋线法等等。连续埋线法是用一根缝线用单结节沿着双眼皮线条连续埋线做出双眼皮的方法，这种方法肿胀少，与以往在眼皮中埋线的简单埋线法相比大大降低了双眼皮消失的可能性，这就是单结节连续埋线法的优点。术后不留疤痕，闭眼也看不到刀痕，效果比较自然。

上眼睑皮肤无松弛，脂肪较多，厚度约为2~3mm的情况，可通过小切口去除多余脂肪的同时用埋线法，可获得自然的双眼皮线条。部分切开法可有效去除眼睑多余脂肪的同时进行埋线，术后不留疤痕，做出来的双眼皮也很自然。

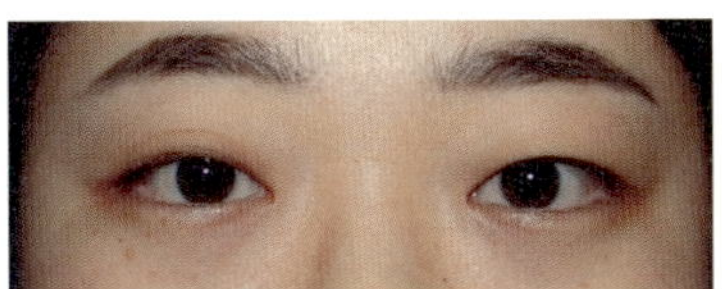

埋线双眼皮手术前

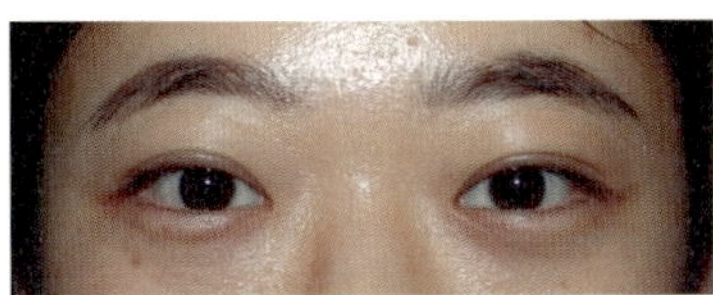

埋线双眼皮手术后

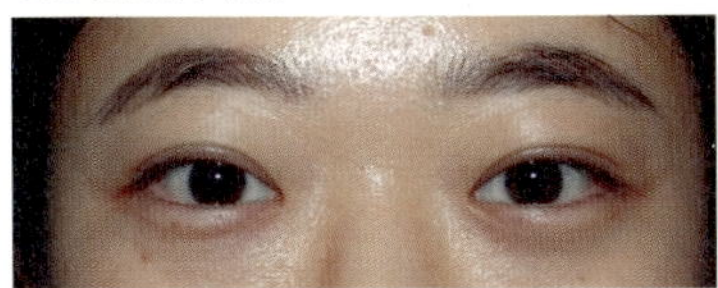

埋线双眼皮手术后

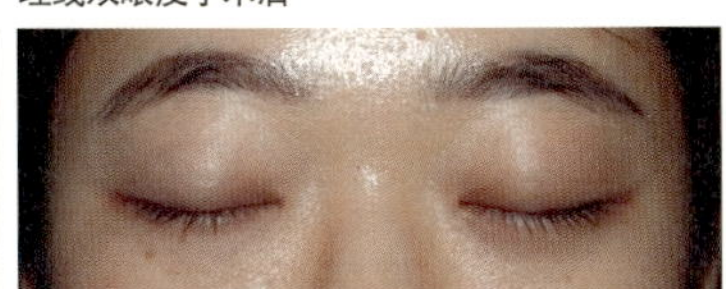

埋线双眼皮术后闭眼效果

切开法

切开法适用于眼皮较厚并下垂，眼皮过厚等情况。可矫正上睑的松弛皮肤、肌肉、脂肪以及皮下组织等多种影响重睑的因素。可有效解决肿眼泡、眼皮下垂等情况，其效果比埋线法要更好一些。术后2~3周可基本消肿，拆线后可以用化妆来掩盖手术带来的不自然。

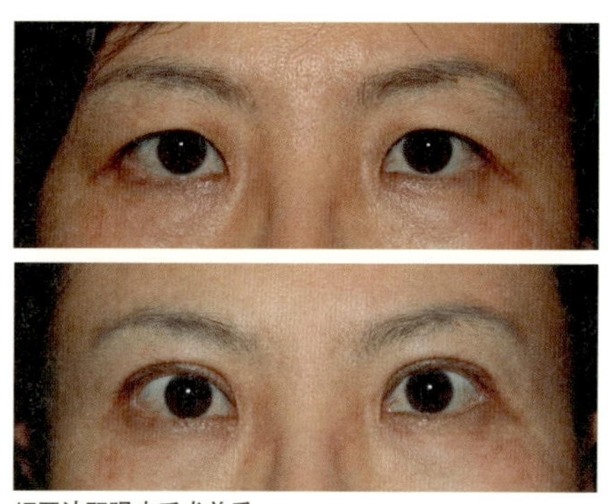

切开法双眼皮手术前后

眼型矫正术（上睑下垂矫正术）

上睑下垂时，下垂的上睑会遮盖部分瞳孔，让人看起来显得疲倦。这种情况人们为了睁大眼睛，经常会用提眉或紧缩额肌来提上睑，睁眼时过度使用眉毛，加深额纹，这样就会易显老。不论上睑下垂为先天还是后天，都是由于某种原因导致抬高上睑板的上睑提肌功能低下而引起的。用切开法做成双眼皮的同时，根据上睑下垂的程度强化和调节上睑提肌功能，使得睁眼变得容易，露出更多瞳孔，并塑造明亮眼眸和美丽的双眼皮。

非切开式眼型矫正术

以往的眼型矫正术是用切开法做出双眼皮的同时矫正上睑提肌，露出更多瞳孔，给人明亮印象的手术。而非切开式眼型矫正术是不用开刀，通过埋线法做出双眼皮的同时，调整睁眼部位肌肉张力，矫正明亮大眼的手术方法。中等程度以下的上睑下垂，无需做完全切开，可利用部分切开法，短时间内恢复自然明亮的双眼。

眼睑皮肤断面结构由眼睑皮肤-皮下组织-眼轮匝肌-脂肪-睑板-结膜构成。上面提到的切开式眼型矫正术是利用切开法切开皮肤，调整并适当取出多余的皮下组织和肌肉、脂肪组织等，再增强肌肉张力，改善上睑遮盖瞳孔的情况，修出亮丽眼眸。切开上眼睑皮肤后，为达到肌肉层，需要层层剥离，因此切开式眼型矫正术有恢复时间较长的缺点。相反，非切开式眼形矫正术从眼睑内侧，即结膜处接近肌肉，用埋线法强化肌肉并矫正眼形，其优点为恢复快，可塑造自然明亮双眼。

上眼睑整形术

随着年龄增长，眼睑皮肤下垂、脂肪堆积、容易显老，且松弛皮肤会遮盖视线，睁眼用力，导致额部皱纹加深。这种情况下做上眼睑整形术，不仅可以变得更年轻，也会开阔视野。用切开方式去除上眼睑下垂赘肉，同时也去除多余脂肪、肌肉、皮下组织以及容易肿胀的部分组织，可重获年轻靓丽的眼眸，而且改善视野，并起到改善额部皱纹的效果。

切眉提升术

随着人的老化，眼睑皮肤会松弛下垂，矫正下垂上眼睑的方法有上眼睑整形术和切眉提升术。上眼睑整形术因为重新调整重睑线，不管患者是否愿意，眼形都会有变化。有双眼皮的人可重新设计重睑线或进行矫正，单眼皮的人会变成双眼皮。

切眉提升术是沿眉毛下线切开皮肤并进行手术，疤痕位于眼眉下缘，不是很显眼。去除上眼睑外围下垂皮肤，可恢复因皮肤松弛下垂而遮住的双眼皮线和原有的眼形。整个过程都不涉及到双眼皮，在眉下去除并提升松弛皮肤，可让人变得更加干练。由于不在双眼皮上动刀，所以肿胀少、恢复快。这种手术适用于不愿改变原有形象，想要在短时间内恢复的人群。切线位于眉毛下缘，经过一段时间后就会不易显眼，也可用化妆遮掩。

前眼角 & 外眼角

矫正眼部内侧和外侧，横向增大眼睛，带来清爽变化的手术。有开前眼角和开外眼角的方法。

前眼角(内眦赘皮矫正术，Magic前眼角矫正术)

眼部内侧有赘皮覆盖，显得两眼距离较宽的现象被称为"内眦赘皮"。人若有内眦赘皮，就会遮盖眼睛内侧前端，显得眼睛较小且两眼距离较宽，所以可通过手术去除该部分的赘皮，变成清爽明亮的眼睛。有内眦赘皮的人只做双眼皮手术，会使得内侧赘皮更突出，双眼皮线条看上去好像是从眼睛中间部位开始的一样，看起来不太自然。

内眦赘皮需要去除或通过改变双眼皮形状的方法予以改善。这样可去除遮住眼部的皮肤，使眼睛增大，重睑线也会更流畅，也可拉长眼睛长度，给人很爽朗的印象。

以往的开前眼角手术一般会切开双眼皮外侧，容易留下疤痕。而Magic前眼角矫正术是打开眼睛内侧的内眦褶，不会使双眼皮线露在眼睛外侧，可有效降低遗留疤痕的可能性。

Magic前眼角矫正术区别于以往的切开式前眼角手术，不切开皮肤，将导致内眦赘皮的内眦褶打开后，重新配置皮瓣的方法改善内侧赘皮。这属于新概念手术方法。

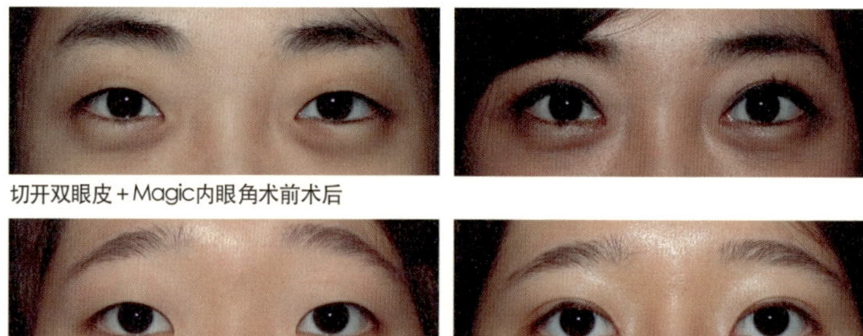

切开双眼皮＋Magic内眼角术前术后

埋线双眼皮＋Magic内眼角术前术后

眼睛前后长度较短的情况，可以通过向眼睛内侧开前眼角和向眼睛外侧开外眼角的方式来改善眼睛的横向长度，改变眼部形状。

东方人被称为"眼尾向外侧倾斜向上"，与西方人相比眼尾有上翘的现象。眼尾上翘程度严重，会给人刻薄的印象。这种情况可用外眼角矫正术的一种方法，开外眼角的同时下拉眼尾。这一方法叫做Multi外眼角矫正术，也属于常见手术之一。平均可切开7mm左右，术后可延长眼睛长度，给人柔和印象。

以往的外眼角手术是横向切开，术后有肿胀，有易留疤痕等副作用。相反，Multi外眼角矫正术是斜线切开，利用三角皮瓣调整眼尾韧带并固定在骨膜上。这种手术区别于以往的手术方式，能有效提高手术效果，降低复发可能性。

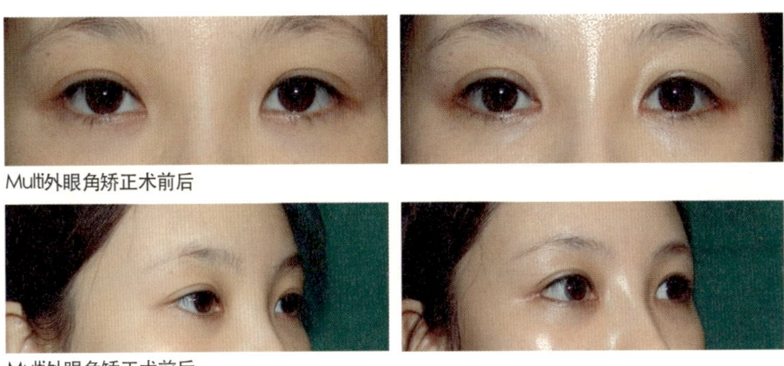

Multi外眼角矫正术前后

Multi外眼角矫正术前后

眼底整形

矫正眼底脂肪堆积与突出、眼底有阴影或下眼睑皮肤松弛、眼底脂肪和肌肉发达造成的凹凸不平现象的手术。

下眼睑整形术

随着老化会出现下眼睑皮肤松弛下垂，脂肪堆积，或眼轮匝肌过度发达而突出的情况。这会使人脸部整体显老，易显疲倦。这种情况可进行下眼睑整形术，也常称之为"眼底除皱术"，可有效去除眼底松弛皮肤和多余肌肉组织，同时去除突出的多余脂肪。根据情况，可重新配置眼底脂肪，改善眼底凹凸不平的现象。

黑眼圈矫正术(经结膜去除脂肪，移动，再配置术)

眼底皮肤虽无松弛，但因脂肪堆积而突出，使得眼底有阴影，会给人疲倦或抑郁的印象。这种情况可选择性地去除脂肪或者移动位置，进行脂肪重新配置矫正眼底阴影。因皮肤上没有切开痕迹，所以术后不留疤痕，无需拆线，术后护理简单。而且术后可直接化妆，不影响日常生活。

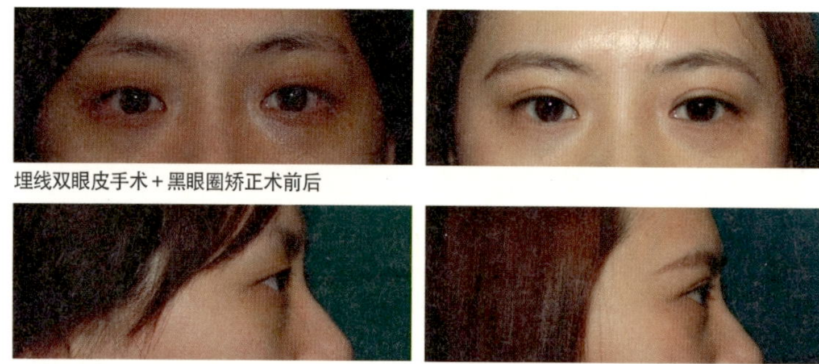

埋线双眼皮手术 + 黑眼圈矫正术前后

埋线双眼皮手术 + 黑眼圈矫正术前后

术前注意事项

根据手术方法，术后恢复时间会有所差异。所以最好根据自身的眼睛情况以及时间安排，与医生详细咨询后决定手术方案。常用液态双眼皮胶或眼贴双眼皮，很容易使眼部皮肤松弛下垂，手术时会有炎症反应，也会延长术后肿胀及恢复时间。如已决定做手术，最好避免使用这些产品。

"눈미인은 섬세함과 집중력,
풍부한 경험에서 탄생된다"

"电眼美人诞生于,
精细技巧、高度集中力、丰富经验"

눈성형은 수술방법에 따라, 수술하는 의사의 경험에 따라 결과가 크게 달라질 수 있다.
수술 후 인상이 밝아지고 친밀감을 높이게 하는 눈성형을 알아본다.

眼部整形依据其手术方法，主刀医生的经验，效果会截然不同。
我们来了解能让您拥有自然明亮眼眸的眼部整形。

비오성형외과의원(BIO整形外科医院)

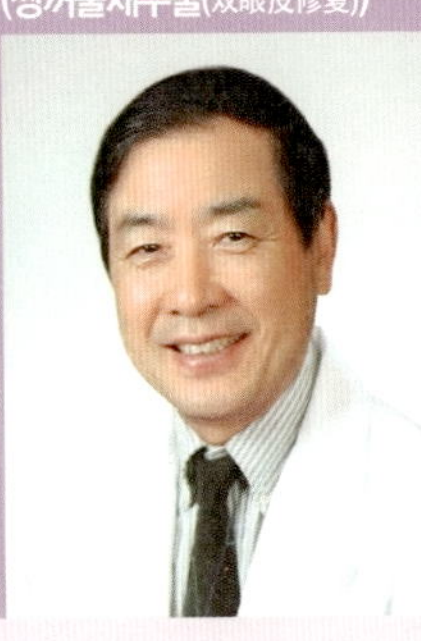

조인창(曺仁昌)
쌍꺼풀재수술(双眼皮修复)

성형외과 전문의(整形外科专门医)
전 홍예성형외과 원장(前任彩虹整形外科院长)
대한성형외과학회 학술위원(大韩整形外科学会学术委员)
대한미용성형외과학회 학술위원(大韩美容整形外科学会学术委员)
경희대학교 의과대학 교수(庆熙大学医学院教授)

성형외과 전문의(整形外科专门医)
전 반도아이성형외과 원장(前任半岛EYE整形外科院长)
대한성형외과개원의협의회 회장 역임(历任大韩整形外科开院医协会会长)
대한미용성형외과학회 회장 역임(历任大韩美容整形学会会长)
연세대학교 성형외과 외래교수(延世大学整形外科门诊教授)

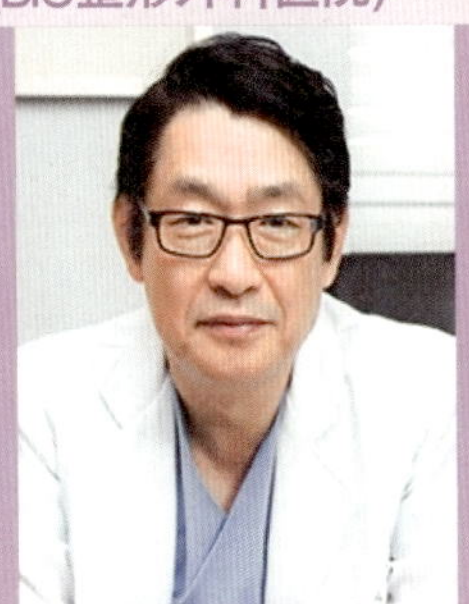

홍성표(洪星杓)
안검하수(上睑下垂)

www.biopschina.com

1_2 또렷한 눈매로 열린 또 하나의 다른 세상!

성형은 자신을 가꾸는 즐거운 도전

요즘은 연예인뿐만 아니라 일반인들에게도 성형수술이 당연하게 받아들여지고 있다. 자신의 삶을 가꾸는 방법 중의 하나라는 인식이 자리 잡은지 오래고 삶의 변화를 꿈꾸는 이들의 필수 아이템이 되었다.

특히 눈에 대한 관심은 아주 크고 우리 주위에서 눈성형을 받은 사람을 흔히 볼 수 있다. 하지만 자신의 얼굴과 맞지 않은 눈성형으로 고민을 하고 재수술을 받기 위해 병원을 다시 찾는 사람도 늘고 있다. 쌍꺼풀 재수술은 수많은 성형 재수술 중 가장 많이 시행되는 수술이다. 쌍꺼풀수술 후 모양상 좋은 결과를 얻었지만 본인이 만족하지 못하는 경우에서부터 자연스럽지 않거나 풀어진 쌍꺼풀, 또는 기능적인 문제가 생겨 대인 접촉을 피하게 되는 심한 경우까지 다양한 문제가 생길 수 있다.

쌍꺼풀 재수술

재수술은 여러 문제를 해결해야 하고 수술중 예기치 않은 문제가 나타나는 경우가 많다. 때문에 수술방법에 대해 풍부하고 능숙한 경험을 보유한 눈성형 전문의에게 수술을 받는 것이 좋다.

재수술이 처음 수술과 다른 점은 재수술시에는 여러 문제를 해결하면서 수술을 해야 하고, 수술중 예기치 않은 문제가 나타나는 경우가 많기 때문에 수술방법에 대해 풍부하고 능숙한 경험을 보유한 눈성형 전문의에게 수술을 받는 것이 좋다. 재수술의 시기는 1차 수술 후 6개월 이상의 시간이 경과된 후 재수술을 받도록 한다. 조기 수술이 가능한 경우도 있지만 수술 부위 조직이 안정된 다음에 재수술을 받는 것이 좋다.

쌍꺼풀 재수술의 유형

01_ 쌍꺼풀의 높이가 너무 큰 경우

동양인에게는 어색하고 자연스럽지 못하다. 수술한 표시가 나고 졸려 보인다. 소시지 현상으로 남을 수 있다. 강한 쌍꺼풀로 보여 인상이 강해 보인다.

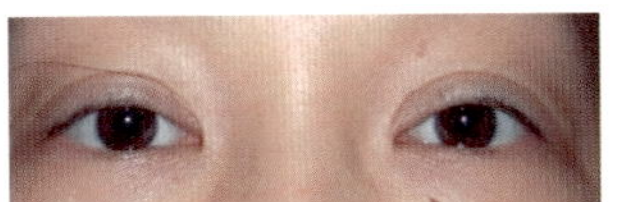

쌍꺼풀 높이가 큰 경우

교정방법

01_ 기존의 흉을 제거하면서 작은 쌍꺼풀을 다시 만드는 방법

02_ 기존의 흉을 제거하지 않고 작은 쌍꺼풀을 만드는 방법

03_ 안검하수 교정

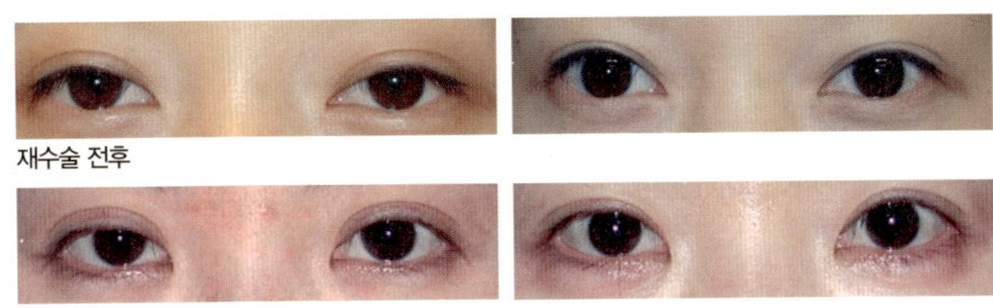

재수술 전후

재수술 전후

02_ 쌍꺼풀 높이가 너무 작거나 속꺼풀이 된 경우

눈이 처져 보이고 수술한 효과가 없어 보인다.

교정방법

01_ 쌍꺼풀선 위의 피부를 절제하는 방법

02_ 기존의 라인 위에 매몰법으로 새로운 라인을
만드는 방법

03_ 눈썹밑거상술

04_ 내시경 이마거상술

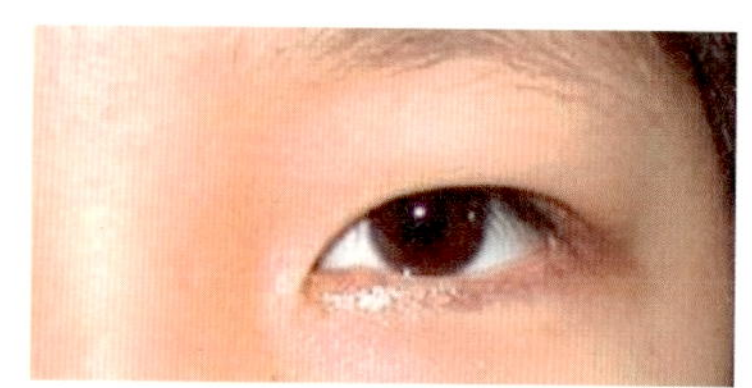

쌍꺼풀 높이가 너무 작거나 속꺼풀이 된 경우

03_ 쌍꺼풀이 강한 경우

인상이 강해 보이고, 눈을 감으면 함몰된 흉이 보인다. 쌍꺼풀 위쪽도 볼록해 보이고
속눈썹도 들려 보인다. 눈뜰 때 당기는 느낌이 들어 쉽게 피곤해진다. 안구건조증이
생기기도 한다.

교정방법

01_ 깊은 쌍꺼풀의 유착 부위를 풀어서 아래쪽으로
내려 약하게 고정한다.

02_ 강한 쌍꺼풀을 약한 쌍꺼풀로 교정하는 수술은
수술 부위가 안정된 다음에 하는 것이 좋다.

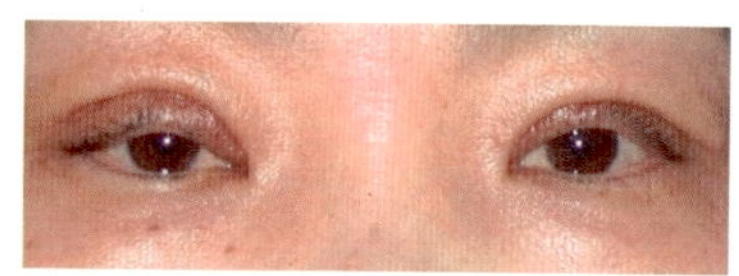

쌍꺼풀이 강할 경우

04_ 쌍꺼풀이 약하거나 풀린 경우

쌍꺼풀이 잘 풀리는 경우는 피부가 두꺼운 경우, 두툼한 눈, 안검하수 눈, 꺼진 눈, 몽
고주름이 있는 눈, 작은 쌍꺼풀, 난시가 심한 눈 등이 있다.

교정방법

01_ 쌍꺼풀이 잘 풀리는 원인을 찾아서 같이 해결한다.

02_ 특히 안검하수나 몽고주름의 경우 같이 교정한다.

03_ 처음보다 조금 강한 유착을 만드는 수술방법을
사용한다.

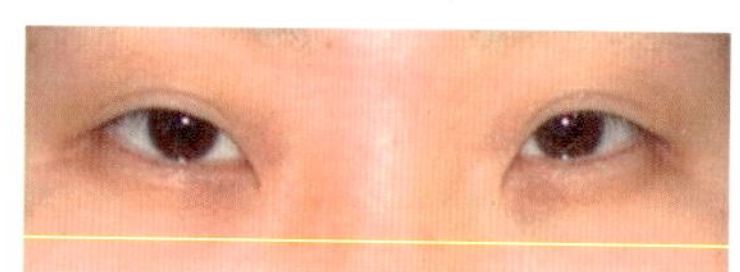

쌍꺼풀이 약하거나 풀린 경우

만들어둔 쌍꺼풀선 위에 다른 선이 한 개 또는 여러 개가 생기는 경우이다. 심하면 눈 뜨는데 지장을 주어 안검하수가 있는 눈이 된다. 쌍꺼풀수술시 쌍꺼풀을 만드는 라인 보다 위쪽의 근육이나 지방 등 조직을 과다하게 제거한 경우에 생긴다.

교정방법

01_ 삼꺼풀이 생긴 유착 부위를 푼다.

02_ 다시 유착이 생기지 않도록 예방하는 조치를 같 이 시행한다.

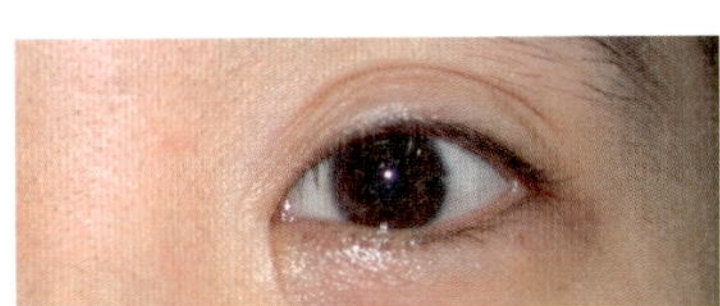

삼꺼풀(삼겹쌍꺼풀)이 생긴 경우

눈의 크기가 다르면 수술 후 쌍꺼풀의 크기도 다르게 만들어진다. 안검하수수술로 눈 의 크기와 모양을 맞추어야 쌍꺼풀의 크기나 모양도 같아진다.

교정방법

01_ 원래부터 짝눈인 경우

02_ 안검하수가 있어 양쪽 눈의 높이가 다른 경우

03_ 눈의 크기가 다른 경우

04_ 눈썹의 높이가 다른 경우

05_ 수술로 인한 비대칭인 경우

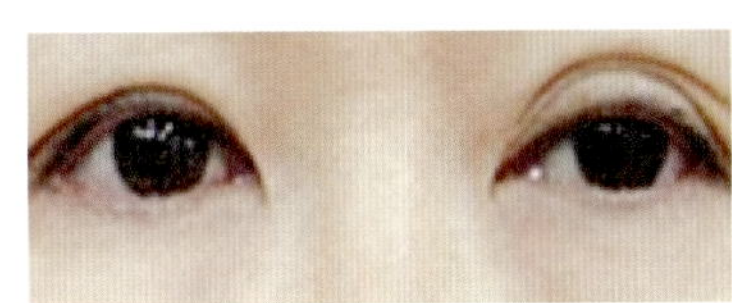

쌍꺼풀 크기와 모양이 비대칭인 경우

미용성형고수의 Advice_02 »

안검하수

정상적으로 눈이 떠지지 않아서 눈썹이나 이마를 당겨 눈을 뜨는 상태이다. 안검하수를 조기에 교정하지 않으면 이마주름, 눈처짐 등의 이차적 문제점이 발생한다.

안검하수로 생기는 문제점

01_ 이마에 주름이 잘 생긴다.

02_ 졸려 보이거나 힘이 없어 보이는 눈이다.

03_ 눈썹이 내려와 눈두덩이 두툼하다.

04_ 사나워 보이거나 째려보는 인상을 준다.

05_ 눈이 나이에 비해 빨리 처져 보인다.

06_ 이마나 눈 주위에 통증이 자주 생길 수 있다.

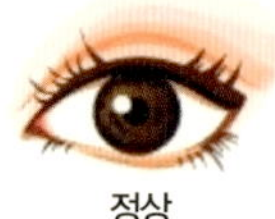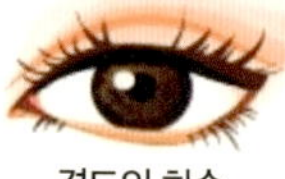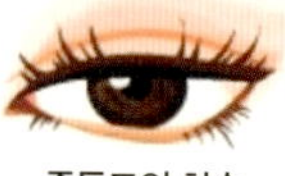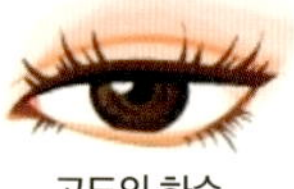

쌍꺼풀만 만든 경우의 문제점

안검하수 눈에 쌍꺼풀만 만들어주거나 안검하수가 제대로 교정되지 않으면 이마나 눈썹을 당겨서 눈을 떠야 하므로 쌍꺼풀은 크고 소시지 모양의 라인이 생기고 눈은 졸려 보이게 된다.

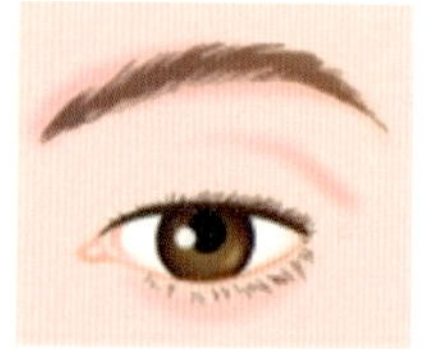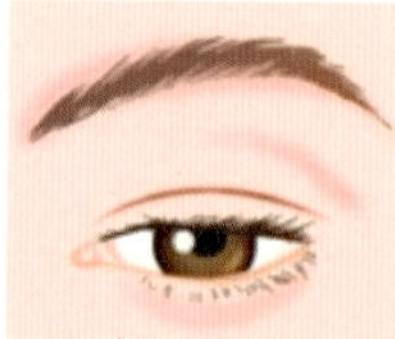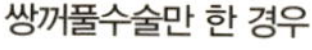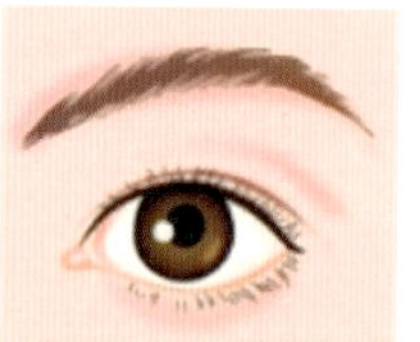

안검하수수술의 원칙

01_ 수술 전 근육의 힘과 안검하수 양을 정확히 측정해서 수술계획을 세워야 한다.

02_ 눈뜨는 근육의 힘을 측정하고 눈을 뜰 때 근육의 힘에 영향을 주는 여러 요인을 파악한다.

03_ 수술 전 검사로 안검하수 교정 양을 정확히 계산하여 수술 후 재교정이나 과교정 상태가 되지 않게 한다.

04_ 안검하수는 대부분이 짝눈이고 짝눈이 아닌 안검하수 경우에 수술중 다른 원인으로 짝눈 상태가 나올 수 있어 이에 대한 분석을 하고 수술을 한다.

05_ 쌍꺼풀의 크기와 모양은 바뀌고 커진 눈 모습에 어울리는 크기와 모양으로 계획해서 만들어 주어야 한다.

안검하수수술과정

01_ 국소마취나 수면마취를 병행해서 사용한다.

02_ 안검하수수술 후 커진 눈의 모양에 어울리는 쌍꺼풀의 크기와 모양을 미리 결정한다.

03_ 안검하수 교정을 할 때 앉아서 눈의 크기와 모양을 조절해서 원하는 모습으로 바꾼다.

04_ 쌍꺼풀을 만들어준다.

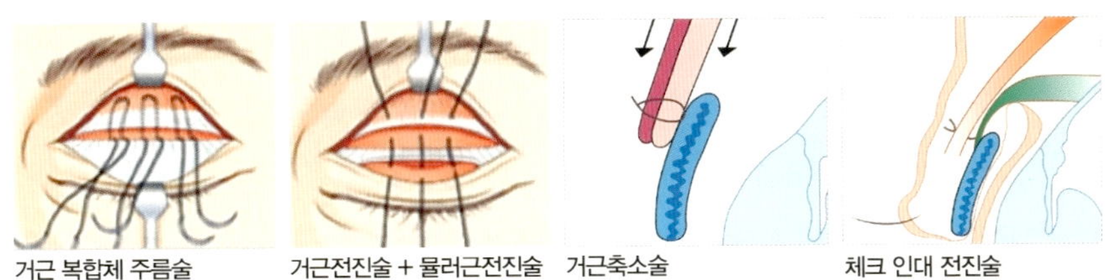

거근 복합체 주름술 | 거근전진술 + 뮬러근전진술 | 거근축소술 | 체크 인대 전진술

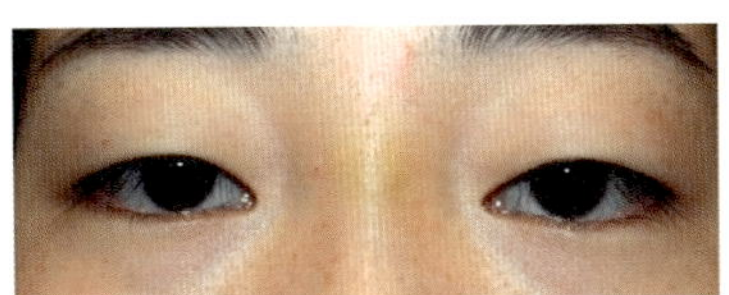
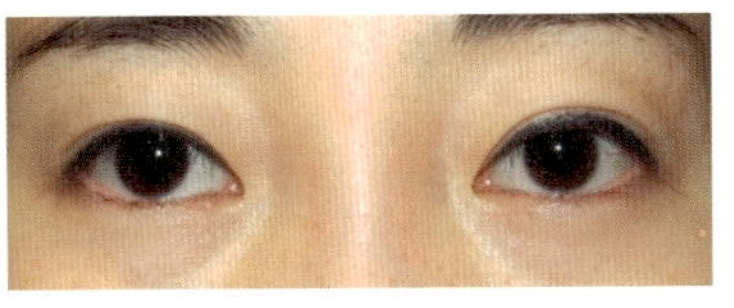

안검하수수술 전후

안검하수 재수술

일반 쌍꺼풀의 재수술과 달리 안검하수 재수술의 경우는 흉에 의한 유착이 잘 생기므로 재수술시 이를 예방하는 조치가 이루어져야 한다. 안검하수수술은 눈의 크기와 모양을 원하는 모습으로 바꾸는 수술인데 눈의 크기와 모양은 눈뜨는 근육의 힘뿐 아니라 시력, 우성안, 안구건조증, 흉의 정도 등 다른 요인에 의해서도 바뀔 수 있어 이를 고려해서 수술해야 한다.

안검하수 재수술이 필요한 경우

01_ 안검하수 재수술 시기

안검하수수술 후 눈의 높이, 모양에 문제가 있으면 1주내지 2주일 이내에 교정하는 것이 좋다. 만약 이 시기가 지난 경우에 재수술을 해야 하면 3~6개월 정도 지난 다음에 시행하는 것이 좋다.

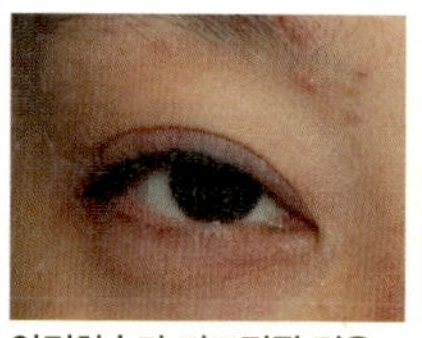

안검하수가 저교정된 경우

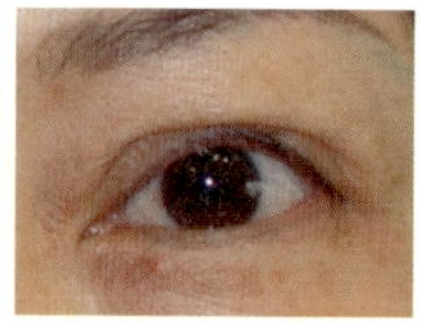

안검하수가 과교정된 경우
(퇴축상태)

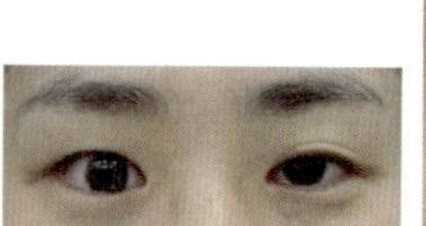

짝눈 상태가 된 경우

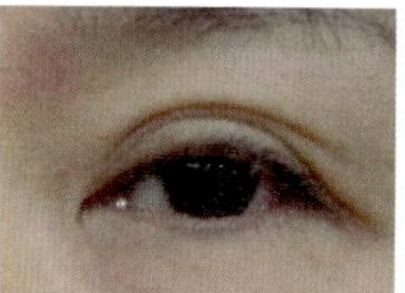

쌍꺼풀에 문제가 생긴 경우

02_ 안검하수 재수술이 어려운 이유

일차 수술의 수술방법을 모르는 상태에서 수술을 하여야 하므로 모든 안검하수수술 방법에 풍부한 경험이 있어야 정확한 재수술이 가능하다. 근육의 상태나 일차 수술시 안검하수 교정 정도를 모르고 수술을 해야 하므로 수술중에 눈높이 판단이 정확히 되어야 저교정이나 과교정을 예방할 수 있다.

안검하수 재수술의 유형

01_ 저교정된 안검하수

저교정된 원인을 파악해서 수술방법을 선택해야 한다. 일차 수술 후 처음에는 괜찮았으나 시간이 지나면서 재발이 된 경우는 재발이 되지 않는 수술방법으로 바꾸어 교정해야 한다. 저교정된 안검하수를 교정하면 쌍꺼풀의 크기나 모양이 변하므로 쌍꺼풀도 다시 만들어주어야 한다.

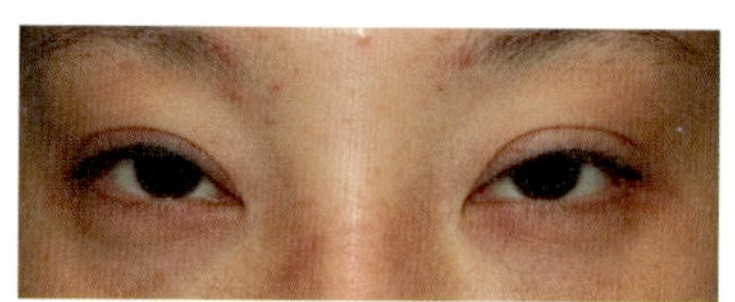
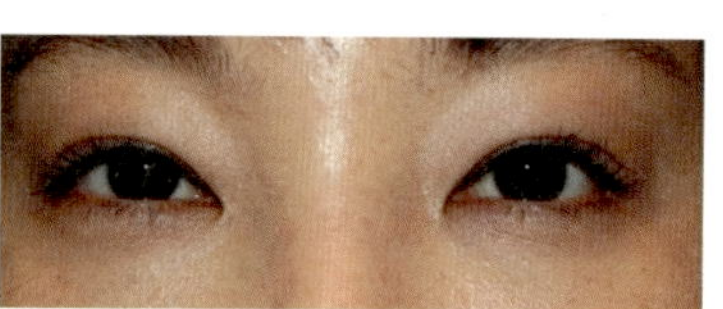

저교정된 안검하수를 재수술 받은 환자의 전후

정상적으로 눈을 떴을 때 위눈꺼풀이 검은 눈동자 상단을 1~2㎜ 정도 가려주어야 하는데 이보다 위눈꺼풀의 위치가 높게 눈이 떠지는 경우는 재수술이 필요하다. 과교정된 안검하수의 증상은 놀란 모습 또는 노려보는 인상을 준다. 안구건조증, 눈부신 증상, 눈이 덜 감기는 문제 등 기능적 문제점도 생긴다.

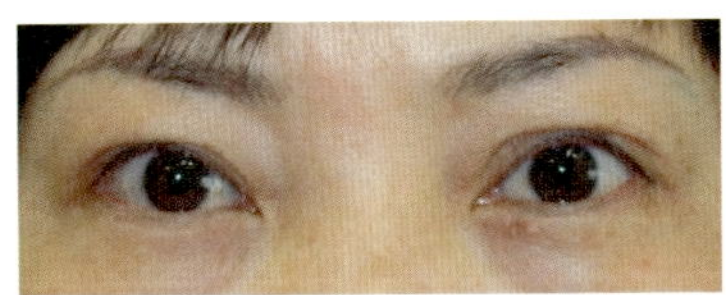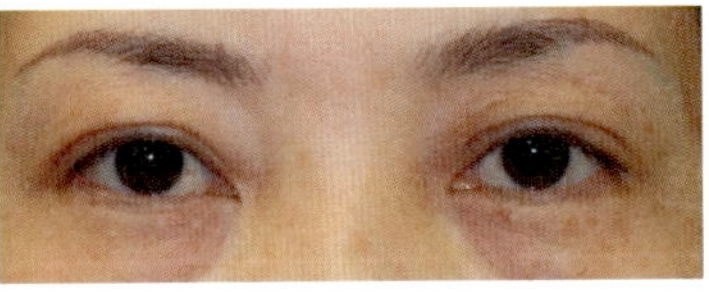

과교정된 안검하수를 재수술 받은 환자의 전후

03_ 짝눈이 된 후의 재수술

수술 전에 눈 크기가 같아서 양쪽 눈에 똑같은 양의 안검하수로 교정했는데 수술 후에 눈 크기가 다르게 되는 경우가 많다. 수술 전에 눈 크기가 달라서 작은 쪽 눈을 안검하수 교정을 하여 크게 만들어주면 반대편의 컸던 눈이 저절로 작아지는 경우가 있다. 눈 크기에 영향을 주는 요인은 눈뜨는 근육 이외의 다른 원인에 의해 많은 영향을 받으므로 이에 대한 분석이 이루어져야 한다.

1.2 用明亮的眼眸开辟另一世界!

整形是保养自己的幸福挑战

如今，不仅是演艺明星，一般人也都在普遍接受整形手术。整形作为保养自己的方法之一，成为提高生活质量，进入新生活的必经之路。

现如今对眼睛的关注度越来越大，在我们周围也很容易见到做过眼部整形的人。但是，很多人因整形后的眼睛不适合自己而烦恼，为了修复而辗转医院的人群也不断增多。双眼皮修复术在各类整形修复术中其案例最多。双眼皮整形后虽然外观上得到了满意的效果，但也会有众多问题产生的可能。如没有达到自己的期待值，双眼皮形状不自然或双眼皮深度过浅，甚至因功能障碍导致抑郁等等。

美容整形高手之 Advice_01 》

双眼皮修复

修复手术本身需要解决很多存在问题，且术中也会经常遇到所预期以外的种种情况。所以修复手术要找经验丰富，掌握熟练技术的眼部整形专家来做比较好。

医生的丰富经验非常重要

修复手术本身需要解决很多存在问题，且术中也会经常遇到所预期以外的种种情况。所以修复手术要找经验丰富，掌握熟练技术的眼部整形专家来做比较好。双眼皮修复的最佳时期为第一次手术六个月以后，也有极少数情况可以进行早期矫正，最好还是等手术部位组织稳定后实施修复较好。

双眼皮修复术的类型

01_ 双眼皮过宽

过宽的双眼皮对于东方人来讲，不协调、不自然。手术印记较明显，疲劳状，也可表现为香肠眼，并且双眼皮过于明显，给人较为强硬印象。

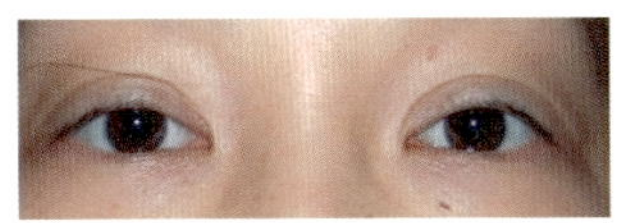

双眼皮过宽矫正前图片

矫正方法

01_ 去除原有疤痕，重新设计较窄的重睑线

02_ 不去除原有疤痕，重新设计较窄的重睑线

03_ 上睑下垂矫正

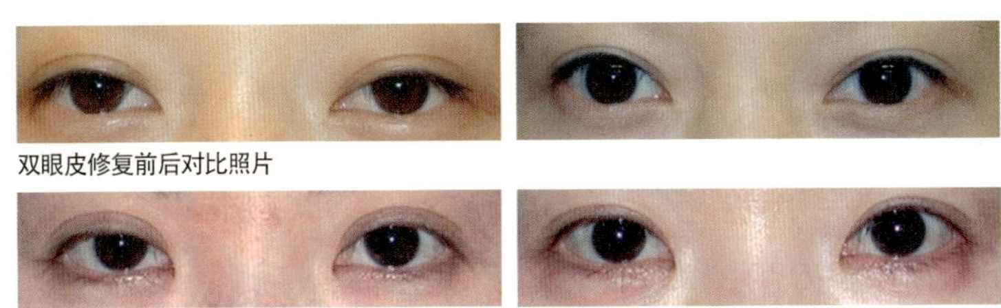

双眼皮修复前后对比照片

双眼皮修复前后对比照片

02_ 双眼皮过窄或内双眼皮

显得眼睛下垂，不见手术效果。

矫正方法

01_ 切除重睑线以上皮肤

02_ 在原有重睑线上，利用埋线法重新设计重睑线

03_ 切眉术(眉毛下线切开提升术)

03_ 内窥镜下额部提升术

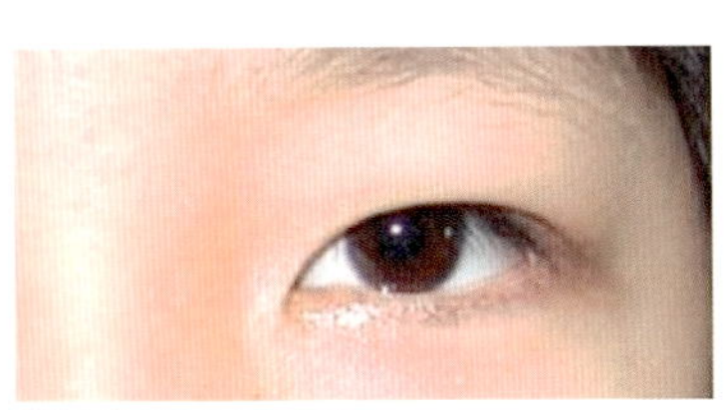

双眼皮过窄或内双眼皮

03_ 双眼皮过深

双眼皮过深，给人印象显强硬，闭眼皱襞过深纤维断裂性凹陷疤痕，皱襞过深，宽、厚，睫毛外翻，睁眼累，甚者眼球外突，眼球干燥。

矫正方法

01_ 松解双眼皮皱襞粘连，矫正过深重睑皱襞。

02_ 修复重睑皱襞过深手术时期，手术部位组织恢复稳定后为佳。

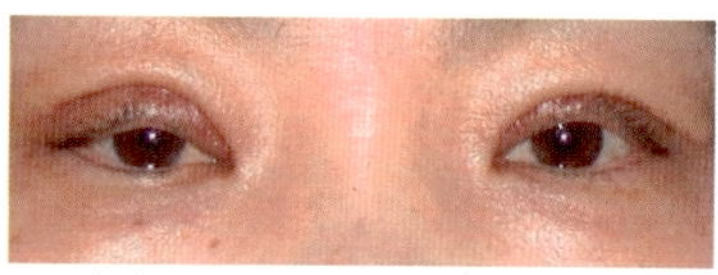

双眼皮过深

04_ 双眼皮线模糊或消失时

双眼皮线模糊或消失常见于眼皮厚，眼球突出，上睑下垂，眼球内陷，内眦赘皮，双眼皮过窄，散光等情况

矫正方法

01_ 找出双眼皮线模糊的病因并解决

02_ 同时矫正上睑下垂或内眦赘皮

03_ 修复时要人为的将双眼皮做的比之前更深一些

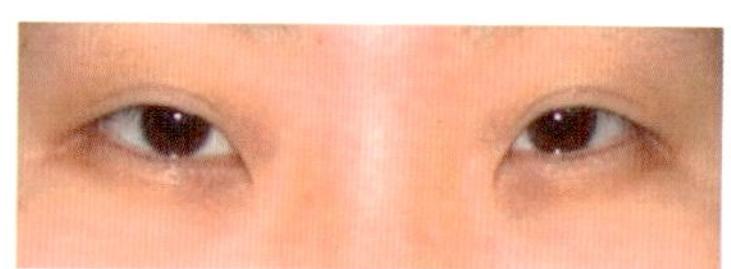

双眼皮线模糊或消失情况

05_ 三眼皮(多重重睑线)

重睑线上还有一条或多条皱折的情况，甚者睁眼费力，容易引起上睑下垂。常发生于重睑手术时过多切除重睑线以上肌肉或脂肪组织的情况。

矫正方法

01_ 松解三眼皮皱折粘连部位

02_ 同时施行预防组织粘连的处置

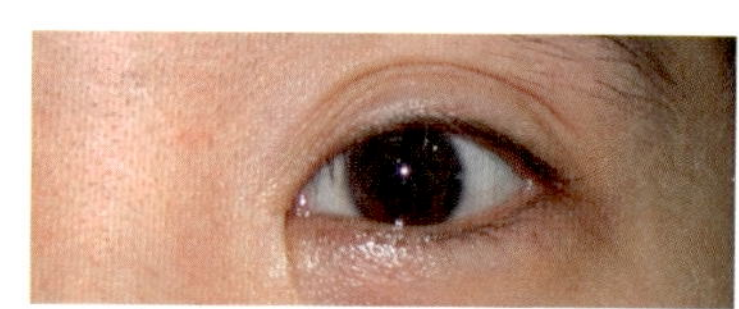

三眼皮(多重重睑线)

06_ 双眼皮大小，形状不对称时

双眼大小不对称，其术后两侧双眼皮大小也不一样，需通过上睑下垂矫正，使两眼大小和形状基本对称后再进行重睑术，可使两侧双眼皮大小，形状对称。

矫正方法

01_ 本身两眼不对称

02_ 上睑下垂导致两侧眼高不一样

03_ 两侧眼睛大小不同

04_ 两侧眉毛高度不同

05_ 手术引起的两侧眼睛不对称

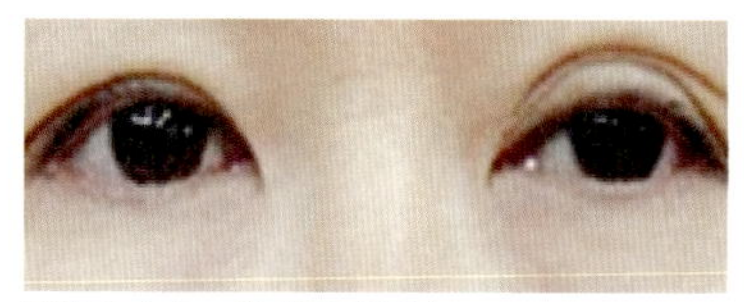

双眼皮大小，形状不对称时

上睑下垂

睁眼无力，患者经常提眉或紧缩额肌，借以提高上睑缘的位置。不早期治疗，会导致加深额纹，眼皮下垂等二次问题。

上睑下垂导致的结果

01_ 容易加深额纹

02_ 看起来没有精神，很乏力

03_ 眉线下垂，上眼睑增厚

04_ 易显瞪眼状，显凶狠

05_ 眼睛容易下垂，易显老

06_ 额部或眼周易疲劳，有疼痛感

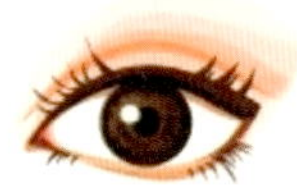
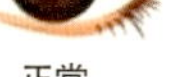
正常

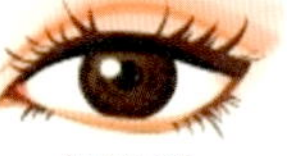
轻度下垂

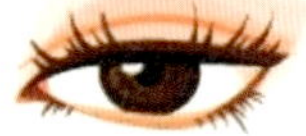
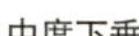
中度下垂

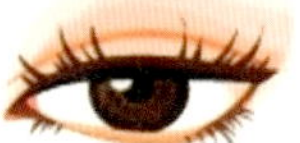
严重下垂

单纯治疗双眼皮时发生的问题

有上睑下垂的眼睛，只做重睑线，没矫正上睑下垂症状，睁眼时需要用提眉或紧缩额肌来抬高上睑缘，可使双眼皮宽、厚，呈香肠样双眼皮，眼睛显疲劳状。

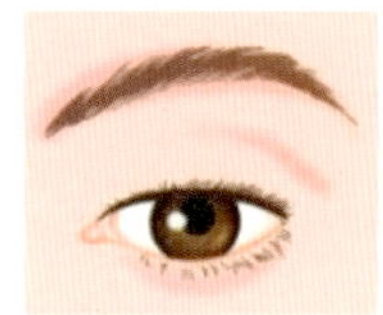
上睑下垂

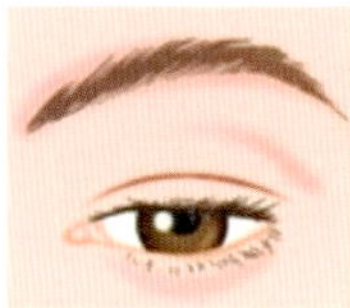
只做单纯重睑术

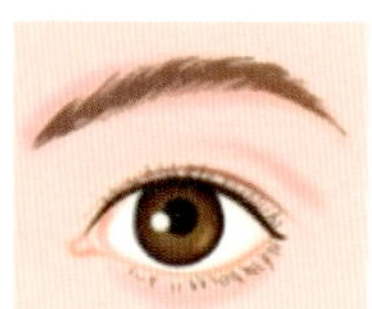
矫正上睑下垂

上睑下垂手术原则

01_ 术前要确认上睑提肌的肌力和下垂程度，再进行手术设计。

02_ 测量提肌力度，把握睁眼时影响提肌力量的各种因素。

03_ 做好术前准备，正确计算需矫正的肌肉量和位置，避免术后重新修复或过矫正情况。

04_ 上睑下垂患者大部分两眼不对称，两眼对称的上睑下垂情况，手术时可能发生由其他原因引起两眼不对称，所以术前一定要分析好患者状况。

05_ 术前设计时要考虑好，术后双眼皮大小和形状有变，眼睛变大的可能性，要设计整体协调的重睑线。

上睑下垂手术过程

01_ 手术时局部麻醉和睡眠麻醉并行。

02_ 术前计算并设计好术后能与变大的眼睛相协调的重睑线

03_ 矫正上睑下垂时同时改变其眼睛的大小和形状，使其更加靓丽

04_ 双眼皮塑形

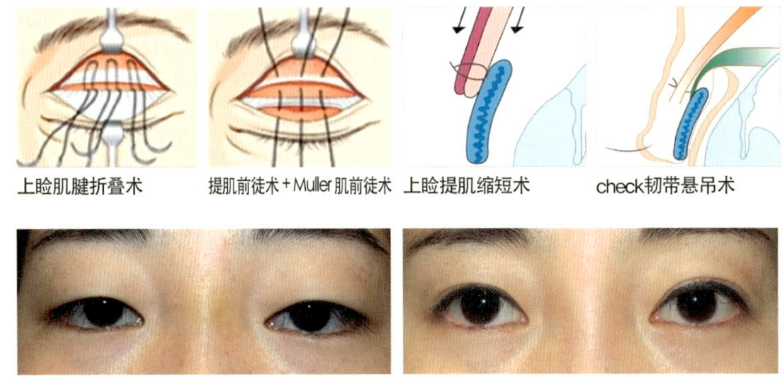

上睑肌腱折叠术　　提肌前徒术＋Muller肌前徒术　　上睑提肌缩短术　　check韧带悬吊术

上睑下垂矫正患者术前术后图片

上睑下垂修复术

上睑下垂修复与一般双眼皮修复不同，上睑下垂手术修复时容易引起术后瘢痕组织粘连，修复时一定要注意预防组织粘连情况。上睑下垂矫正一般同时矫正眼睛大小和形状，其眼睛大小和形状受提肌力量、视力、优势眼、眼球干燥症、疤痕程度等其他因素影响，手术时一定要考虑各种影响带来的眼部变化。

上睑提肌修复术适应症

01_ 上睑下垂修复时期

上睑下垂矫正后如有眼睛高度、形状异常，1周~2周内修复为好。如过上述时期后修复，需经过3~6个月后再施行手术较好。

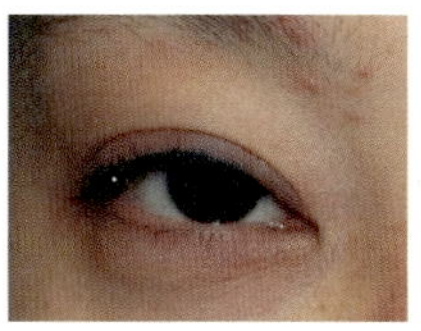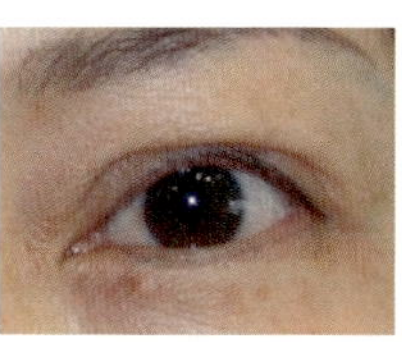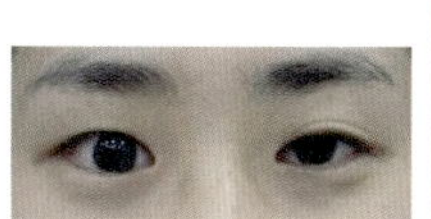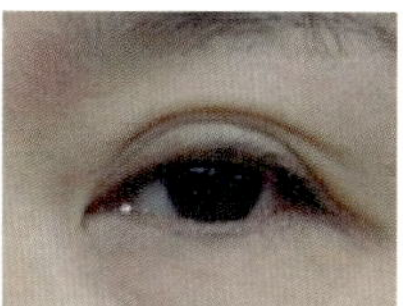

上睑下垂矫正不足　　上睑下垂矫正过度　　两眼不对称　　睑缘不正常
　　　　　　　　　　（肌肉退缩）

02_ 上睑下垂修复难度大的原因

上睑下垂修复时，基本不知道第一次施行的手术方法，因此医生需要掌握所有上睑下垂矫正的手术方法以及要有丰富经验才可以圆满进行修复手术。术前不清楚患者的肌肉状态和第一次手术肌肉调整程度，术中需要正确判断，才可以避免或预防调整矫正不足或矫正过度现象。

上睑下垂修复术类型

01_ 上睑下垂矫正不足

分析并把握矫正不足的原因，选好适当的手术方法。如第一次矫正后易复发，需要调整手术方法，预防再次复发。矫正时其双眼皮大小和形状会改变，重睑线也需要重新调整。

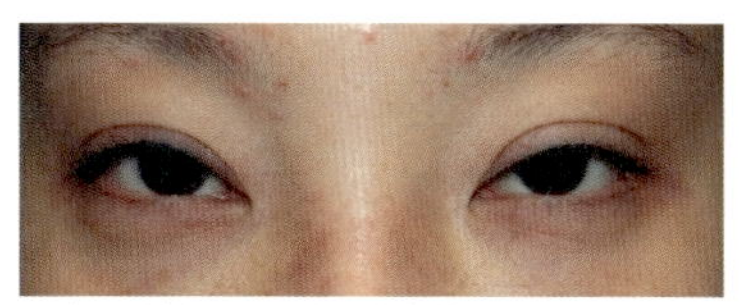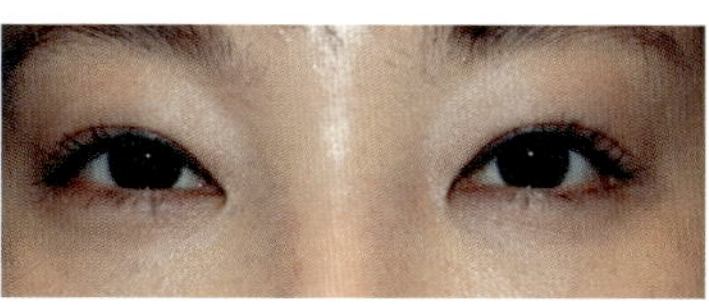

上睑下垂矫正不足修复患者术前术后照片

02_ 上睑下垂矫正过度（上眼睑退缩）

正常睁眼时，上睑板遮盖黑眼球上端1~2㎜，如睑缘超过角膜上缘，为矫正过度，需要修复。上睑下垂矫正过度症状主要为瞪眼状或惊吓状，也经常会引起眼球干燥、刺眼、闭眼障碍等现象。

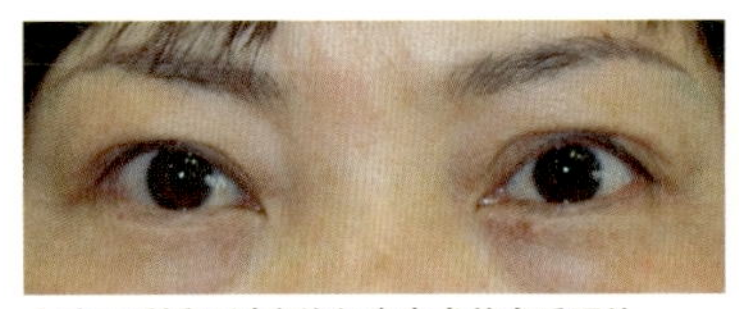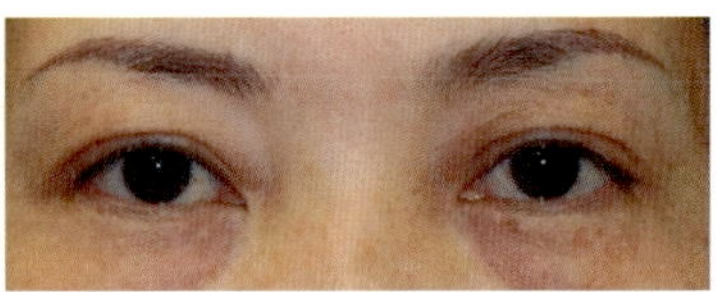

上睑下垂矫正过度修复患者术前术后照片

03_ 两眼不对称修复

术前两侧眼睛大小对称，矫正上睑下垂时调整的肌肉量也一样，但不少发生术后两侧眼睛不对称情况。也可见术前两侧眼睛不对称，而矫正单侧眼睛上睑下垂症状，使该侧眼睛变大，则对侧眼睛自然变小的情况。

眼睛大小主要受眼周肌肉和除此之外的其他种种因素的影响，因此术前一定要有对各种因素影响做好明确分析。

2_1 여성의 얼굴은 코라인에서 시작된다

아름다움의 기준이 되는 오똑한 콧날!

역사적으로 미인의 기준은 변화무쌍했다. 고대에는 선이 둥글고 뚱뚱하다고 할 정도의 풍만한 몸매를 미인으로 생각했고 19세기로 넘어오면서 가슴과 엉덩이는 풍만하고 허리는 잘록한 모래시계형 몸매가 인기를 끌었다. 20세기로 넘어오면서는 밋밋한 마른 체형이 유행이다.

역사 속 미인의 기준을 살펴보면 그 변화가 매우 다채롭다. 아름다움의 기준은 '절대적'이 아니라 '상대적'이다. 얼굴에 있어서만큼은 상대적이 아니라 절대적인 기준이 있다. '바로 곧고 오똑한 콧날!'이 기준 불변의 법칙이다. 동서양을 막론하고 아름다운 여성의 얼굴은 선이 고와야 했다. 그 선을 책임지는 것은 바로 코다. 좌우대칭이 완벽한 콧대와 콧볼, 코끝이 바로 얼굴의 선을 만들기 때문이다.

코성형은 무조건 콧대를 높여주는 것이 아니라 매부리코, 들창코, 납작코 등 모양에 따라 각각 다른 시술법이 필요하다, 이때 단순히 코 부위만 개선하는 것이 아니라 반드시 개개인의 얼굴 전체의 비율과 조화를 염두에 두고 수술해야 한다.

그리고 무엇보다 중요한 것은 남들이 수술한 것을 모를 정도로 최대한 자연스럽게 하는 것이 이상적이라는 것이다. 여성에게 성형은 예뻐지는 것 이상의 의미가 있다. 바로 자신감이다. 이는 여자, 남자, 젊은이, 노인 남녀노소를 막론하고 모두에게 해당된다. 당당한 여성을 가리켜 '콧대가 높다'고 표현하듯, 코는 외모에서 얼굴의 중심에 해당하는 자존심인 만큼 여성들이 가장 반듯하고 아름답게 가꾸어야 하는 부위임을 절대 잊지 말자.

융비술

코성형은 무조건 콧대를 높여주는 것이 아니라 반드시 얼굴 전체의 비율과 조화를 염두에 두고 수술해야 한다. 그래야 아름다운 미인으로 탄생될 수 있다.

부드럽고 자연스런 코라인을 만드는 콧대성형

코성형도 다른 부위 성형과 마찬가지로 결과를 절대적인 수치나 정량적인 결과로 만들어서 비교할 수는 없다. 개개인의 특징과 전체적인 조화를 고려해서 수술하는 것이 중요하며 특히 중간 얼굴 부위에서도 가운데에 위치하고 있는 코는 이러한 조화를 깨지 않고 어울리는 범위 내에서 수술이 이뤄지도록 해야 한다.

전체적으로 낮거나 작은코성형수술

전체적으로 낮거나 작은코성형수술은 보형물이나 자가조직을 이용하여 수술을 시행한다. 일반적으로 보형물을 사용하여 수술이 이루어지며 부분적으로 연골이식이 추가되거나 코끝성형수술이나 콧방울성형수술이 동반되어 이루어진다.

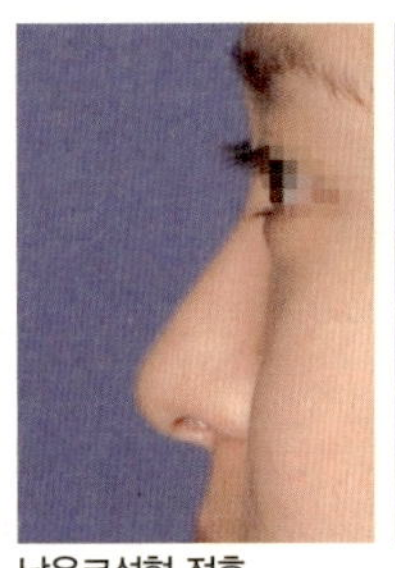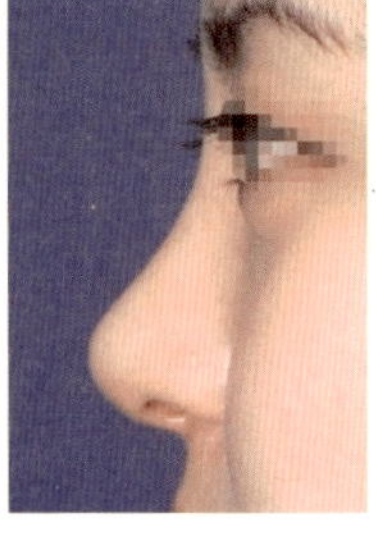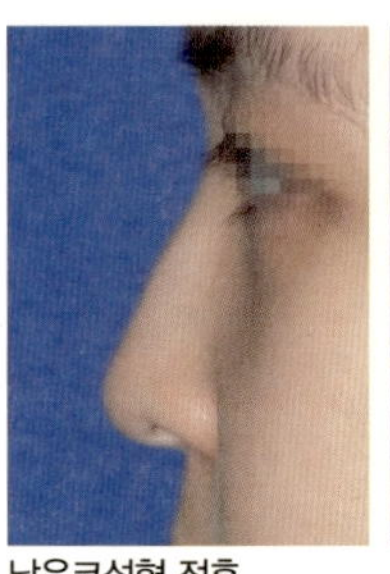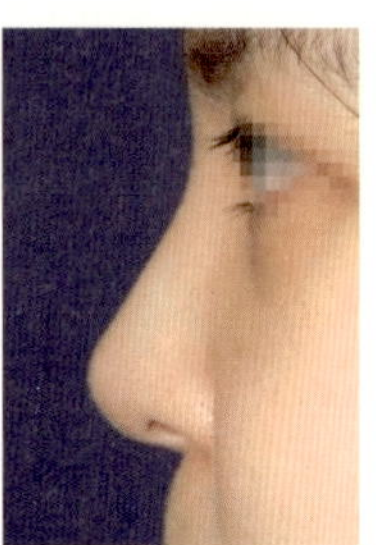

낮은코성형 전후   낮은코성형 전후

보형물을 이용한 코성형수술

주로 사용되는 보형물은 실리콘, 고어텍스, 인공진피, 늑연골 등이 있다.

01_ 실리콘 보형물

실리콘 보형물은 보형물의 종류나 제품군이 다양하여 여러 가지 경우에 따른 보형물을 선택하여 각자 알맞게 조각하여 사용할 수 있다. 재수술이나 추가수술이 필요할 경우 고어텍스나 인공진피, 늑연골에 비해 쉽게 박리가 가능하여 수술이 용이하다. 특히 예전과는 달리 보형물의 강도가 부드럽게 개발된 실리콘 보형물이 등장하여 보형물 수술시에도 연골로 수술한 것처럼 자연스러운 수술결과를 보이고 있다.

실리콘 보형물을 이용한 코수술이 소프트씰 코성형이다. 소프트씰(SoftXil)이란 일반적인 코성형 보형물보다 '하이 소프트 실리콘'(High Soft Silicone)인 비스툴사의 보형물로 기존에 나왔던 실리콘 보형물에 비해 더욱 부드러운 경도를 가지고 있다.

다양한 코 모양에 부합하는 여러 종류의 보형물 제품군을 보유하고 있어 코수술에서 많은 시간을 할애하는 보형물의 조각 시간을 짧게 줄여준다. 전체적인 수술시간을 단축해주어 수술결과를 향상시키는데 일조를 한다.

02_ 고어텍스 보형물

고어텍스 보형물은 실리콘 보형물이 가진 딱딱함과 인위적인 면을 대신하고자 코성형에 사용되기 시작했다. 실리콘에 비해서 덜 딱딱하고 부드러운 윤곽을 만들 수 있다. 실제로 고어텍스가 가진 부드러운 특징과 부드러운 윤곽은 수술 후 나타날 수 있는 부피축소와 그로 인한 경화현상으로 실제 수술 후 피부 안에서 수술 전과 같은 부드러움을 가지지 않는 경우가 있다. 부피축소가 일어나면 수술 후 일정기간이 지나서 높이가 낮아지는 경우가 있다. 고어텍스 보형물은 수술 후 피하조직과 유착되어 단단히 결합하기 때문에 보형물 움직임이나 이동이 될 가능성이 적다.

03_ 인공진피 보형물

인공진피 보형물은 일반적으로 전체적인 윤곽이나 높이를 올리는데 사용하기보다는 부분적으로 피부가 얇은 부위나 코끝에 연골이식을 대신하여 사용하거나 연골이식과 같이 사용하는 등의 목적으로 주로 사용된다.

일정한 형태를 가지고 있지 않기 때문에 각각의 형태에 맞추어 조각하여 사용한다. 인공진피 보형물은 식염수에 불리는 과정을 거쳐야 하기 때문에 수술 후 높이가 일정부분 낮아지게 된다. 하지만 다른 보형물이나 연골에 비해서 윤곽이 더 부드러운 결과를 보이게 된다.

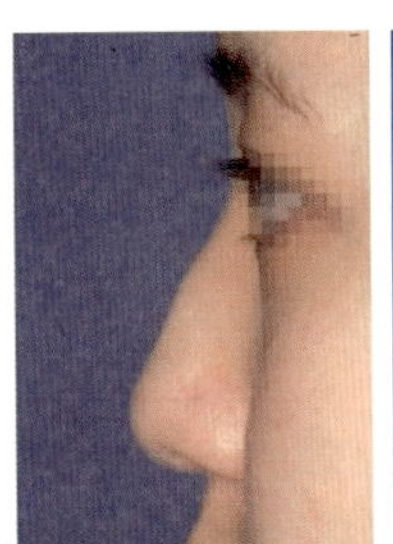
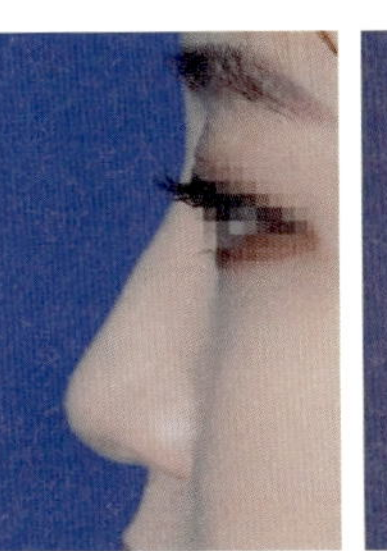
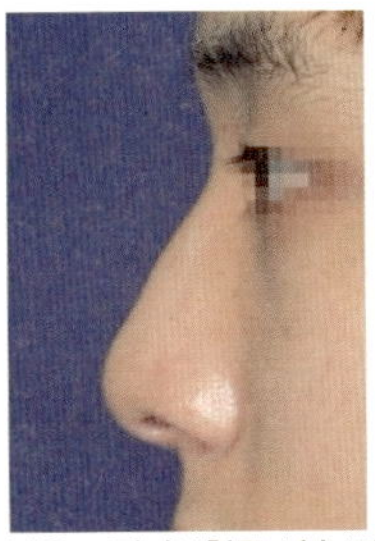
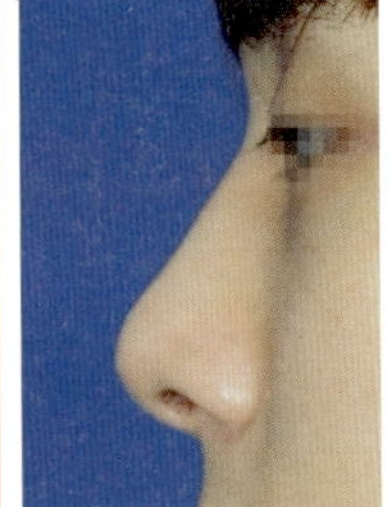

낮은코 진피보형물 시술 전후   낮은코 진피보형물 시술 전후

자가조직을 이용한 코성형수술

보형물을 이용한 수술 외에 자가조직을 이용하여 코성형수술을 시행할 수 있는데 콧대성형을 위해서는 주로 진피지방조직이 이용되며, 코끝수술이나 비중격연장수술에는 주로 귀연골이나 비중격연골, 가슴연골 등이 주로 사용된다. 코의 변형이 심하여

전체적인 재건이 필요한 경우에는 가슴연골을 이용한 재건수술을 하게 된다.

인공적인 보형물을 사용하지 않고 자가조직을 이용한 코성형수술은 보형물처럼 인공적인 물질을 사용하는 것이 아니기 때문에 보형물을 사용하는 수술에 비해서 부작용이 적고 보다 자연스러운 모양을 만들 수 있다.

전체적인 콧대성형을 위해서 사용되는 진피지방조직을 이용한 수술은 첫 번째 수술보다는 주로 재수술이나 반복된 수술로 인해서 연골이나 다른 보형물을 사용하기 어려운 경우에 주로 사용된다. 보형물로 인해서 일어날 수 있는 대부분의 부작용이 없다는 점에서는 가장 안전한 코수술방법이라고 볼 수 있다.

자가조직을 이용한 수술에서 가장 많이 사용되는 것은 주로 귀연골과 비중격연골이다. 귀연골은 코끝연골과 비슷한 정도의 유연성을 가지며 부드럽기 때문에 대부분의 코수술에서 단독으로 혹은 비중격연골과 함께 사용된다. 주로 코끝성형을 위해서 사용되며 부드러운 특성으로 인해서 자연스러운 코끝 모양을 만드는데 중요한 역할을 한다. 비중격연골은 귀연골에 비해서 단단한 편으로 비중격을 연장하거나 어느 정도 단단함이 필요한 부분에 주로 사용한다. 하지만 비중격연골은 한 번 사용하면 다시 사용할 수 없다는 단점이 있다.

코끝성형

코끝성형술은 전체적인 콧등의 높이는 낮지 않으나 코끝이 낮은 경우에 행해지는 수술이다. 아름답고 예쁜 코끝을 형성해주어 전체적으로 자연스러운 코를 만들어준다.

코끝이 낮은 경우 코성형수술로

전체적인 콧등의 높이는 낮지 않으나 코끝이 낮은 경우 코끝성형술로 자연스럽고 예쁜 코끝을 만들어 전체적으로 자연스러운 코를 만들 수 있다. 이러한 경우는 코뼈나 코의 비중격연골, 상외측 연골에 비해서 콧방울 연골이 작거나 약한 경우이다.

수술은 콧방울 연골을 봉합사를 이용하여 묶어주거나 귀연골을 콧방울 연골 사이 부위에 이식하여 콧방울 연골을 강화시키고 그 위에 귀연골을 이식하여 코끝 높이를 전체적으로 자연스러운 높이까지 올릴 수 있다. 이렇게 수술하면 코끝이 부드럽게 유지되기 때문에 촉감이나 탄력에서도 자연스러운 코와 거의 유사하게 만들 수 있다.

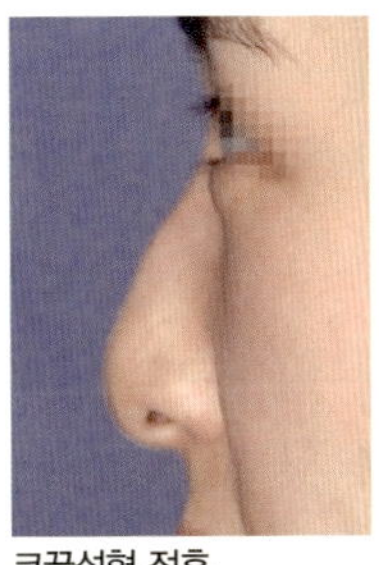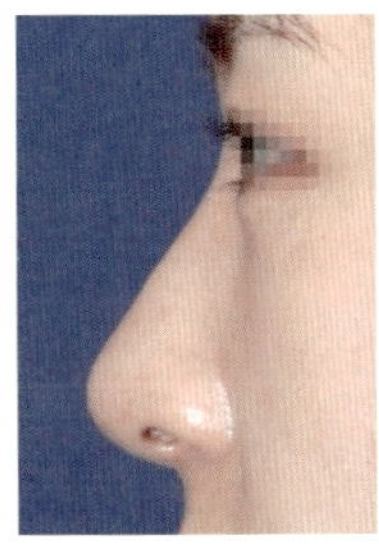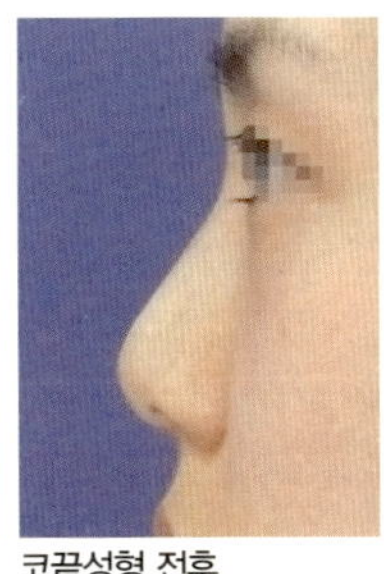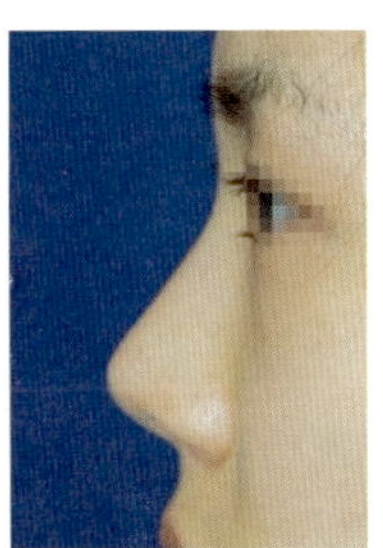

코끝성형 전후　　　　　코끝성형 전후

굽은코로 코끝이 상대적으로 낮은 경우

굽은코는 코끝에 비해서 콧등 부분, 즉 코의 중간 부분이 높아서 코끝이 상대적으로 낮아 보인다. 굽은코가 심한 경우에는 비봉절제술과 함께 절골술이 필요하지만 심하지 않은 경우에는 비봉 부분을 골 줄을 이용하여 갈아내고 코끝성형술을 통해서 코끝 부위를 원하는 높이까지 높여주게 되면 전체적으로 부드럽고 자연스러운 라인을 만들 수 있다.

굽은코 부분을 낮추어주는 높이와 코끝 부분을 높여주는 높이의 차이를 적절하게 예측하여 전체적인 라인의 조화를 이룰 수 있도록 만들어주는 것이 중요하다.

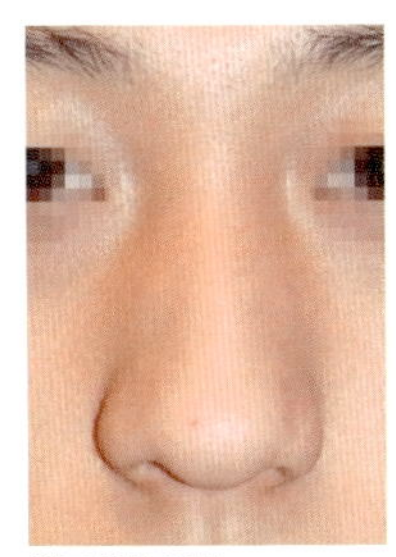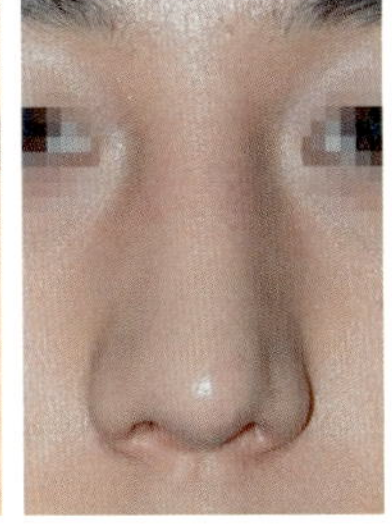

휜코성형 전후

콧볼축소

둥근 코끝과 넓은 콧방울로 거울을 볼 때마다 스트레스를 받는다면 간단한 수술을 통해 자신의 콤플렉스를 극복할 수 있다.

동글동글한 코끝과 콧방울이여 이젠 안녕!

환자와 상담을 하다 보면 '동글동글한 코끝과 콧방울이 가장 콤플렉스예요'라고 말하는 경우를 흔히 볼 수 있다. 동양인의 경우 코끝 연골의 형성 자체가 넓게 퍼져 있고, 피부와 지방이 많아 둥근 코끝과 넓은 콧방울을 가진 경우가 많다.

간단한 수술을 통해 콤플렉스를 극복할 수 있다. 코끝만 넓은 경우에는 코끝수술을 통해 연골을 좁혀주고, 연골이식을 통해 높이를 높여주면 충분히 갸름한 코끝을 만들 수 있다.

콧방울은 갸름한 편이나 콧구멍이 넓어 코가 커 보인다면 코 가장자리쪽에 아주 작은 절개 구멍을 내고 실을 통과시켜 좁혀주면 아주 간단히 넓은 콧구멍을 줄일 수 있다. 간단한 국소마취를 통해 수술이 가능하며 약 20분 정도면 수술이 끝나 일상생활에 거의 지장을 주지 않는다.

콧방울이 두툼하고 콧구멍도 큰 경우에는 코 안 내측 바닥 절개를 통해 약간의 피부를 제거하고 실을 이용하여 양쪽 끝을 좁혀주면 두툼한 콧방울도 교정이 되면서 콧구멍의 크기도 효과적으로 재발의 위험 없이 교정할 수 있다.

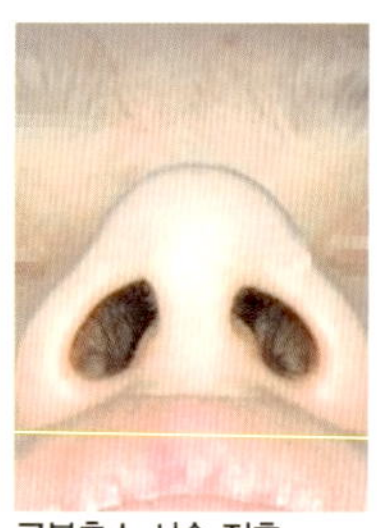
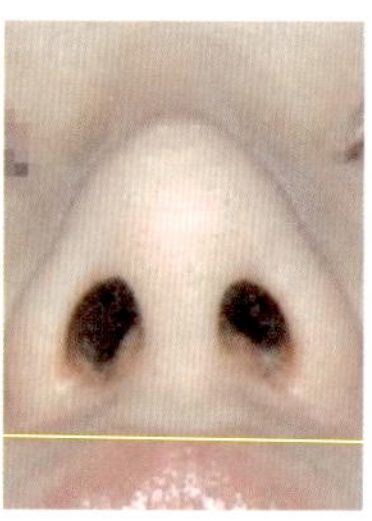

콧볼축소 시술 전후

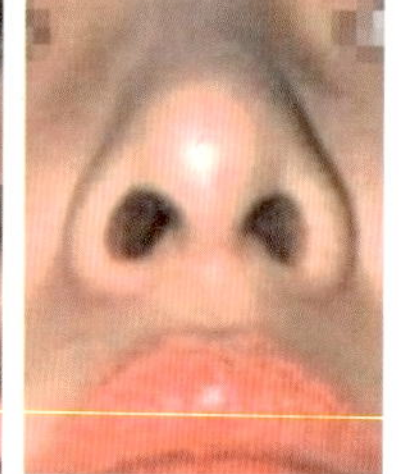

콧볼축소 시술 전후

휜코 & 넓은코성형

코폭이 넓거나 코가 휜 경우에 필요한 수술이 절골술이다. 절골술은 휜코 교정이나 코줄임술을 위해 코뼈를 잘라 이동시키는 것을 말한다

절골술(뼈자름술)

코폭이 넓거나 코가 휜 경우에 그 교정을 위해 필요한 수술이 절골술이다. 절골술은 휜코 교정이나 코줄임술을 위해 코뼈를 잘라 이동시키는 것을 말한다. 코성형술 중 상대적으로 고난위도에 속하며 회복기간도 길다.

수술은 대부분의 경우 전신마취 하에서 시행되는데 절골술 역시 비개방성형술을 이용하여 수술한다. 개방형성형술에 비해 시야가 좁기 때문에 경험이 없거나 술기가 정확하지 않은 의사는 시행하기 어려운 방법이다.

수술방법은 코뼈의 내측 절골과 외측 절골을 시행하여 코뼈를 내측으로 이동시켜 코폭을 줄이고 코의 변형도 교정하게 된다. 휜코 교정의 경우 뼈의 변형뿐만 아니라 연골 부분과 비중격의 변형도 동반된 경우가 많고 이 경우 외형적 변형뿐만 아니라 호흡장애, 만성비염 및 부비동염과 같은 기능적 장애도 동반되기 때문에 반드시 같이 교정한다. 일반적으로 절골술 후 콧대 보형물을 무조건적 삽입하는 경우가 대부분인데 콧대가 낮지 않은 환자의 경우에는 콧대 윤곽을 최대한 보존한다. 이렇게 절골술을 시행하면 보형물 삽입 없이 자연스럽고 날렵한 콧대를 만들 수 있다.

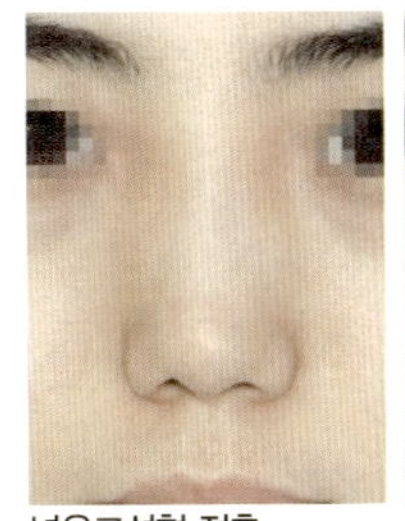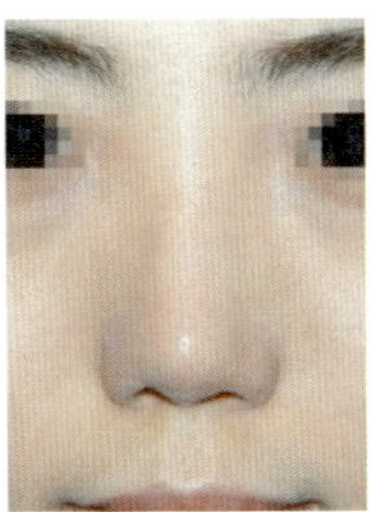

넓은코성형 전후

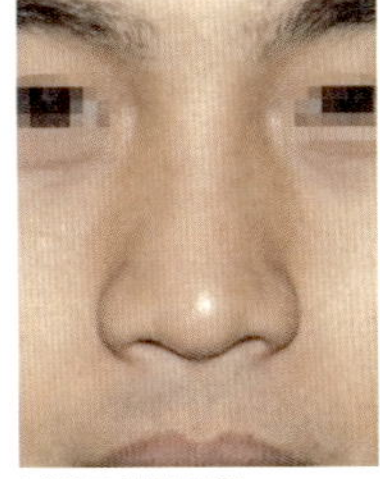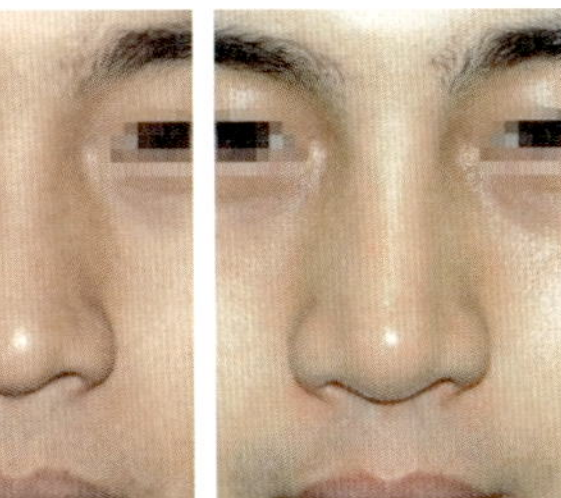

넓은코성형 전후

2_1 女人的脸庞 从鼻部曲线开始

美丽的标准——坚挺的鼻子！

美女的标准变化无常。在古代，把圆润的线条、现代人们以为肥胖的丰满身材看做美女的标准，在十九世纪，胸部和臀部丰满、纤细的腰等沙漏型身材备受欢迎。在二十世纪以来，瘦瘦的体型成为美女的新标准。

纵观历史美女的标准，其变化丰富多彩。美丽的标准不是"绝对"的，而是"相对"的。但脸部审美有绝对标准，那就是"坚挺的鼻子"。不管东西方，美女的脸部线条要完美，鼻子就是决定脸部线条的重要因素，左右对称的完美鼻梁、鼻翼和鼻尖打造完美的脸部线条。

鼻部整形不能只盲目地垫高鼻梁，而根据鹰钩鼻、朝天鼻和塌鼻子等各种形状按照不同的手术方法进行手术。而手术时，不能只改善鼻部形状，先要考虑个人整个脸部比例和协调后，再进行手术。

最理想的手术是，术后让人察觉不到做过整形的自然和美丽。对女人来说，整形具有超过变美丽的巨大意义，那就是自信。无论男女老幼都一样。在韩语当中，将气宇轩昂的女人比喻为"鼻梁高"。鼻子就是脸部的中心，属于自尊心，所以女人应拥有坚挺美丽的鼻子，这点要铭记在心。

隆鼻术

鼻部整形不能盲目地垫高鼻梁，而先要考虑整个脸部比例和协调后，再进行手术。这样才能让美女诞生。

打造柔和自然鼻部曲线——鼻梁整形

鼻部整形与其他部位整形一样，不能将结果和绝对数值或定量结果进行比较。考虑到每个人的个性特点和整体协调进行手术很重要，尤其是在进行位于脸部中央的鼻部整形时，一定要考虑脸部的协调。

塌鼻子或小鼻子整形

对塌鼻子或小鼻子用假体或自体组织进行手术。在一般情况下用假体较多，而有时同步进行软骨移植、鼻尖整形或鼻翼整形手术。

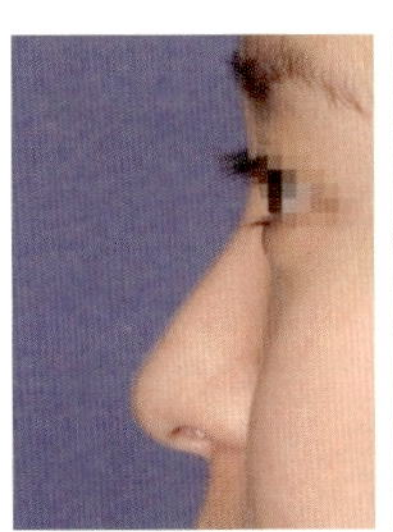
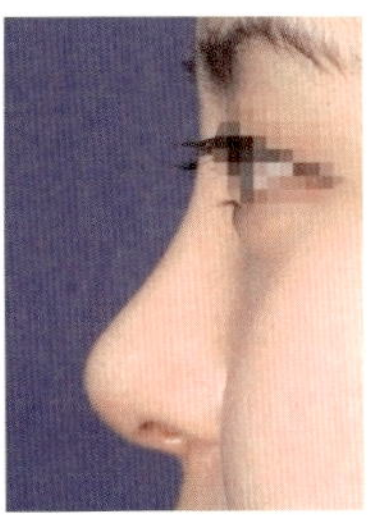

塌鼻子整形前后

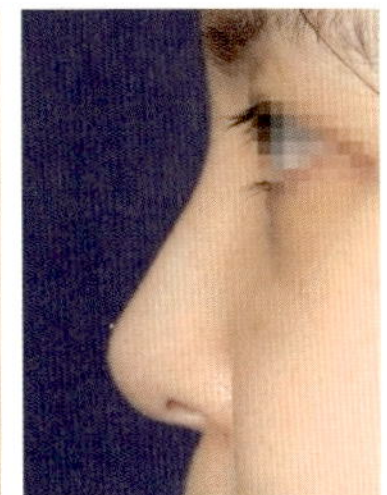

塌鼻子整形前后

使用假体的鼻部整形

主要使用的假体有：硅胶、膨体、人工真皮、肋软骨等。

01_ 硅胶假体

硅胶假体其种类和产品形状多样，手术时根据每个人的情况，选择假体并适当雕刻使用。进行修复手术或追加手术项目时，相比膨体、人工真皮、肋软骨，硅胶易于剥离和手术。不仅如此，最近还研发出软度较高的硅胶假体，在使用该假体进行手术也可获得与软骨相同的自然手术效果。

使用软硅胶假体进行的鼻部整形手术叫SoftXil鼻部整形。SoftXil与一般鼻部整形假体不同，是由生产高软硅胶(High Soft Silicone)的BISTOOL公司推出的假体。与现有硅胶假体相比，更加柔软。

因为拥有适合各种鼻子形状的多样假体种类，所以可降低术中雕刻假体所需的时间从而大大缩短整个手术时间，有助于得到良好的手术结果。

02_ 膨体(高泰克斯)

膨体取代硅胶用于整形是为了解决硅胶假体的坚硬和不自然的问题。膨体与硅胶相比，更容易塑形，真实感较强。

但实际上膨体本身的柔软性和组织融合性也有可能会使术后体积缩小或由此带来组织硬化现象，也可能会导致术后鼻部僵硬，有时其柔和程度不如术前。膨体体积变小，经过一定时间后也可能影响鼻梁高度，使鼻梁高度降低。膨体和组织相容性高，固定性比较强，因此假体移位或移动的可能性较小。

03_ 人工真皮

人工真皮一般不大用于改善整体轮廓高度，而多用于皮肤较薄的部位，可加厚鼻部组织，或在鼻尖代替软骨使用，也可以与软骨同时使用，覆盖软骨，增加术后真实感。

人工真皮其形状不规范，手术时可根据需要雕刻使用。使用人工真皮需要经过生理盐水浸泡过程，所以术后有可能会使鼻部高度在一定范围内变低。但相比其他假体或软骨组织，其术后轮廓更加柔和，更加自然。

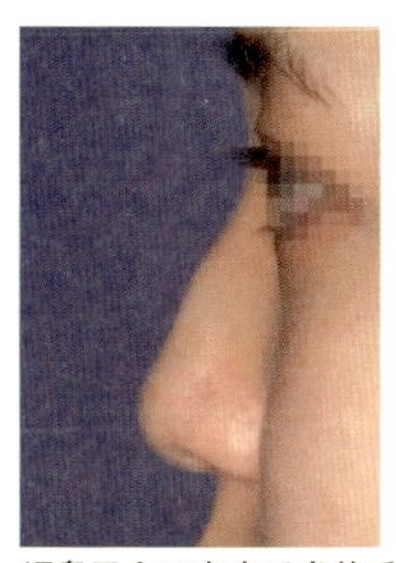
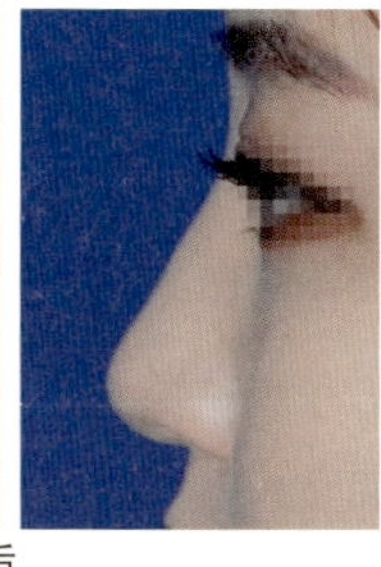

塌鼻子人工真皮手术前后

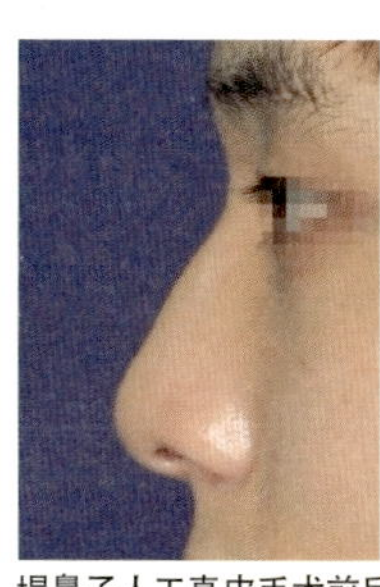
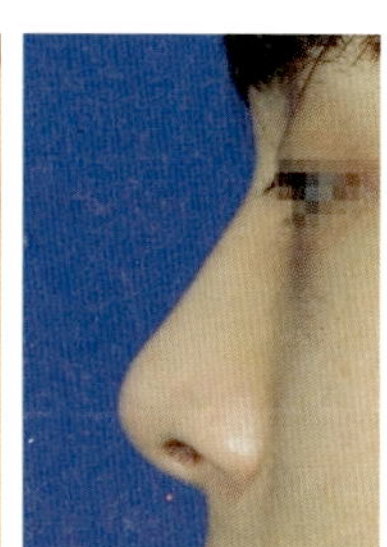

塌鼻子人工真皮手术前后

使用自体组织的鼻部整形

除了用假体进行手术以外，还可使用自体组织进行鼻部整形。鼻梁主要使用真皮脂肪组织，鼻尖或鼻中隔延长术主要使用耳软骨或鼻中隔软骨、肋软骨等。鼻子严重歪斜而需要整体修复时，使用肋软骨进行再建修复手术。

使用自体组织的鼻部整形，与假体手术相比，其副作用少，术后将更能表现出鼻部自然形态。

真皮脂肪鼻部整形主要用于修复手术或因反复手术难以使用软骨或其他假体的情况。因为使用的是自体组织，比起假体手术，无排异反应，副作用相对少，术后效果也更加自然，是比较安全的手术方法。

鼻部整形使用的自体组织中，最常用的是耳软骨和鼻中隔软骨。耳软骨的柔软度与鼻尖软骨相似，较为柔软，在进行鼻部手术时，一般单独使用，或和鼻中隔软骨一起使用。主要用于鼻尖整形，其柔软特性在塑造自然鼻尖时起到重要的作用。与耳软骨相比，鼻中隔软骨较为坚硬，主要用于鼻中隔延长或需要加强硬度的部分，但鼻中隔软骨可切取量有限，因此无法再次使用。

鼻尖整形

整体鼻梁高度不低，鼻尖较低的情况，可进行鼻尖整形手术。塑造出美丽自然的鼻尖，可使整体鼻部拥有完美自然曲线。

低鼻尖，鼻尖整形矫正

整体鼻梁高度不低但鼻尖较低，通过鼻尖手术可塑造出自然美丽的鼻子。与鼻骨、鼻中隔软骨、上外侧软骨相比，鼻翼软骨较小或较弱时需要此手术。

手术时可用缝合线捆绑或将耳软骨移植到鼻翼软骨中间部，加强鼻翼软骨，然后在鼻翼软骨上面移植耳软骨，将鼻尖塑造得更高更圆润。这样可使鼻头更加圆润，其弹力和触感也更具真实感。

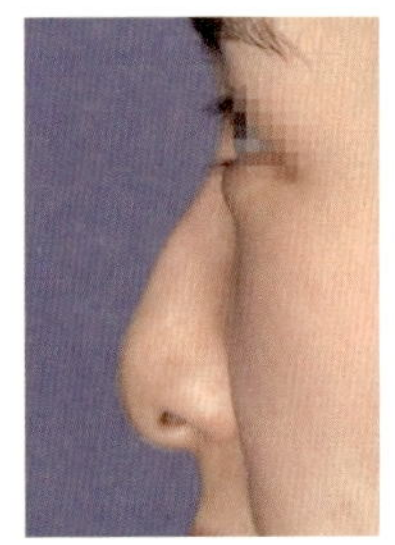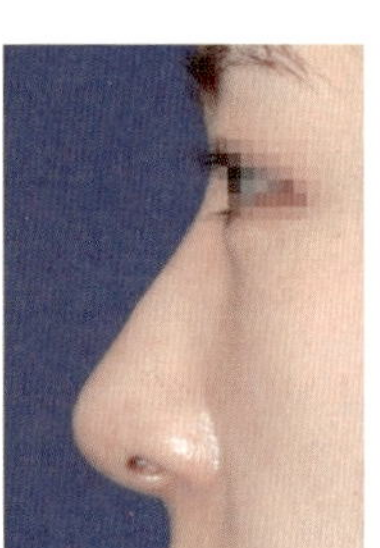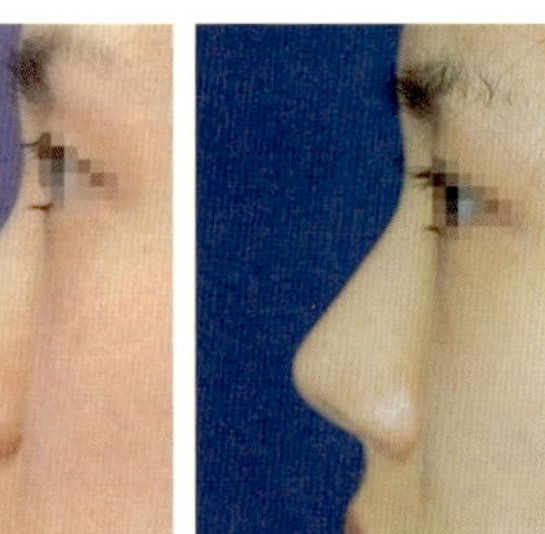

鼻尖整形前后　　　　　　　　鼻尖整形前后

驼峰鼻，鼻尖相对较低

驼峰鼻的鼻梁，也就是鼻梁中间部分高于鼻尖，使鼻尖显得较低。驼峰鼻程度严重，需要进行切除驼峰术或截骨术，症状较轻者，可打磨驼峰部分来解决。再通过鼻尖整形，将鼻尖部位提高到适当的高

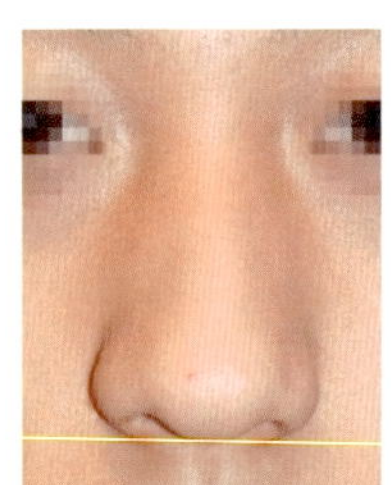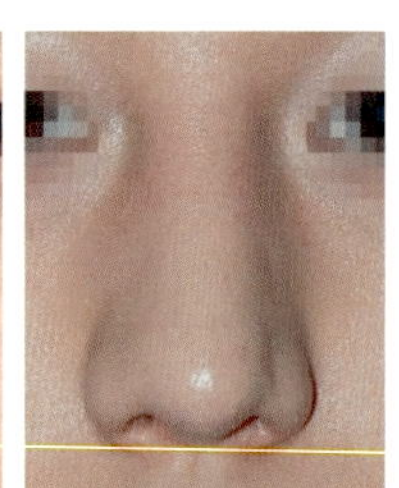

驼峰鼻整形前后

度，可做出自然美丽的线条。

该手术的关键在于，预测降低驼峰部分的高度和提高鼻尖的高度相差后塑造出协调的曲线。

缩小鼻翼

每次照镜子时，因圆圆的鼻头和大大的鼻翼而烦恼的话，通过简单手术可解决问题。

告别圆圆的鼻头和鼻翼！

很多患者表示，在脸部最令人不满意的部分是圆圆的鼻头和鼻翼。一般东方人鼻翼软骨本来较宽，同时皮肤和脂肪也多，所以很多东方人的鼻头和鼻翼较宽且肥大。

鼻头和鼻翼较宽的问题可通过简单的手术得以解决。如果只是鼻尖宽，通过鼻尖手术，经过鼻翼软骨移位并固定，再通过自体软骨移植，提高鼻尖高度，这样可做出精巧的鼻尖。

如果鼻翼不大但鼻孔大而显得鼻头宽，可在鼻孔内切开小口，用特殊线缝合可简单地缩小鼻孔。此方法比较简单，可通过局部麻醉进行手术，手术时间为20分钟左右，几乎不影响日常生活。鼻翼较厚且鼻孔宽大时，可先切开鼻孔内侧底部，去除少量的皮瓣，然后用线来缩小两侧鼻孔，可矫正厚厚的鼻翼，同时有效缩小大鼻孔。

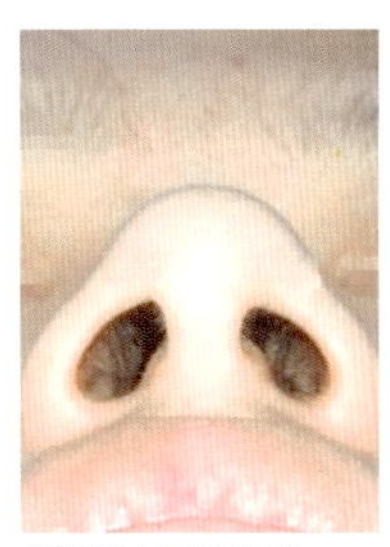
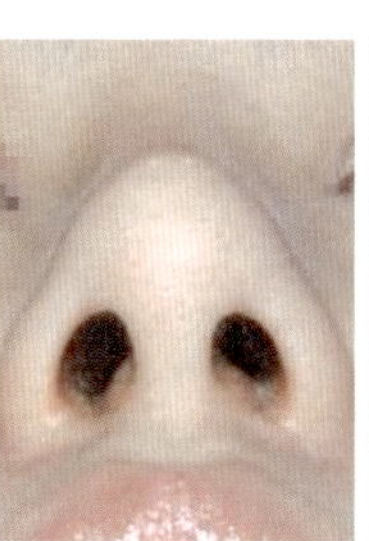

鼻翼缩小手术前后

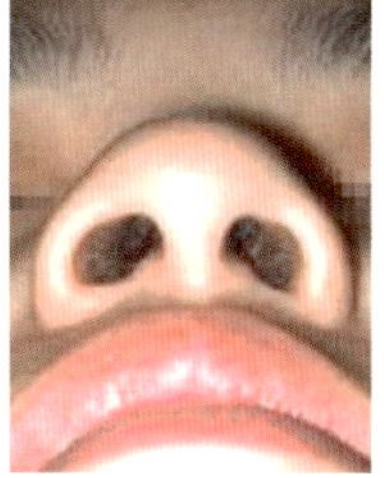
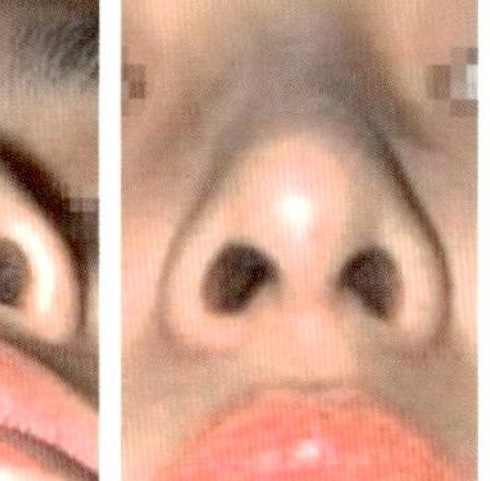

鼻翼缩小手术前后

歪鼻&鼻头肥大

鼻头肥大或鼻子歪斜时，需要进行截骨术。截骨术是指为矫正歪鼻或缩小鼻骨时，进行的鼻骨截骨后移位的手术。

截骨术(剪骨术)

鼻子太宽或歪曲时，为了矫正需要进行截骨术。截骨术是指为矫正歪鼻或缩小鼻骨时，进行的鼻骨截骨后移位的手术。截骨术属于难度较高的手术，恢复时间也较长。大部分在全身麻醉下，通过非开放式整形术来进行手术。与开放式整形术相比，视野狭窄，因此经验不足的医生难以进行该手术。

手术时，先进行鼻部内侧截骨和外侧截骨后，将鼻骨移位到内侧，缩小鼻子宽度，矫正鼻子形状。歪鼻大部分情况下除了骨头变形以外，还会伴有软骨和鼻中隔的变形现象，此时会引起外形变形、呼吸困难、慢性鼻炎及鼻窦炎等功能障碍，所以在矫正歪鼻时，要同步矫正该症状。在一般情况下，进行截骨术后，鼻梁上植入假体，但鼻梁高的患者要尽量维持鼻梁轮廓。如上所述进行截骨术的话，不使用假体也可获自然坚挺的鼻梁。

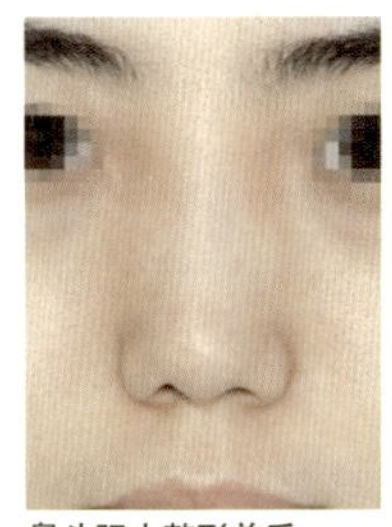
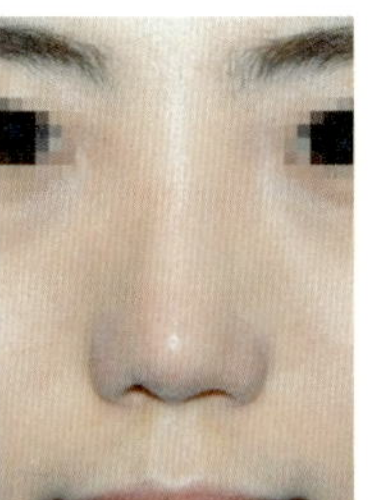
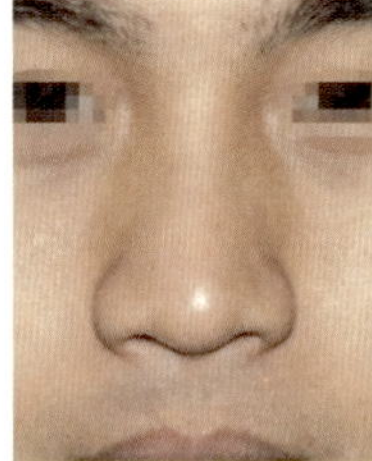
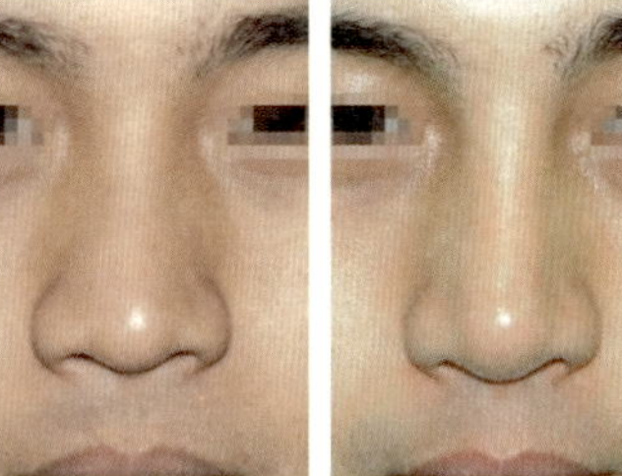

鼻头肥大整形前后　　　　　　　　鼻头肥大整形前后

코성형(鼻部整形)

코재수술(鼻部整形修复)
비만곡증(鼻弯曲症)
매부리코(鹰钩鼻)

> ## "아름다운 미모는 얼굴 생김새로 판단되고 그 중심에 코가 있다"

"判断美貌要看脸形, 脸部中央就有鼻子"

코는 그 모양과 형태가 조금만 달라져도 전반적으로 풍기는 얼굴의 이미지가 확연하게 달라진다. 어떻게 변화하느냐에 따라 상대에게 좋은 인상을 심어주는데 결정적인 역할을 한다.

鼻子的形状稍有变化, 给人的整体印象有很大改变,
鼻子的变化很大程度影响着人的第一印象。

최재원성형외과의원(崔宰源整形外科医院)

최재원(崔宰源)

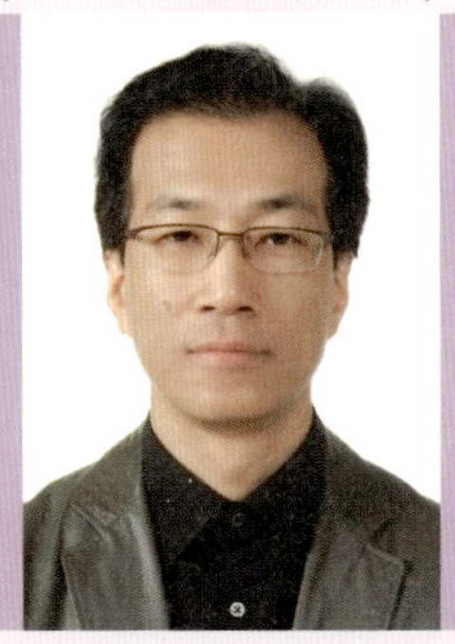

Profile

성형외과 전문의(整形外专门医)
고려대학교 의과대학 대학원(高丽大学医学院研究生院)
대한미용성형외과학회 정회원(大韩美容整形外科学会正会员)
대한성형외과학회 정회원(大韩整形外科学会正会员)
고려대학교 의과대학 외래교수(高丽大学医学院门诊教授)

www.bodycenter.com

2_2 바탕, 즉 얼굴형태가 자연스러워야 미인이다

얼굴 중심에 코가 있다

사람의 첫인상을 좌우하는 것에는 몇 가지가 있다. 옷매무새, 말투, 매너, 몸매, 얼굴 이미지 등등… 그 중 가장 중요한 역할을 하는 것이 얼굴 이미지로 상대의 내면을 알지 못한 상태에서 그 사람을 판단하는 가장 중요한 요소다.

얼굴 이미지는 얼굴의 전체적인 생김새로 판단되고, 그 중심에 코가 있다. 코는 예로부터 그 사람의 품성을 나타내는 판단기준이 되었고 그 형태들은 대부분 성형의 기초가 되는 이상적인 코의 모양과 일치한다. 코는 그 모양과 형태가 조금만 달라져도 전반적으로 풍기는 얼굴의 이미지가 확연하게 달라진다. 어떻게 변화하느냐에 따라 상대에게 좋은 인상을 심어주는데 결정적인 역할을 한다.

그러면 '당신이 원하는 나만의 인상은 어떤 것인가?' 스스로에게 진지하게 반문해본다. 외모지상주의를 신봉하는 것은 절대 아니지만 자신 가치를 한 단계 업그레이드시키고, 자신이 행복해질 수 있다면 그것은 생각해볼 문제다. 지금의 트렌드는 자신만의 이미지를 갖기 위해 새로움과 변화만을 추구하지만 결국 자신의 부족한 부분을 메우고 세련된 이미지나 개성을 갖기 위해 부단히 노력하는 것은 자신을 행복하게 만드는 일이다.

좋은 인상이란 세월의 흐름에 따라 그 판단기준이 조금씩 바뀌지만 자신의 개성을 살리기 위해 가장 많이 하는 성형이 바로 코성형이다. 한국 성형수술 중 1~2위를 다투는 코성형은 얼굴의 중심축을 이루고 있어 개성 있는 자신만의 스타일을 만들기에 적합한 부위다. 그래서 많은 사람들이 변화를 준다. 코는 조금만 변화를 주더라도 자신의 외모가 달라 보이기 때문에 외모에 변화를 주고 싶은 사람들에게 코성형은 성형의 기본이라 할 수 있다.

누구나 남들과 다른 자신만의 이미지와 좋은 인상을 가지고 싶어 한다. 특징 없는 평범한 이미지를 벗어나고 싶은 현대인들의 바람이 절실한 요즘이다. 얼굴의 중심인 코 모양 때문에 자신의 의도와는 상관없이 상대에게 안 좋은 인상이나 선입견을 주게 되는 상황이라면 코성형을 하는 것이 더 긍정적인 상황을 만드는데 도움이 된다.

코재수술

불필요한 조직 손상을 주지 않도록 세심한 시술로 기능적 문제, 출혈, 흉터에 대한 해박한 지식과 경험이 시술의 완성도를 좌우한다.

코재수술의 경우가 크게 늘어

닮고 싶은 스타들의 얼굴과 이미지는 각종 매체와 수많은 정보 속에서 사람들의 희망 사항이 되고 있다. 기대치가 날로 높아져 코수술을 일단 받았더라도 재수술을 하는 경우가 크게 늘고 있다. 우리나라를 포함한 아시아 각국의 인종, 문화적 특성상 인공

삽입물을 이용한 시술이 많다.

인공삽입물은 대부분 안전하게 사용할 수 있지만 때때로 수술방법의 오류나 부적절한 환자 선택 등으로 재수술을 할 수밖에 없게 되는 경우가 있다. 재수술은 전 수술의 변형과 흉터 등을 교정하고 개선하는 어려움이 커서 첫 수술보다 몇 배의 부담을 준다. 하지만 그보다는 환자와 시술자가 느끼는 정신적 부담이 훨씬 크다. 코성형 재수술은 환자와 의사의 상호이해와 마인드 컨트롤, 수술기법에 대한 깊은 이해와 경험이 필수의 항목이다.

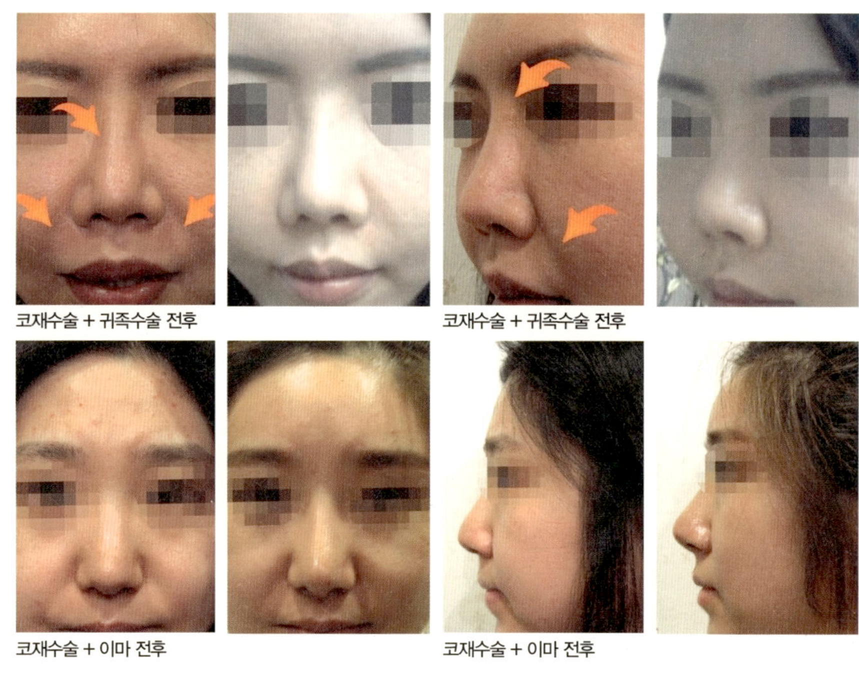

코재수술 + 귀족수술 전후   코재수술 + 귀족수술 전후

코재수술 + 이마 전후   코재수술 + 이마 전후

재수술을 하게 되는 두 가지의 원인

코성형 재수술을 하게 되는 원인을 크게 두 가지로 나누면 인공삽입물과 관련되느냐 아니냐로 구분할 수 있다. 삽입물의 변형, 염증, 부자연스러움, 이물반응 등의 문제와 삽입물과 직접 관련 없는 기능적 문제가 있다.

재수술을 위한 접근은 환자들의 다양한 모든 상황을 파악해야 하기 때문에 일반적인 원칙을 적용하기 어렵다. 작은 변형이라면 최소한의 치료로 피부와 조직의 혈액공급과 손상에 대한 위험성을 줄여야 한다. 심한 경우라도 불필요한 조직 손상을 주지 않도록 세심한 시술로 기능적 문제, 출혈, 흉터에 대한 해박한 지식과 경험이 시술의 완성도를 좌우하게 된다.

성급한 재수술보다는 시간을 가지는 것이 현명한 방법

대부분의 코 재수술은 전 수술 6개월 후가 안전하다. 연골조직의 재건과 혈관 생성의 시간을 주어야 하고 성형 후의 사소한 불편함을 없애는 적응기가 될 수 있다. 그래서 성급한 재수술보다는 시간을 가지는 것이 현명한 방법이다. 예외는 있다. 명확한 이유에 의한 수정과 부작용에 의한 삽입물 제거, 염증, 피부변색 등이다. 이 경우는 되도록 이면 신속히 재수술을 시행해야 한다.

인공삽입물의 제거는 코모양의 변형에 의한 환자의 정신적 스트레스, 염증과 흉터에 의한 조직손상을 가져올 수 있다. 따라서 가능하다면 삽입물 제거와 동시에 재건하는 것이 원칙이다.

이 경우에도 여러 어려움이 따른다. 염증의 추가재발, 피부와 연골손상에 의한 성형 기준설정의 차이점, 사용할 재료의 선택 제한 등이다. 그렇기 때문에 자가연골 등의 안전한 재료를 이용한 재수술을 선택한다면 환자의 정신적 안정과 위험성을 최소로 줄일 수 있다.

코재수술에 사용되는 재료

01_ **자가조직**_ 비중격연골(코기둥, 길이연장), 자가진피(재수술시 주로 사용), 자가지방(자연스러운 모양 가능하나 흡수 가능성 있음), 귀연골(코끝 모양 보강), 늑연골(비중격 교정), 근막(피부가 얇은 경우) 등

02_ **인공보형물**_ 실리콘(일반적으로 가장 많이 사용), 고어텍스, 알로덤(인공진피), 실리텍스(실리콘+고어텍스) 등

비만곡증

코성형 후에는 형태변형, 구축, 염증 등의 부작용이 발생할 수 있는 만큼 임상학적 경험과 구조적 이해가 풍부한 의사에게 시술을 받아야 한다.

휜코는 호흡과 염증유발 등 기능적인 문제 동반

코는 얼굴의 가운데에서 돌출되어 콧날이 바르고 대칭을 이루었다면 보는 이들에게 먼저 안정감과 자신감을 준다. 하지만 휜코는 호흡과 염증유발 등의 기능적인 문제를 동반하게 되므로 교정이 시급하다.

대전에 사는 B씨는 3년 전 교통사고로 인해 얼굴을 크게 다친 후 대형 종합병원에서 응급처치와 치료를 받았다. 대부분 사고에 의한 환자들은 전문적인 성형의보다는 입원해 있는 병원에서 모든 부분을 치료하게 된다. 자신이 원하는 사항을 일일이 전달할 수 있는 상황도 아니지만 수많은 환자가 줄을 서있는 와중에 자신에게 시간을 더 들인다는 것이 어려운 실정이다.

B씨에게 연락이 온 것은 여름이었고 10월경에는 내원해서 수술을 받았다. 쉽게 오갈 수 있는 거리가 아니기 때문에 한 번의 만남과 전화로 상담을 진행하고 코성형을 결정하게 되었다. B씨의 상태는 사고로 인해 비중격이 휘어서 콧대가 바르지 않다는 것과 낮다는 것이다. 비만곡증의 전형적인 예이고 교정 후의 그는 자신의 얼굴에 자신감을 가지게 되었다.

이처럼 각종 사고로 인한 코성형의 대부분은 비만곡증이 차지한다. 코가 얼굴에 미치는 영향이 그 사람의 전체 이미지를 결정하는 원인이 되기 때문에 사고에 의한 변형이라도 원상태이거나 더 나은 모습을 보일 수 있는 성형을 고려하게 된다.

코의 내부의 연골이 휘는 비만곡증

비중격만곡증(비만곡증)은 말 그대로 코의 내부의 비중격이라는 연골이 휘는 것을

말한다. 원인은 연골발육 부조화에 의한 선
천적인 경우도 있지만 대부분 외상에 의한
비골 골절이거나 코의 내부에 물혹 등으로
인한 경우이다. 코에 의한 질환 중 가장 흔한
증상인 코막힘, 축농증이 있는 것은 이러한
비만곡증이 직접 원인일 수 있다. 오래 방치
하면 호흡곤란 뿐 아니라 축농증을 심화시

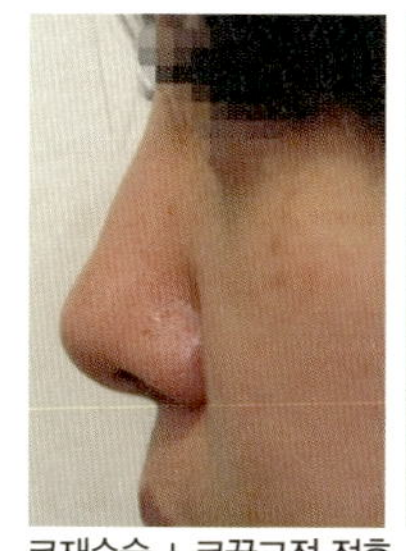
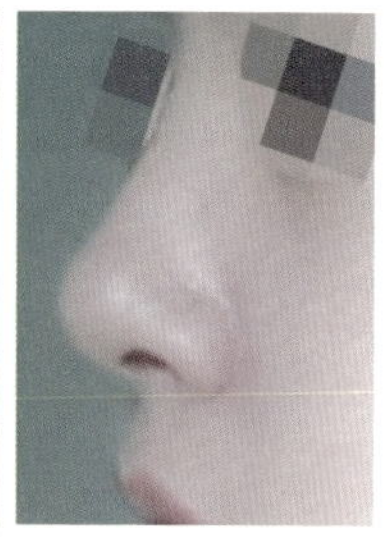

코재수술 + 코끝교정 전후

키며 늘 코막힘으로 인해 두통이나 후각을 유지할 수 없는 증세가 지속된다.
많은 사람들이 코성형을 결정할 때 외관만을 중시하는 경우가 많다. 하지만 코성형은
미용적인 면, 기능적인 면을 함께 고려하여 시술되어야 한다. 특히 비만곡증은 뼈구조
(연골포함)의 불균형에 의한 경우이므로 공기의 통행에 방해를 줄 수밖에 없다. 또한
비염이나 감기에 걸렸을 때 더욱 악화되는 원인이 된다. 이처럼 비만곡증은 정확한 진
단과 관찰, 환자와의 상호교감을 통해 외부와 내부를 동시에 교정하고 치료해야만 한
다. 이비인후과와의 협진이 필요하다.

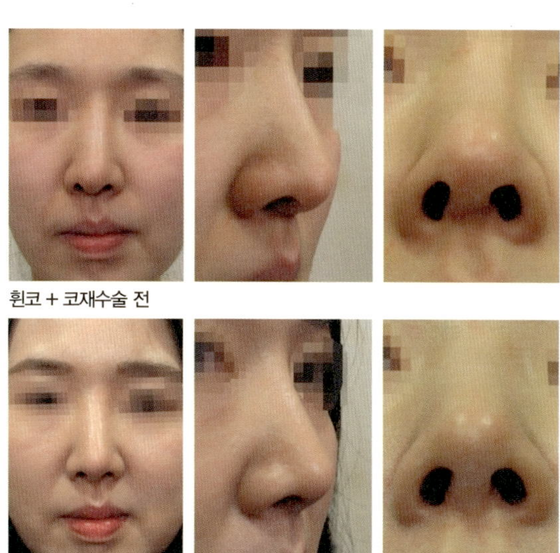

휜코 + 코재수술 전

휜코 + 코재수술 후

비만곡증의 치료

수술방법으로는 미세하게 휜 경우 코뼈를 살짝 갈아주거나 콧등에 실리콘 등의 인공 삽입물을 삽입하는 것으로 교정이 가능하다. 하지만 코뼈와 연골이 한쪽으로 많이 휘어진 경우에는 뼈의 균형을 맞추어 교정하여 서로 모아주는 코뼈절골술을 시행해야 한다. 비만곡증의 경우 수술 전 환자의 해부학적인 인지와 환자의 요구에 대해 정확히 판단을 해야 한다. 또한 모든 경우의 수를 기능적인 면과 안전을 고려한 후 상담과 시술이 이루어져야 한다. 코성형 후에는 형태변형, 구축, 염증 등의 부작용이 발생할 수 있는 만큼 정밀한 진단과 현 상황을 정확히 판단하고 치료할 수 있는 임상학적 경험과 구조적 이해가 풍부한 의사에게 시술을 받아야 한다.

매부리코

코뿐만이 아니라 이마, 코, 입술로 이어지는 자연스런 라인을 만들기 위해 필수적으로 섬세한 기술과 명확한 진단이 필요하다.

결코 쉬운 수술이 아닌 코성형

코성형은 성형의 여러 분야 중 실제로 가장 많이 시행되는 성형수술 중의 하나이다. 코성형은 쉽게 접근할 수 있는 수술로 받아들이기 쉽지만 결코 쉬운 수술이 아니다. 어느 수준까지의 교정은 크게 문제가 되지 않는 수술이지만 환자의 요구를 충분히 수용할 수 있는 결과를 내기까지는 넘어야 할 산이 많다.

인공삽입물의 선택과 환자에 맞는 수술기법 등의 불일치로 인해 시간이 흐른 후 형태의 변화가 올 수도 있다. 그렇기 때문에 인공삽입물을 단순하게 시술하는 것이 아니고 세밀하게 구조적 평가를 마치고 코에 완벽히 밀착되게 함으로써 수술한 티가 나거나 인공삽입물이 움직이는 것을 예방해야 한다. 이렇게 최선의 결과를 도출하기 위해서 필수적으로 섬세한 기술과 명확한 진단이 필요하다. 그리고 코뿐만이 아니라 이마,

코, 입술로 이어지는 라인이 자연스럽게 만들어져야 한다. 따라서 모든 가능성을 검토할 수 있는 최고의 의료진을 만나서 충분한 지식과 경험, 섬세한 수술을 의논하는 것이 자신의 수고를 보상받는 지름길임을 알아야 한다.

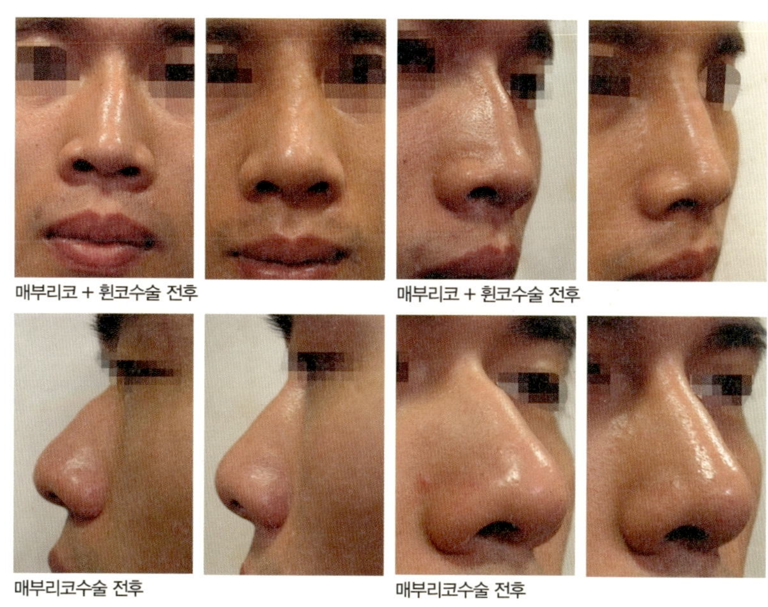

매부리코 + 휜코수술 전후　　　매부리코 + 휜코수술 전후

매부리코수술 전후　　　매부리코수술 전후

매부리코란

매부리는 유전적인 요인도 있지만 성장기 중 강한 충격에 의해서도 발생한다고 알려져 있다. 매부리의 위치는 콧등의 중간 부위에 생긴다. 매의 부리모양을 닮아서 이름 지어진 '매부리코'는 오래 전부터 마녀나 고집 센 사람의 특징으로 받아들여지고 있다. 부드럽고 온화한 인상을 주기에는 너무 강한 신체적 특징이다.

매부리코는 상대방에게 주는 인상도 신경이 쓰이지만 기능적으로도 호흡의 불안정과 비중격 만곡증을 유발해 코막힘과 축농증을 일으키기도 한다.

2_2 美人的基础 自然脸形

鼻子是整张脸的中心

影响第一印象的有几方面因素，着装、说话语气、言谈举止、身材、脸部形象等等，其中对陌生人判断最主要的影响因素为脸部形象。

人的第一印象主要由脸部形象来判断，其最中心就有鼻子。鼻子一直以来成为判断一个人的标准，其形态基本与整形基础和审美上理想的标准鼻形相一致。鼻子的形状稍有变化，给人的整体印象有很大改变，鼻子的变化很大程度影响着人的第一印象。

那么"您自己想要的只属于自己的第一印象是什么样的？"认真反问自己。虽不是信奉外貌至上主义，但是能提高自身价值，得到幸福感的话何乐而不为呢。能为了让自己更加美丽，追求新的变化，将自己不足之处改变成更加完美的状态和具有自己个性的不断努力过程也可足以让人幸福。

给人的良好印象根据时间变化，其判断标准也有所不同，但为得到和突出自己独特个性而做的最多的就是鼻部整形。鼻部整形在韩国整形手术项目中居首位，鼻部本身在面部中央，作为面部中心轴，比较适合能让脸型突出自己的个性，而塑造只属于自己的形态。所以很多人热衷于鼻部整形，且鼻部只要有一丁点的变化，给整体脸部形态带来很大影响，因此鼻部整形已成为整形的基础。

人人都希望拥有有个性而美丽的脸庞和想给人良好印象。摆脱没有特点的平庸的脸型已是当今很多人的希望。为鼻部形状不佳而给人留下不好印象的话，通过鼻部整形可以让人重获信心、积极面对生活。

鼻部重修

减少不必要的组织损伤，细心而熟练操作，对手术部位机能、解剖、出血、瘢痕组织等各方面有详细了解、知识渊博，有丰富经验等条件会左右手术完成度。

鼻整形修复迅速增加

受各种媒体和情报的影响，很多人想拥有明星脸。对审美的要求也越来越高，即使接受过整形手术，也选择修复的人群也大大增加。我国在内的亚洲各国人种、文化特点下，使用人工植入体的鼻部整形较为多。

人工植入物比较安全，但根据手术方法不妥当或适应症原因，有些情况不得不术后再进行修复。修复手术在改善前手术引起的组织萎缩和瘢痕组织等矫正时难度更大，手术负担也是第一次的几倍。特别是患者和执刀医生所承受的心理负担更为严重。鼻整形修复时患者与执刀医生的相互理解、相互信任、对手术方法的理解和丰富经验非常重要，是手术的必要条件。

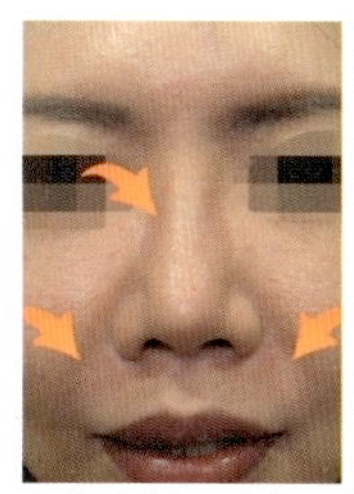
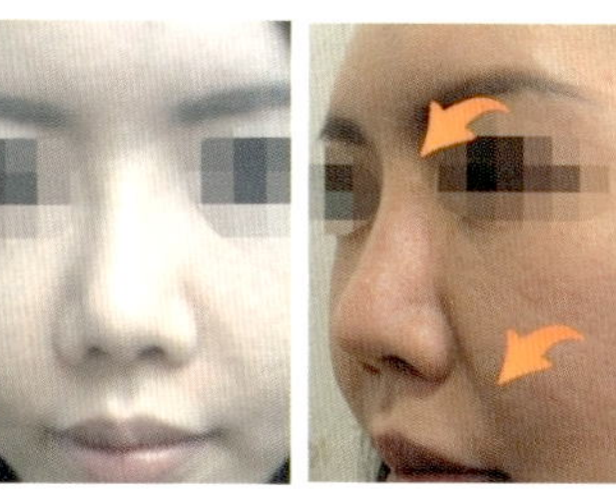

鼻整形修复＋贵族手术前后　　　　　　鼻整形修复＋贵族手术前后

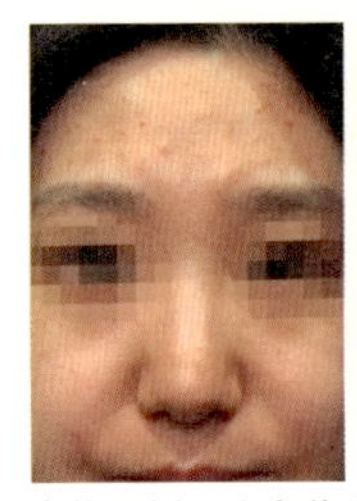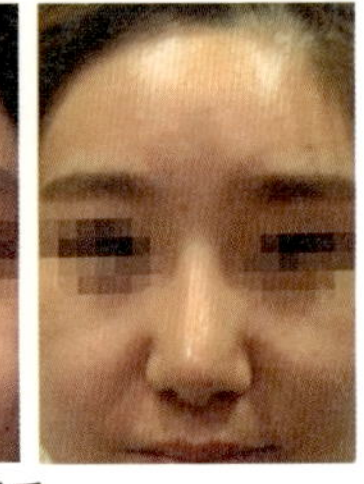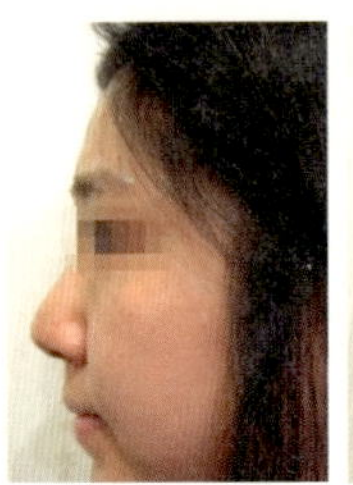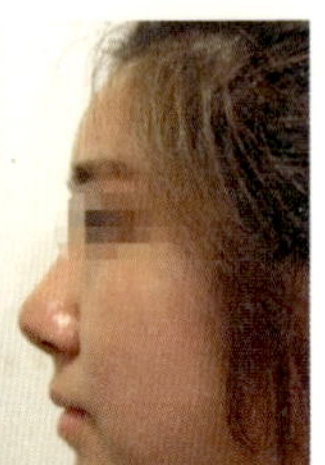

鼻整形修复＋额部前后　　　　　　　　鼻整形修复＋额部前后

需要修复手术的两大原因

鼻整形修复可根据使用假体情况，分为两大类。植入体变形、炎症、不自然、有异物排斥反应等问题和与植入体没有直接关系的功能问题。

修复手术患者，首先需要了解患者的各种状况，不容易适用一般修复手术原则。如手术组织变形程度不大，修复时尽可能减少治疗部位，降低皮肤和组织的血液供应和组织损伤。组织变形程度严重情况，修复时也尽可能较少不必要的组织损伤，细心操作，考虑好手术部位的功能、出血、瘢痕组织生成等方面各种问题，提高手术完成度。

修复手术不能急，需要等待最佳时间

大部分修复手术最佳时间为术后6个月以后。鼻整形术后需要组织恢复和血管再生时间，之后再进行修复可有效减少修复手术后的各种不便和提高手术效果。因此，修复手术不能心急，需要等待最佳时间。但也有例外，手术部位感染或植入体排斥反应、皮肤色变等情况需要立即进行手术。

去除植入体会导致鼻部形状变化，给患者带来很大精神压力，也可能印发炎症或组织损伤。因此一般去除植入体时一般同时进行再建修复为原则。

修复手术难度大，原因有炎症复发，皮肤软骨组织损伤带来的标准设计点变化，使用材料选择受限等。

所以，利用自体软骨等安全材料进行修复手术，可有效提高手术安全性，降低手术

风险，也可减轻患者精神压力。

鼻整形修复材料

01_ 自体组织_ 鼻中隔软骨(鼻柱，鼻梁延长)，自体真皮(修复时常用)，自体脂肪(形状自然，但有吸收变形可能性)，耳软骨(鼻尖整形)，肋软骨(鼻中隔矫正)，筋膜(皮肤变薄时使用)等。

02_ 人工植入体_ 硅胶(最为常用)，膨体(触感较好)，Alloderm(人工真皮)，SILITEX(硅胶+膨体合成材料)等。

鼻弯曲症

鼻部整形后有可能导致形态变化、组织萎缩、炎症等副作用，找临床经验丰富、掌握相关知识丰富的医生做手术额为重要。

歪鼻一般伴随呼吸困难, 鼻炎等功能障碍

鼻位置脸部中央，有高而挺直的鼻子，会给人很大自信。歪鼻一般伴随着呼吸困难、炎症等功能障碍，需要及时治疗。

居住大田的患者B，3年前因交通事故面部损伤，当时在大型综合性医院接受应急治疗。大部分事故患者，基本都会在当时接受治疗的医院进行手术，手术医生可能也不是专业整形医师，且手术时因为多为应急治疗，无法充分表达自己想法，再有大型医院患者较多，治疗时也不容易给患者花费很多时间。

这位患者暑期初次来访我院，10月份再次来访进行修复手术。因为该患者不再首尔居住，交通不便，只接受一次现场咨询和电话咨询后，决定修复手术。患者基本状况为，因事故导致鼻中隔歪曲、鼻骨弯曲、鼻梁低。是鼻弯曲症的典型症状，矫正后患者对自己脸型很有自信。

类似，因各种事故而做的鼻部整形，大多数为鼻弯曲症。因鼻部形状在给人的印象中起着重要作用，可根据鼻部形状左右个人的第一印象，所以事故带来的鼻部变形也需要修复成高而挺直的鼻形。

鼻腔内部软骨歪曲导致鼻弯曲症

鼻中隔弯曲症(鼻弯曲症)，是指鼻中隔偏
离中线，弯曲。常见病因有发育异常，外
伤引起的鼻骨骨折，鼻腔内肿瘤异物压迫
等。主要症状为鼻塞，流脓涕。不及时治
疗可导致呼吸困难，加重浓涕，因鼻塞引
发头痛或嗅觉障碍。

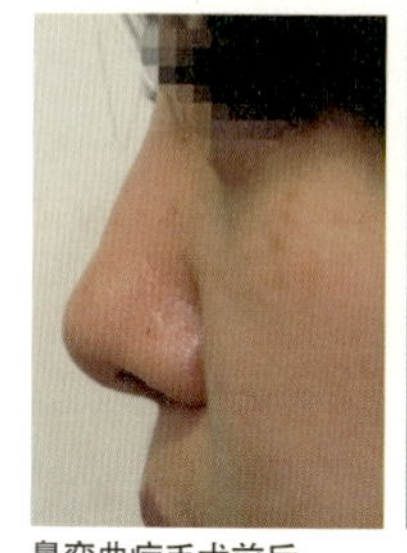
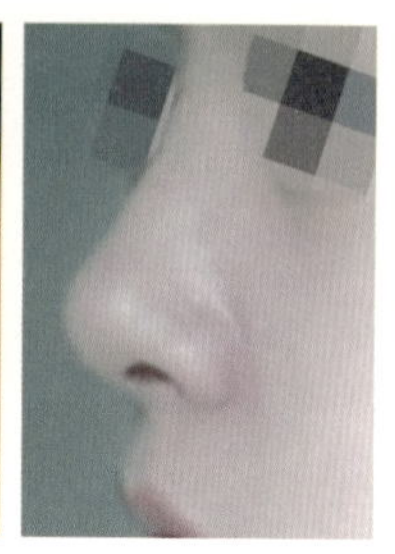

鼻弯曲症手术前后

很多人在鼻部整形前只重视外观，但鼻整形时要考虑审美、功能等各方面情况而进
行手术。尤其鼻弯曲症主要是鼻骨结构(包括软骨)异常，很容易导致呼吸障碍，且
鼻炎或感冒时恶化该症状。所以鼻弯曲症治疗前需要明确诊断和详细观察，与患者
充分交流，同时矫正外部形状和内部结构，需要耳鼻咽喉科协诊。

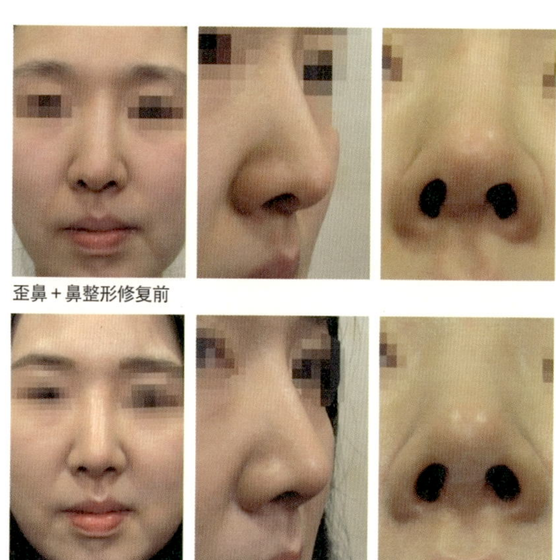

歪鼻＋鼻整形修复前

歪鼻＋鼻整形修复后

鼻弯曲症治疗

症状较轻者，可通过鼻骨形状矫正，将突出部分鼻骨磨掉或置入硅胶等假体，矫正

外形。症状较重者，鼻骨和软骨歪曲严重，需要矫正软骨位置，并施行截骨，调整两侧均衡。鼻弯曲症治疗前必须正确掌握患者解剖学结构和听取患者要求，并正确判断手术方法。要首先考虑功能性和安全性，再进行手术。

鼻部整形后有可能导致形态变化、组织萎缩、炎症等副作用。因此，需要术前正确诊断，了解患者状况，临床经验丰富、掌握相关知识丰富的医生做手术。

鹰钩鼻

矫正鼻形是需要考虑整体协调，额头、鼻子、唇部整体曲线要协调，必须要有精细技巧和明确诊断。

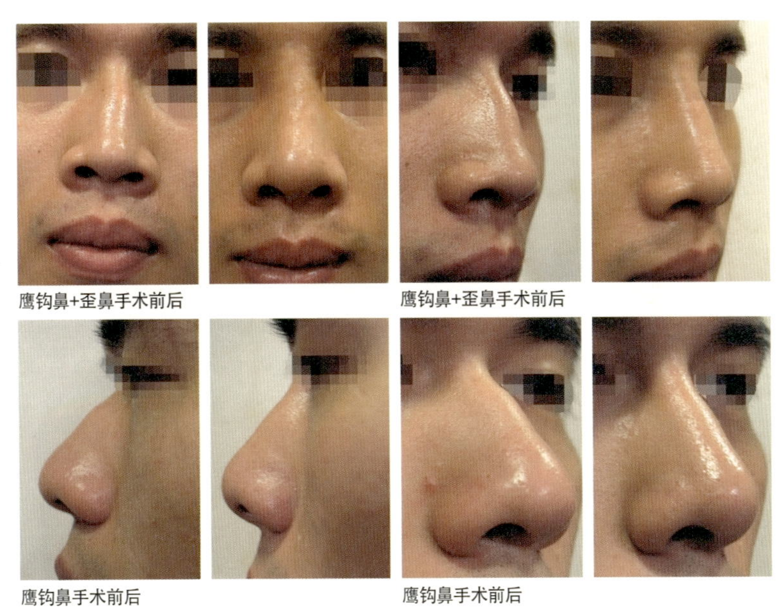

鹰钩鼻+歪鼻手术前后　　　　鹰钩鼻+歪鼻手术前后

鹰钩鼻手术前后　　　　鹰钩鼻手术前后

鼻部整形，绝不简单

鼻部整形在各种整形项目中为最为广泛施行的手术之一。很多人认为鼻部整形很容易，实际上，鼻整形操作难度很大，并没有想象中那么简单。一定程度的矫正难度不大，易于接近，但充分接受患者要求，达到良好手术效果，需要重重过关。

人工植入体的选择和适合患者的手术方案等不一致，术后过一段时间后也可能导致形态变化。所以，不能单纯植入假体，术前需要精密检查，正确判断手术部位结构并分析，把握好假体植入位置，预防假体移动，使术后鼻部形状自然。为了让手术效果达到最佳，需要精细技术和明确诊断。面部整体曲线也要协调。因此，找到掌握熟练技巧和经验丰富的医疗团队进行治疗，才可以对自己手术付出得到应有的补偿。

鹰钩鼻

鹰钩鼻多为先天性鼻骨发育过度造成，少数与外伤后鼻骨错位愈合或后期骨痂增生有关。表现多为鼻梁中段突起，形似鹰嘴而称之为"鹰钩鼻"。多数人认为鹰钩鼻是魔女(巫师)或任性的人们的特点。影响美观，不容易给人留下柔和印象。

鹰钩鼻会影响美观，给人留下负面印象，功能上也容易引发呼吸不稳定和鼻中隔弯曲症，导致鼻塞或流脓涕症状。

귀성형(耳部整形)

소이증(小耳症)
돌출귀(招风耳)
매몰귀(埋没耳)
귓볼기형 및 형태가 다른 귀
(耳垂畸形及形状不同的耳朵)
오타모반(太田痣)

"귀는 자신의 인생을 점칠 귀중한 보배다"

"耳朵是左右自己人生的 贵重的宝贝"

귀의 모양이 이상해도 과거에는 운명으로 받아들여 체념하는 경우가 많았지만,
이제는 의술의 발달로 아름다운 귀를 거의 완벽하게 재현해내고 있다.

过去认为命中注定，没想过改变形状、改变命运，
但随着医术的发展，可让您拥有完美的耳朵。

라움성형외과의원(RAUM整形外科医院)

최응옥(崔應鈺)

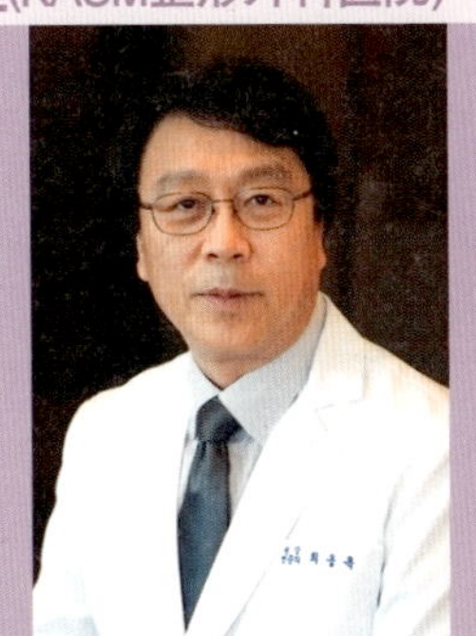

Profile
성형외과 전문의(整形外科專门医)
대한성형외과학회 정회원(大韩整形外科学会正会员)
대한미용성형외과학회 정회원(大韩美容整形外科学会正会员)
고려대 의과대학원 의학박사(高丽大学医学院研究生院医学博士)
고려대 의과대학 외래교수(高丽大学医学院门诊教授)

www.earps.co.kr

3 이제는 거의 완벽하게 아름다운 귀를 재현한다

지문과 같이 각기 다른 귀의 형태

귀의 모양은 사람마다 다른 패턴을 갖고 있다. 얼굴, 홍채. 지문, 목소리 등도 마찬가지다. 그렇다면 청력 기능의 귀에 귓바퀴는 왜 있을까? 귓바퀴는 소리가 들려온 위치를 결정하는데 도움을 준다. 귀에 도달하는 음파의 근원에 따라 차이가 나는 바운스(Bounce) 패턴으로 이리저리 부딪히다가 나머지 음파보다 조금 늦게 귓속으로 들어간다. 그런 다음에 뇌가 그것을 해독한다.

음파는 약간의 시간 간격을 두고 양쪽 귀에 차례로 도착한다. 뇌는 이 차이를 감지하여 소리의 위치를 파악한다. 따라서 귓바퀴의 둘둘 말린 이랑 가운데 일부는 없어서는 안 될 필수 부분이다. 이런 중요한 기능의 귓바퀴가 없이 태어나는 사람이 있다. 이런 증상을 소이증이라고 한다.

소이증

소이증은 대략 7천~8천명의 정상 분만아 중 한 명 정도에서 나타난다. 귓구멍이 없이 귓불만 있는 경우가 대부분이다. 청력은 정상인의 절반 정도이다.

소이증의 발생원인

소이증의 발생원인은 명확하게 밝혀진 것이 없다. 부모나 형제가 소이증일 때 그 자녀가 소이증일 가능성은 1~2% 정도 밖에 되지 않는다. 그리고 약 95%는 한쪽 귀에서만 나타나고, 나머지 5% 정도가 양쪽 귀에서 소이증 증상을 보인다. 소이증 환자들은 정신적, 심리적 위축과 압박이 상당하다. 주위사람들의 편견과 따가운 시선 때문이다.

소이증수술은 언제 하는 것이 좋은가?

소이증수술은 초등학교 5학년 때 하는 것이 좋다. 이유는 다음 3가지 정도가 있다.

첫째, 귀를 만드는 재료는 가슴연골에서 채취한다. 초등학교 5학년쯤 되어야 귀 연골모양을 만들기 적당하게 발달되어 있고, 그 양도 부족하지 않다.

둘째, 가슴연골이 덜 발달된 때에 많이 떼어내면 연골이 약하여 귀 연골모양을 만든 후 그 연골이 차츰 흡수될 수 있다. 이 때문에 귀 형태가 부분적으로 소실될 우려가 발생한다.

셋째, 성장이 부족한 어린이의 가슴연골을 많이 떼어내면 성장하면서 가슴모양이 변형된다.

귀 흔적이 조금 남아 있는 귓불타입의 수술방법

01_ 남아 있는 아랫부분을 새로운 귀의 귓불로 이용한다.

02_ 가슴연골을 채취하여 새로운 귀의 연골 골격을 만든다.

03_ 모발이 없는 귀 흔적 주위의 피부로 연골 골격의 앞쪽을 피복한다.

04_ 귀 흔적 주위 피부 밑의 근막으로 연골 골격의 뒤쪽을 피복한다.

05_ 귀 연골 골격 앞과 뒤에 피복되는 피부와 근막이 혈관과 신경 감각을 갖기 위해 3단계의 수술이
6개월 간격을 두고 시행한다.

1단계_ 가슴연골을 이용하여 귀 연골 만들기(수술시간 5시간, 전신마취)

2단계_ 피부 밑에 고정된 귀 연골 틀 세우기(수술시간 3~4시간, 전신마취), 1단계 수술 후 6개월
가량이 지난 후에 수술

3단계_ 2단계 수술 후 6개월이 경과된 후에 수술. 귀 앞쪽 피부정리 및 귓구멍 모양 만들기(수술
시간 3시간, 수면마취 후 국소마취)

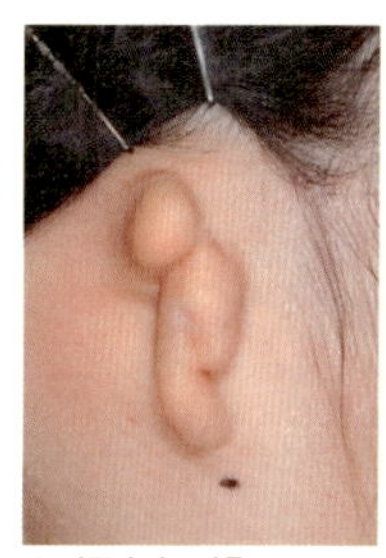
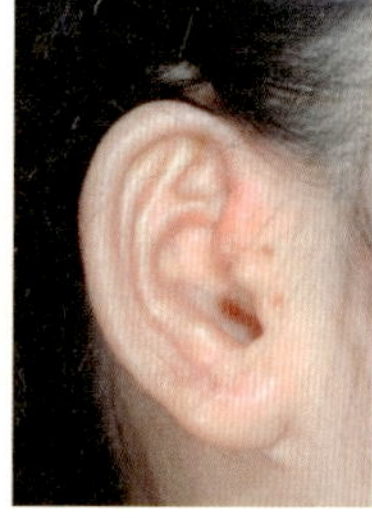

소이증수술 전후

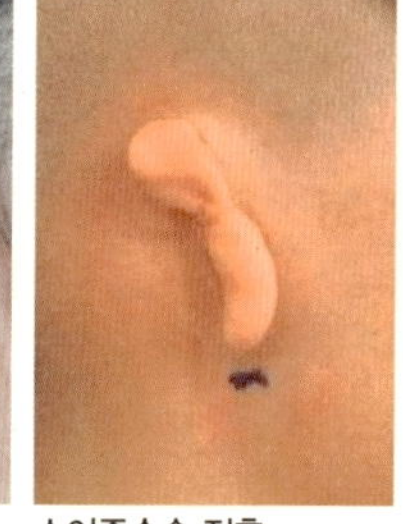
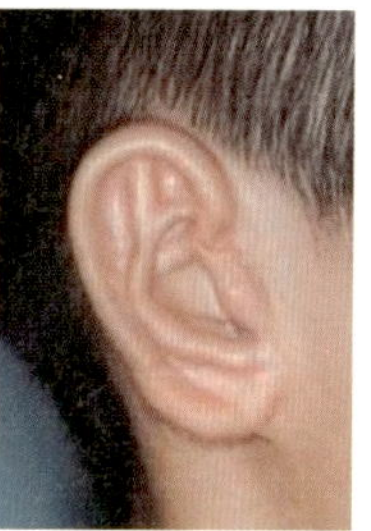

소이증수술 전후

돌출귀

돌출귀는 대표적인 선천성 기형귀로 귀가 얼굴 바깥쪽으로 벌어져 있다. 정면에서 보면 귀가 크게 보이
고, 귀쪽으로 시선이 끌리게 된다.

미키마우스귀라고도 불리는 돌출귀

돌출귀의 형태는 귀가 얼굴 바깥쪽으로 벌어져 있다. 정면에서 보면 귀가 크게 보여
귀쪽으로 시선이 끌리게 된다. 돌출귀는 정상 분만아 중 출생시 생길 확률이 5% 정도
이다. 귀성형 환자 중에 소이증 다음으로 수술케이스가 많다. 돌출귀의 또 다른 특징
은 상부에 꺾인 주름이 거의 없고, 귀끝에 말려 있는 테두리에 지방이 부족하다. 돌출
귀는 당나귀귀, 박쥐귀, 미키마우스귀라고도 불린다.

30분~1시간 정도면 수술 완료

돌출귀성형은 돌출 정도에 따라 수술방법에 차이가 있다. 가장 많이 사용되는 방법은 두 가지이다. 실로 묶어 각도와 연골 주름을 만드는 수술과 절개해서 연골을 절제해내고 묶는 수술이다. 수술 후에 흔히들 머리에 붕대를 감고 입원해야 한다고 생각하는 환자들이 많다. 그러나 입원도 붕대도 필요치 않다. 수술은 부분마취로 진행하고 30분~1시간 정도면 끝난다. 붕대 대신 작은 테이프를 붙이는 것으로 마무리된다.

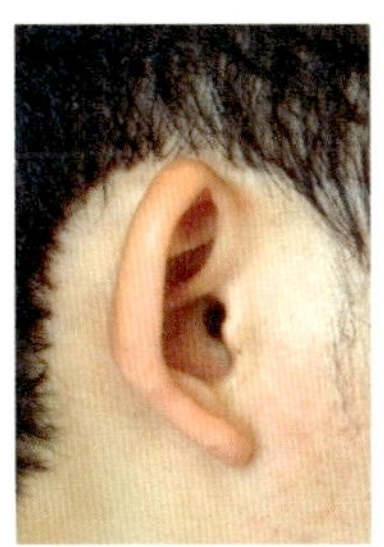
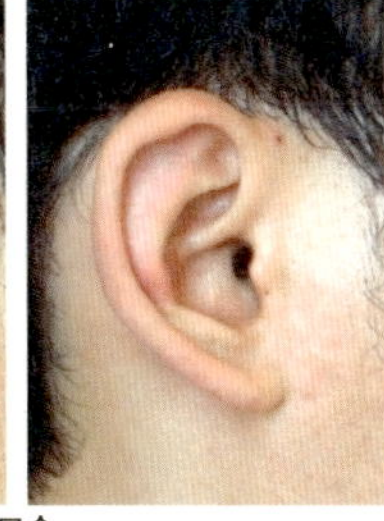

돌출귀수술 전 / 15일 후 모습

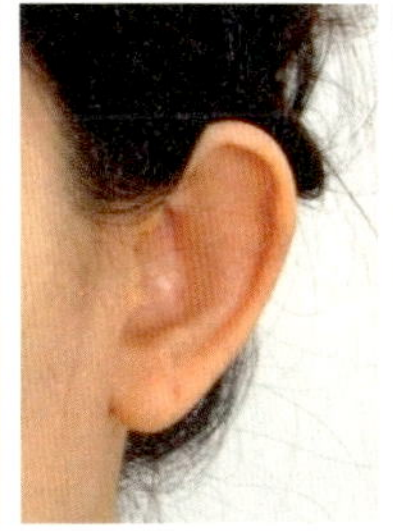
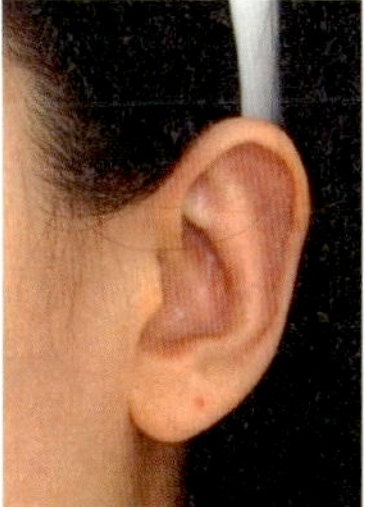

돌출귀수술 전 / 4개월 후 모습

매몰귀

귀둘레의 윗부분이 피부 밑에 파묻혀 있는 기형귀이다. 유아기 때는 연골을 밖으로 끌어내도록 교정기에 의한 보존적 치료도 효과를 나타낸다.

외견상 형태가 흉한 매몰귀

매몰귀는 귀둘레의 윗부분이 피부 밑에 파묻혀 있는 기형귀이다. 포켓귀(Pocket Ear)라고도 말하며, 대륜후각이 뒤쪽으로 굴곡되어 있는 경우도 있다. 유아기 때는 연골을 밖으로 끌어내도록 교정기에 의한 보존적 치료도 효과를 나타낸다. 그러나 귀 근육 이상에 따른 연골 변형은 교정할 수 없다. 매몰귀는 외견상 형태가 흉하게 보이고 안경을 걸치기 힘든 문제가 있다.

매몰귀수술은 귀 위쪽의 피부절개선을 통해 연골을 조작한다. 필요에 따라 연골이식, 피부이식술을 한다. Z-성형술, V-Y 전진술, 귀 뒷부분의 피부 일부를 절개해서 이동하는 방법(회전피판), 전진 국소피판술 등으로 교정한다. 형태와 모양이 다양한 만큼 수술법도 여러 가지이다.

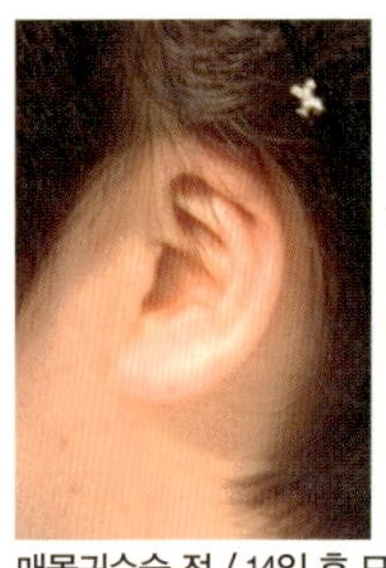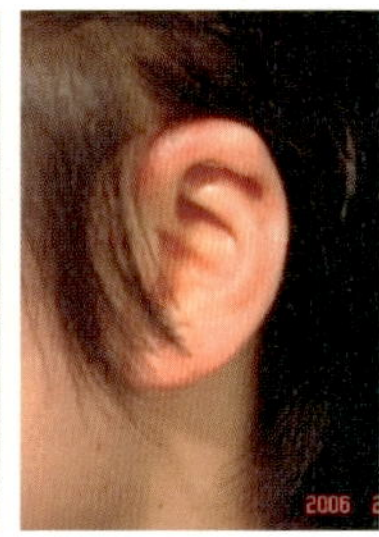

매몰귀수술 전 / 14일 후 모습

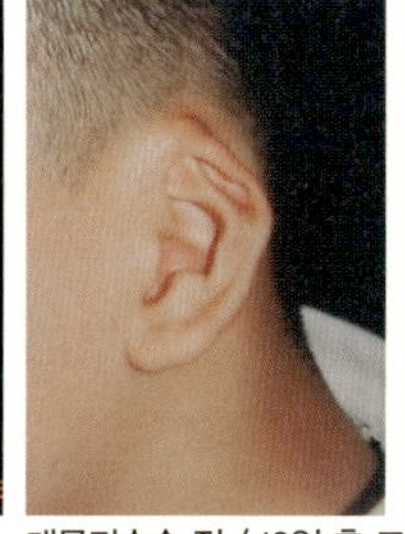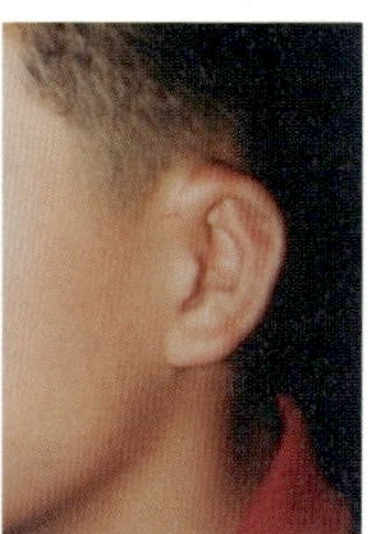

매몰귀수술 전 / 10일 후 모습

귓불기형 및 형태가 다른 귀

둘로 갈라져 있는 귓불을 흉터 없이 깨끗하게 봉합하는 수술이다. 귓불기형(이수열)에는 사고로 인한 경우도 있지만 선천성으로 발생하는 이수열도 있다.

부드러운 지방질로 이루어진 귓불

귓불기형에는 귓불형성 부전(이수열), 칼귀, 얇고 작은 귓불, 큰 귓불, 누운귀, 협착귀 등의 종류가 있다. 이 중에서도 우리가 어렵지 않게 만날 수 있는 경우가 귓불이 둘로 찢어진 이수열 환자이다.

귓불은 부드러운 지방질이다. 흔들거리는 장신구를 매달고 예쁜 치장을 한다. 아차 하는 순간에 장신구가 귓불을 뚫고 떨어지는 사고가 발생한다. 이를 이수열이라고 한다. 후천성 이수열수술은 둘로 갈라져 있는 귓불을 흉터 없이 깨끗하게 봉합하는 수술이다.

선천성으로 발생하는 이수열이 있다. 정상적인 귓불 모양이 아닌 귓불 조직 자체가 부족한 경우가 대부분이다. 선천성 이수열은 Z-성형술, 조직피판술 등의 방법을 다양하게 이용한다.

귓불은 머리카락으로 가리기 어려운 부위이다. 둥그스럼한 모양이 자연스러운 형태이지만 귓불의 굴곡 없이 그대로 턱에 연결된 삐죽한 모양을 칼귀라고 한다. 칼귀 교정은 길쭉하게 늘어진 귓불의 끝부분을 삼각형으로 잘라 내거나, 일직선으로 절개만 하고 안쪽으로 말아 넣는 방법이 일반적이다. 칼귀 교정 후 짧아 보이던 얼굴이 다소 길어진 것 같은 느낌을 줄 수 있다.

다양한 수술방법

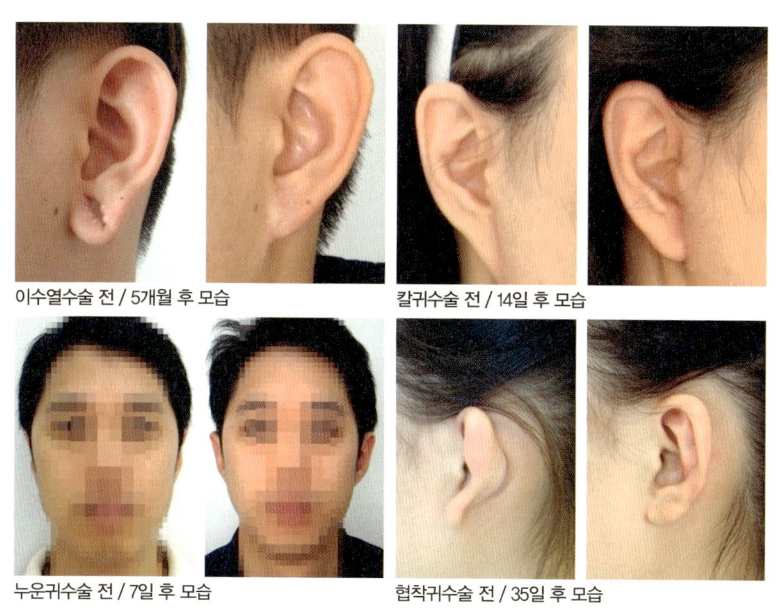

이수열수술 전 / 5개월 후 모습

칼귀수술 전 / 14일 후 모습

누운귀수술 전 / 7일 후 모습

협착귀수술 전 / 35일 후 모습

귓불수술은 간단한 절개를 통해 교정하고 절개 없이 자가지방이식으로 교정하는 경우도 있다. 그러나 귓불이 너무 작아 복귀를 만들기 위해서는 귀에서 연골이식, 둔부에서 진피이식, 지방주입술, 필러주사 등이 필요할 수 있다.

누운귀성형은 귀의 크기와 형태를 변형시키는 수술이 아니므로 본인이 가진 귀의 모양과 형태에 따라 차이가 있다. 누운귀수술은 돌출귀와 마찬가지로 부분마취로 수술한다. 귀와 두개골간의 각도를 35도 정도로 넓혀주는 수술을 한다. 주로 보형물을 사용하여 각도를 살려준다.

협착귀는 귀의 위쪽 부분이 쪼그라들어 원래 있어야 할 구조물들의 모양이 잘 나타나지 않은 기형귀이다. 신생아 시기에는 비수술적 요법으로 부목을 사용하여 교정할 수 있다. 수술적 교정은 현재 남아 있는 연골을 재배치하는 방법과 피부나 연골을 보조적으로 이식하는 방법이 있다.

오타모반

갈색 또는 청갈색의 멜라닌색소가 피부 진피층에 비정상적으로 침착되어 나타나는 모반이다. 1939년 '오타'라는 일본인 의사에 의해 처음 '오타모반'이란 진단명이 붙여졌다.

여성에게서 많이 나타나는 오타모반

현재까지 원인규명이 명확히 이루어지지 않았다. 남녀의 비율이 1:5로 여성에게서 많이 나타난다. 또한 인구 1만명에 3명 비율로 발생 빈도가 높은 편이다. 출생시 또는 생후 수년 내에 발생되어 나이가 들면서 색이 진해진다.

출생시 및 유아기에 나타나는 경우는 색이 푸른색을 띄는 것이 특징이다. 초기에는 작게 멍이 든 것처럼 나타나며, 시간이 지남에 따라 점차 색이 진해지고 범위가 넓어진다.

선천성의 경우 10세 이전에 발생하는 경우가 45% 정도다. 일부는 사춘기 때 발생한다. 사춘기 시절 처음 나타날 때는 갈색으로 보이다가 시간이 지나면서 흑청색으로 진해지는 특징이 있다. 이마, 관자놀이, 광대 부위, 상하 눈꺼풀, 콧등 및 콧방울, 귀 등에 나타난다. 심한 경우 눈의 흰자에도 생긴다.

기미로 착각, 후천성 양측성 오타양모반

10대 후반부터 20대 초반에 걸쳐 오타모반이 얼굴 대칭적으로 나타나는 모반을 '오타양모반'이라 한다. 양쪽 광대뼈 부위에 둥글게 나타나며 관자놀이, 이마, 콧등, 콧볼 등에 대칭으로 발생하는 것이 특징이다.

색깔은 갈색으로 보이고 시간이 지나면서 점차 진해진다. 흔히 '기미'로 착각하고 치료를 하지만, 이런 치료법으로는 완치가 안 된다. 어머니가 후천성 오타양모반이 있는 경우, 딸에게서도 나타나는 경우가 흔하다.

오타모반 치료시기 및 치료방법

오타모반은 생후 1년 동안에 많은 변화가 나타난다. 따라서 1년간은 경과를 지켜보고 오타모반이 번지는 정도가 정지된 후부터 치료를 시작하는 것이 좋다. 성인의 경우는 치료가 빠르면 빠를수록 좋다.

치료방법은 색소레이저를 이용해 진피층의 비정상적인 멜라닌세포를 파괴한다. 치료 간격은 성인 4주, 유아 6주 이상의 간격을 두고 치료하는 것이 바람직하다. 치료를 잘 받으면 완치가 된다. 완치 후에는 재발하지 않는다.

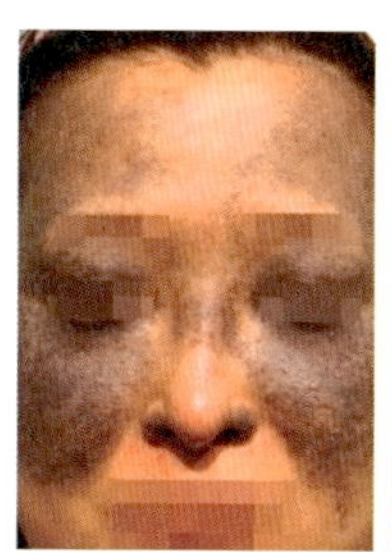
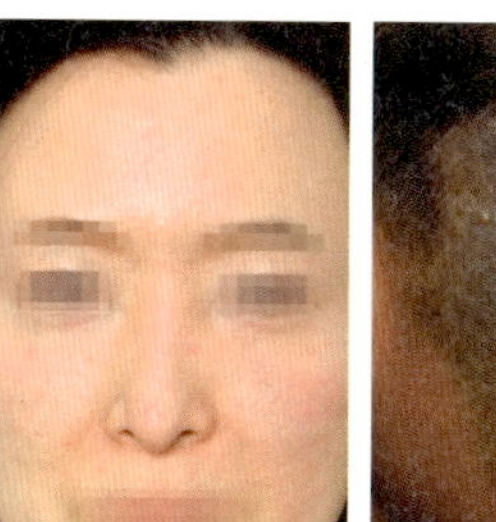

오타모반 치료 전 / 7년 후의 모습

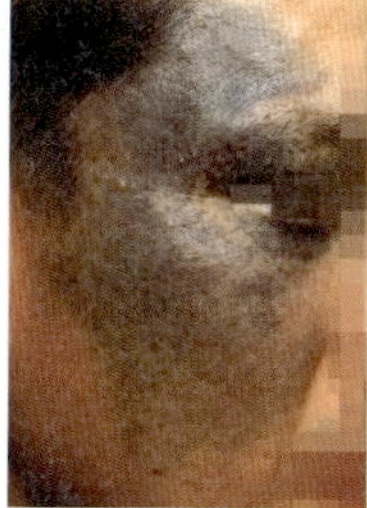
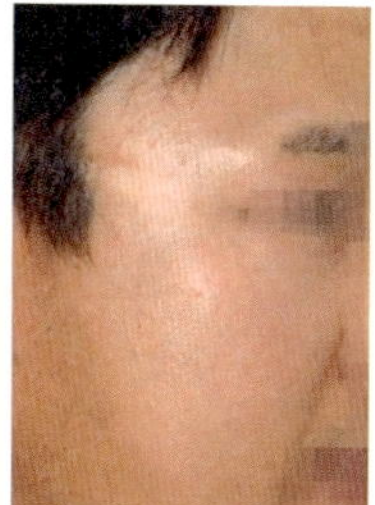

오타모반 치료 전 / 4년 후의 모습

3 塑造出 完美的耳朵

像指纹一样的各种不同耳部形状

每个人的耳朵形状都不一样。脸部、虹膜、指纹和声音也如此。那么发挥听力功能的耳朵为何有耳轮呢？

耳廓的形状有利于声波能量的聚焦、收集声音，还可以判断声源的位子。耳廓将到达耳部冲击的声波收集并输送到听觉传感器，交送大脑的中枢听觉系统接受进一步处理，最终实现听觉知觉。

声波按隔一定间隔轮流到达两只耳朵。大脑中枢听觉系统将分析这些声波信息，判断声源的位子。因此耳轮是必不可少的。但有些人先天性耳廓发育异常或没有耳廓，该症状叫做小耳症。

美容整形高手之 Advice_01 »

小耳症

据统计，7000~8000名新生儿中就会出现一名小耳症患者。可伴有外耳道狭窄或完全闭锁和中耳畸形。一般会有听觉障碍，基本为正常人听觉的一半左右。

小耳症的发病原因

小耳症的发病原因不详。父母或兄弟姐妹有小耳症，其子女患小耳症的可能性仅为1%~2%左右。此外，约95%只出现在一侧耳朵，在剩下5%出现两侧小耳症。小耳症患者大多因为周边人群的偏见和视线，承受着精神上、心理上的巨大压力。

何时进行小耳症手术为好？

到小学五年级时接受小耳症手术较好。其原因有以下三种。

第一、制造耳朵的材料从胸部软骨采取。到小学五年级时胸部软骨发育较适中于将其软骨塑造为耳软骨形状，且软骨量也足够。

第二、如果胸部软骨未充分生长的情况下采取，因软骨较弱而造出耳软骨形状后，会逐渐被吸收。耳部形状可能会变形。

第三、如果成长发育不够好的儿童身上取出胸部软骨，以后很有可能会导致成长过程中胸部变形。

剩下耳部痕迹的耳垂型手术方法

01_ 将留下的下面部分用于新耳朵的耳垂。

02_ 取出胸部软骨后造出新耳朵的软骨骨骼。

03_ 用没毛发的耳部痕迹周围的皮肤，被覆软骨骨骼的前面。

04_ 用耳部痕迹周围皮肤下筋膜，被覆软骨骨骼背面。

05_ 为让耳软骨前后被覆的皮肤和筋膜具有血管及感觉神经，间隔六个月进行三个阶段的手术。

第一阶段_ 用胸部软骨造出耳软骨(手术时间为五个小时，全身麻醉)

第二阶段_ 建固定在皮肤下的耳软骨构架(手术时间为三至四个小时，全身麻醉)，第一阶段手术结束后再过半年左右后进行手术

第三阶段_ 完成第二阶段手术后，经过半年后进行手术。进行耳朵前面皮肤整理、造出耳孔形状(手术时间为三个小时，睡眠麻醉后局部麻醉)

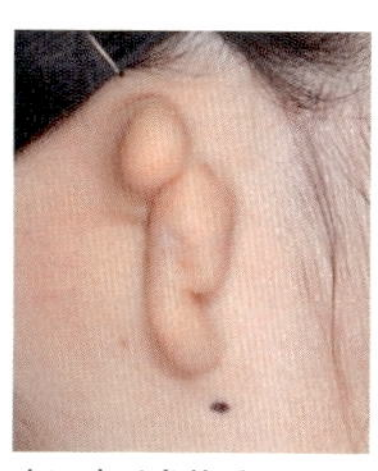
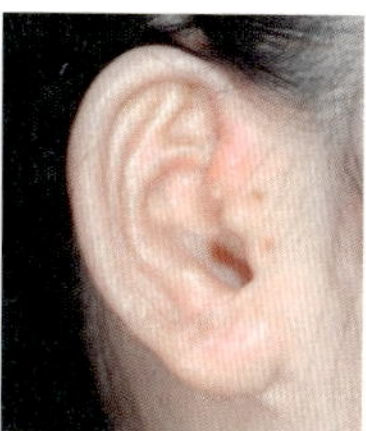

小耳症手术前后

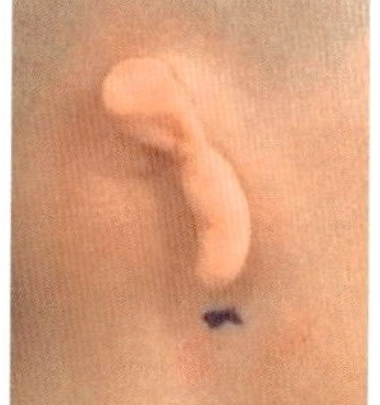
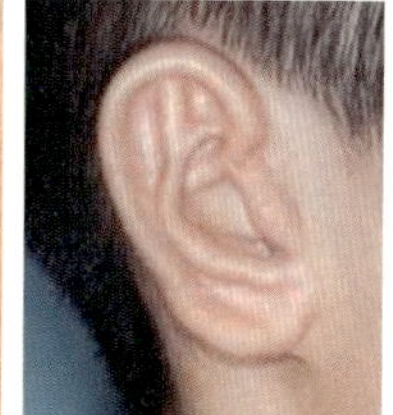

小耳症手术前后

招风耳

招风耳是有代表性的先天性耳部畸形，耳朵向外侧打开。从正面角度看，耳朵显得大，很是吸引眼球。

招风耳，又称米老鼠耳朵

招风耳是耳朵向脸部外方打开。从正面角度看，耳朵显得大，很是吸引眼球。在通过正常分娩而出生的婴儿中，拥有招风耳的比率为5%。在耳部整形患者中，手术数量仅次于小耳症。招风耳的其他特点有上面几乎没有被折的皱纹，耳部边缘部位脂肪不够。招风耳又称驴耳朵、蝙蝠耳、米老鼠耳朵。

手术时间仅为半小时至一个小时

按突出的程度，招风耳整形手术方法不同。最常用的方法有两种，用线捆扎后调整角度和造出软骨皱纹的手术方法，切开后切除软骨后捆扎的手术方法。很多人以为，术后用绷带缠起头部并住院。其实不需要住院，也不需要绷带。麻醉方法为部分麻醉，手术时间也仅为半个小时至一个小时。用小型胶带固定就可。

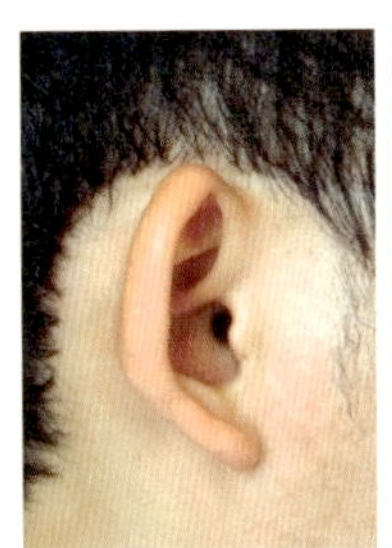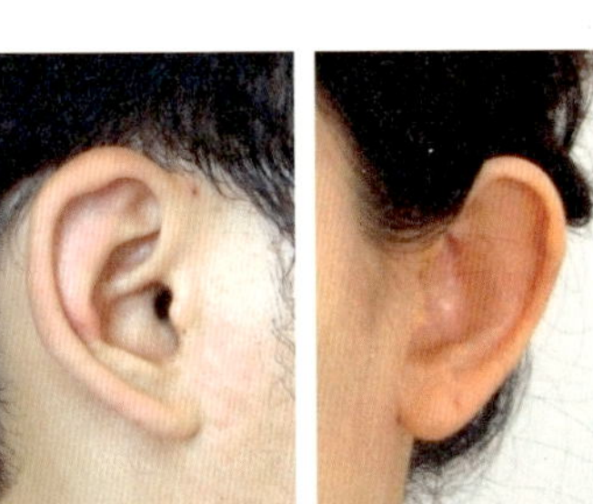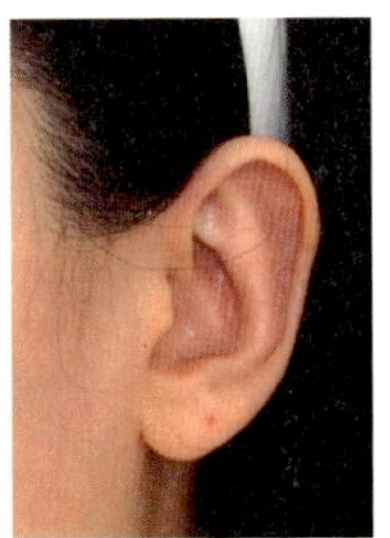

招风耳术前／十五天后图片　　　　招风耳术前／四个月后的图片

埋没耳(隐耳)

埋没耳又称隐耳、袋耳，为耳廓上半部埋入颞部皮下的一种畸形。幼儿期可按患儿耳廓上部的形状制作特殊矫正装置，将其固定于耳廓上部的保存治疗也有效果。

外观上形状难看的埋没耳

埋没耳是耳廓上半部被埋没在皮肤下的一种畸形状态，又称Pocket Ear(袋耳、隐耳)。在幼儿期，通过用矫正器的保存性治疗可见效，以便让软骨向外面拖出来。但无法矫正因耳朵肌肉异常而引起的软骨变形。从外观上，埋没耳形状难看，也有难以戴眼镜的问题。

随着形态和形状，其手术方法也多样

通过耳朵上面皮肤切开线，造作软骨。根据需要进行软骨移植、皮肤移植手术。通过 Z-整形术、V-Y推进术、开除耳朵背部的部分皮肤后移位的方法(旋转皮瓣)、推进局部皮瓣术来进行校正。其形态和形状多种多样，所以手术法也有多种。

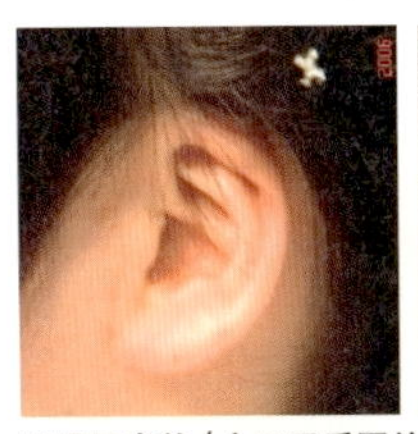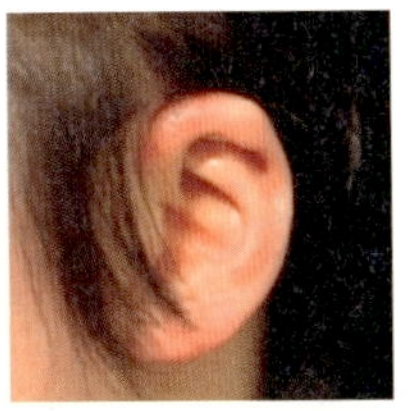

埋没耳术前 / 十四天后图片

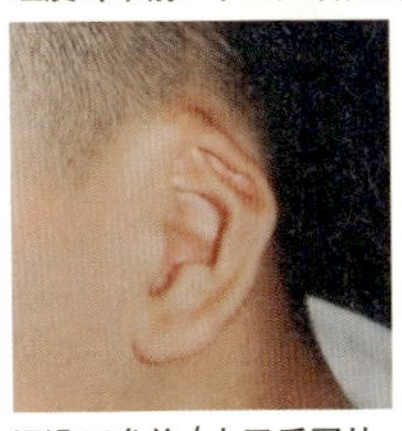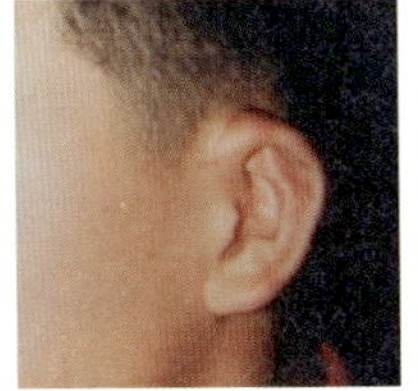

埋没耳术前 / 十天后图片

耳垂畸形及形态不同的耳朵

主要是对分开为两部分的耳垂进行缝合的手术，不留疤痕。因发生意外事故而会引起耳垂畸形(耳垂裂)，但也有先天性的耳垂裂。

由柔和脂质形成的耳垂

耳垂畸形种类有耳垂发育不全(耳垂裂)、尖耳、薄而小的耳垂、肥大耳垂、后仰耳、狭窄耳等。其中最常见的患者就是耳垂分为两侧的耳垂裂患者。

耳垂为柔和的脂质。在耳垂我们悬挂耳环等来可打扮。但有时发生意外事故，耳环贯通耳垂坠落。通过此种意外事故产生的现象为耳垂裂。后天性耳垂裂手术对分成两部分的耳垂进行缝合的手术，此时很少留疤痕。

此外，也有先天性耳垂裂。大部分由耳垂组织不够引起。对先天性耳垂裂可进行Z整形术、组织皮瓣术等多种方法。

耳垂是用头发难以遮掩的部分。最自然的形态为圆圆的。但，把耳垂没有曲折而直接连接到下巴的耳朵叫做尖耳。在进行尖耳矫正时，把下垂的耳垂部分剪成三角形，或切开后将其卷曲后埋入一部分。矫正尖耳后，可使稍短的脸部显拉长一点。

多样的手术方法

通过简单切开可矫正耳垂。不切开而通过自体脂肪移植方法也可进行矫正。为修复耳垂过小，造出福耳，可能需要耳部软骨移植、臀部真皮移植、脂肪注入、注射填充等。

后仰耳整形不是改变耳朵大小或形状的手术，所以按自身的耳朵形状和形态，其手术方法也不同。与招风耳一样，后仰耳手术也进行局部麻醉。把耳朵和头盖骨之间角度调整为35度，主要用假体来确保角度。

狭窄耳是耳朵上面部分萎缩，而原本的构造物不显眼的一种畸形耳朵。在新生儿时期，通过非手术疗法可矫正。手术矫正方法有剩下软骨复位法和移植皮肤或软骨的方法。

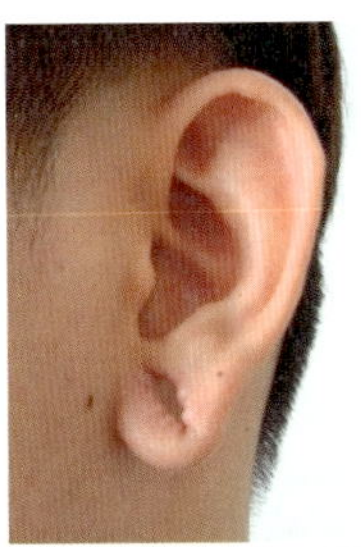
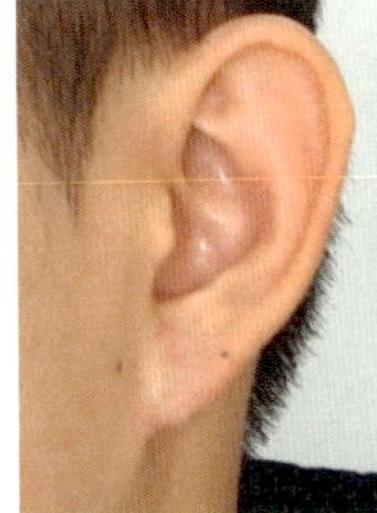
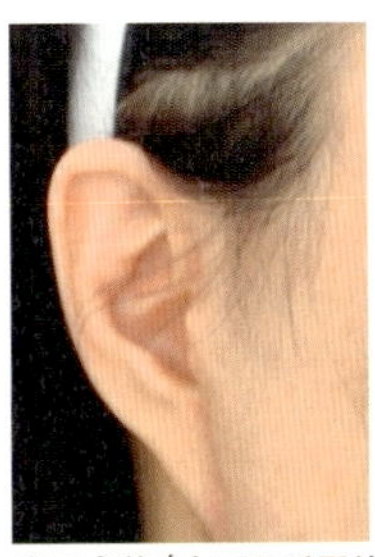
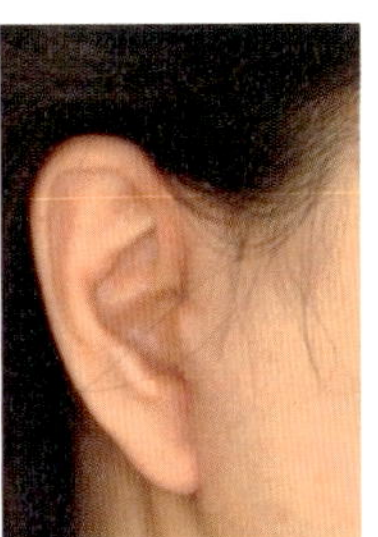

耳垂裂术前 / 五个月后图片　　　　尖耳术前 / 十四天后图片

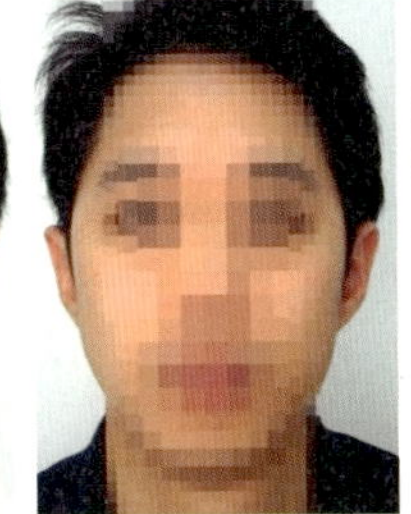
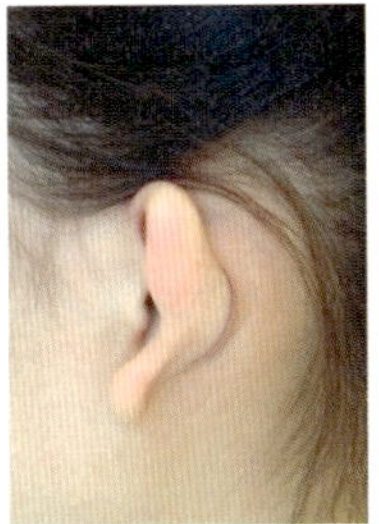
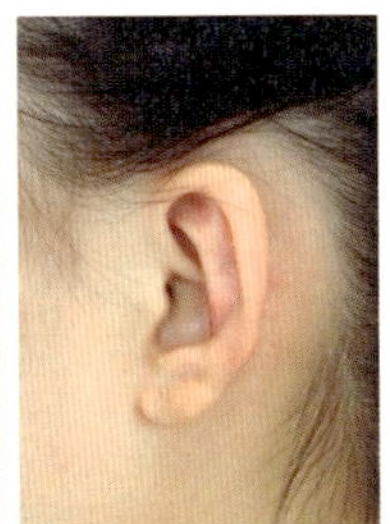

后仰耳术前 / 七天后图片　　　　狭窄耳术前 / 三十五天后图片

太田痣

褐色或青褐色的黑色素异常沉着在皮肤真皮层的一种痣。1939年，一名名字为"太田"的日本医生把它命名为"太田痣"。

常见于女性的太田痣

迄今为止发病原因还不详。男女比例为1:5，常见于女性。在每一万人口中，有三名该病患者，发病率较为高。一般在出生时或出生后几年之内发病，随着年龄的增长颜色逐渐加深。在出生时及幼儿期，其颜色呈现蓝色为特点。初期，症状类似于淤青，之后颜色逐渐加深，并逐渐扩散。

先天性太田痣，十岁之前发病率为45%。有些人发生在青春期。在青春期，一开始
其颜色显褐色，之后逐渐变为黑青色。主要出现在额头、太阳穴、颧骨部位、上下
眼皮、鼻梁、鼻翼和耳朵等部位。严重时，也可累及眼球，巩膜等。

获得性太田痣样斑常误认为黄褐斑

从十几岁到二十几岁，太田痣出现在脸部并对称情况叫做"获得性太田痣样斑"。多
发生在两侧颧部，亦可见于颞部、前额、鼻翼、颊部，对称分布，呈圆形。

颜色为黄褐色，随着时间的推移，逐渐加深。很多人把它误认为"黄褐斑"而治
疗，但通过黄褐斑治疗方法不能根治太田痣样斑。如母亲有获得性太田痣，其女儿
有获得性太田痣的可能性较高。

太田痣治疗时期及治疗方法

出生后一年之内太田痣发生很多变化。所以，先观察一年，太田痣蔓延停止后，开
始接受治疗为佳。对大人而言，治疗时期越早越好。

治疗太田痣，可利用染料脉冲激光来破坏真皮层的异常黑色素细胞。理想的治疗
间隔大人为四周、幼儿为六周以上为佳。只要做好治疗，可完全治愈，治愈后不
会复发。

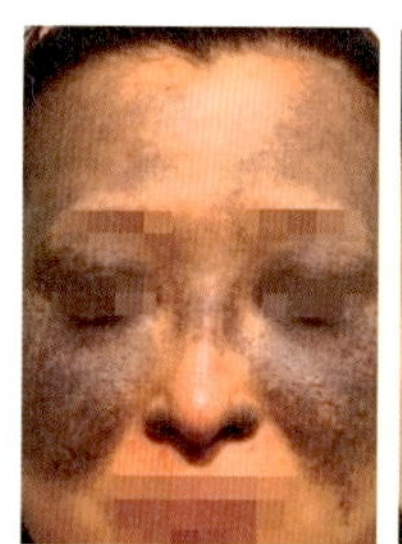
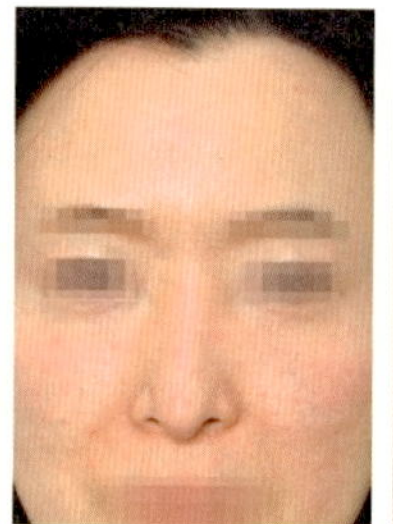

太田痣治疗前／七年后图片

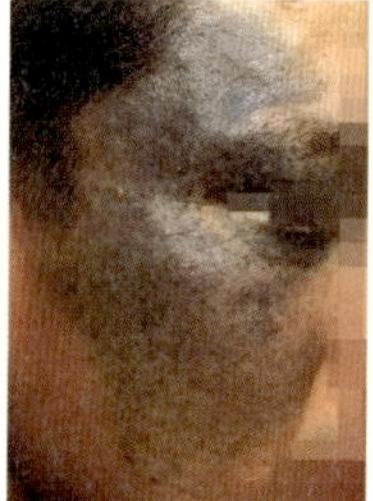
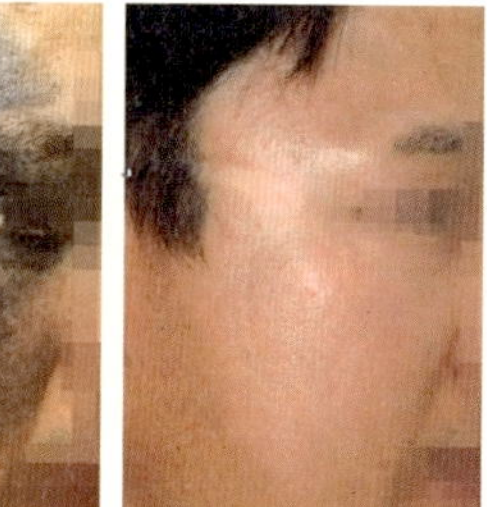

太田痣治疗前／四年后图片

"입매에서 드러나는 미소
그 미세한 차이의 아름다움"

"嘴角撑起的微笑
微妙的美丽"

입매는 눈매 못지않게 전체적인 인상과 표정에 강한 영향을 준다.
아름다운 입매란 보는 이들의 뇌리에 강하게 새겨져 좋은 인상을 심어준다.

在整个脸部的印象和表情，嘴型的重要性绝不亚于眼睛。
魅力嘴形给人留下好印象。

골든뷰성형외과의원(Goldenview整形外科医院)

송상훈(宋尚勋)

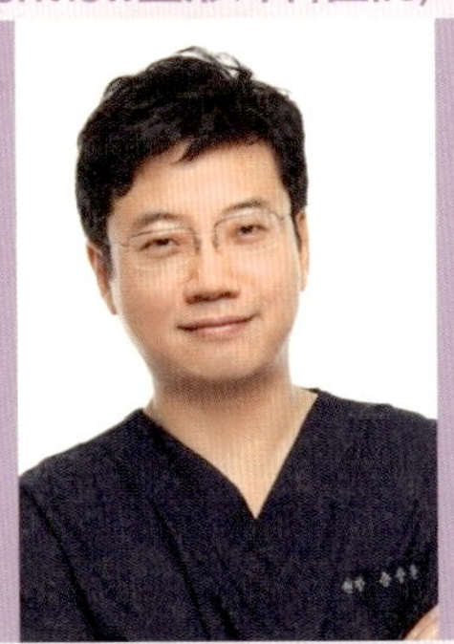

Profile

성형외과 전문의(整形外科專門医)
대한성형외과학회 정회원(大韩整形外科学会正会员)
대한미용성형외과학회 정회원(大韩美容整形外科学会正会员)
대한미세수술학회 정회원(大韩显微外科学会正会员)
전 고려대학교 성형외과 임상교수(前任高丽大学整形外科临床教授)

www.goldenviewclinic.co.kr

4 입꼬리 올라간 얼굴엔 아름다운 미소가 번진다

어떤 얼굴도 아름다워질 수 있다

미인의 모습은 공통된 특징을 가지고 있다. 선이 굵은 얼굴, 미세한 얼굴, 길쭉한 얼굴, 각이진 얼굴 등 그 모두가 각자의 형태에 맞게 이목구비가 배치되어 있다. 그중에서도 얼굴 하부인 입매의 형태가 어떠냐에 따라 전체적인 얼굴의 균형과 아름다움을 준다. 특히 입매에서 드러나는 미소의 그 미세한 차이가 자신만의 아름다움을 발한다.

눈매와 입매는 얼굴 표정에 있어서 인상을 결정하는 가장 중요한 부위이다. 그러나 지금까지 눈에 대한 수술이나 시술은 많이 시행되었으나 입술 모양이 이상하거나 입 주변의 주름, 입꼬리의 처짐에 대해서는 대수롭지 않게 생각하거나 적절한 해결책을 찾지 못해 어쩔 수 없이 방치해왔다. 입매가 전체적인 인상과 표정에 강한 영향을 주기 때문에 아름다운 입매란 보는 이들의 뇌리에 강하게 새겨지는 이미지라 할 수 있다. 웃는 얼굴에 영향을 줄 수 있는 입술의 볼륨과 모양을 포함해 입꼬리, 팔자주름, 앞턱의 형태, 넓게는 사각턱 등을 개선하면 어려 보이는 인상을 가질 수 있다. 입술미용수술(Aesthetic Surgery of the Lips)은 입을 중심으로 주위 조직과의 적절한 조화를 목적으로 하지만 기억에 오래 남는 개성의 표출이 덤으로 따라오는 수술을 뜻한다.

입매성형수술의 종류

01_ 입꼬리의 처짐을 해결하기 위한 입꼬리올림술

02_ 외측 윗입술의 말림 증상을 보강하기 위한 외측입술올림술

03_ 긴 인중으로 나이 들어 보이는 증상을 해결하기 위한 인중축소술

04_ 윗입술의 중앙 부위를 도톰하게 하는 큐피드성형

05_ 인중의 형태가 약한 경우 윤곽을 강화시켜주는 인중선재건술

06_ 크고 투박한 두꺼운 입술을 줄여주는 입술축소술

07_ 얇고 말린 입술을 비율에 맞게 크게 해주는 입술확대술

08_ 팔자주름 부위와 앞턱 부위의 귀족수술, 앞턱보형물 삽입술

09_ 그 외 입술의 비대칭을 교정하는 입술윤곽교정술과 과거에 주입한 입술 이물질을 제거 복원하는 입술이물질제거술 등이 있다.

미용성형고수의 Advice _ 01 》

입꼬리올림술

입꼬리올림술은 처진 입꼬리로 인해 우울하거나 화난 사람처럼 보이는 얼굴을 밝고 부드러운 이미지로 바꾸어준다.

입꼬리가 올라가면 밝고 부드러운 이미지로 바뀐다

선천적으로 입꼬리가 처졌을 때나, 입이 약간 돌출되어 입의 길이가 짧으면서 입꼬리가 처진 경우, 나이가 들면서 피부가 처지고 입꼬리도 처져 내려와 입가주름이 있는 경우에 무뚝뚝하게 보이거나 화난 사람처럼 보여 차가운 인상을 준다.

또한 입술의 두께나 입술의 가로길이가 작은 사람들이 양악수술을 시행하고 난 다음 입이 더 작아지고 입술이 말려들어가며 입꼬리가 처지게 되는 경우를 종종 보게 된다. 입꼬리올림술은 이처럼 처진 입꼬리로 인해 우울하거나 화난 사람처럼 느껴지는 것을 밝고 부드러운 이미지로 바뀌게 한다.

입꼬리올림술은 입꼬리 주변으로 작은 삼각형 모양의 피부를 절제하고(사진 1-1) 입꼬리를 내리는 근육을 약화시키고(사진 1-2), 입꼬리를 올리는 근육의 힘을 강화하여 (사진 1-3) 새로운 입꼬리의 모양과 위치를 만드는 방법이다.

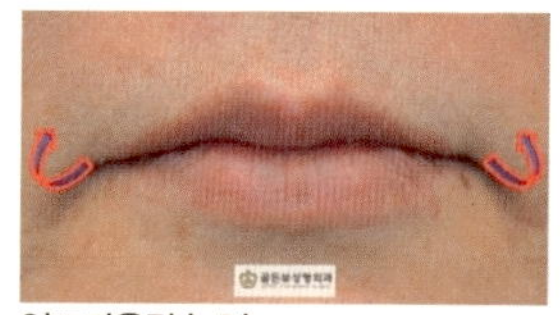

입꼬리올림술 전

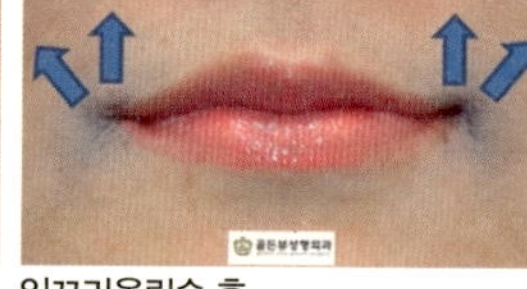

입꼬리올림술 후

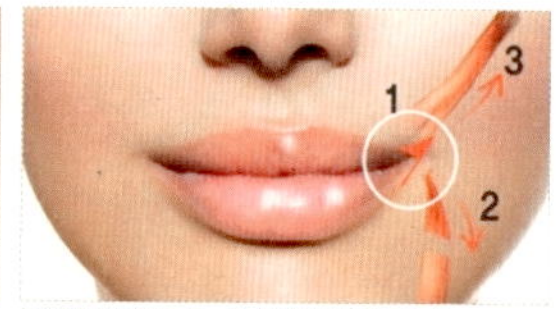

입꼬리올림술 수술방법(사진 1)

수술은 국소마취로 진행되며 필요한 경우 수면마취를 동시에 시행한다. 수술시간은 약 1~2시간 정도 소요되며 가는 실로 정교하게 봉합하고 봉합사는 수술 후 5일 후에 제거한다. 나이가 들면서 생기는 입꼬리 처짐이나 처진 입매라면 수술 후 이미지가 부드럽게 되며 특히 웃을 때 입꼬리가 확연하게 올라가게 되어 아름다운 미소가 된다.

수술 후 주의사항

초기에는 유동식을 권하며 자극적이거나 단단한 음식은 피해야 한다. 양치, 세안 모두 가능하며 수술 후 3~4일간은 냉찜질을 하는 것이 부종의 예방 및 감소에 도움이 된다. 무엇보다도 중요한 것은 수술 후 최소 2개월 정도는 말을 많이 하지 말고 입을 크게 벌리지 않도록 유의한다. 처음 두 달 정도는 노래를 크게 부르거나 크게 웃거나 치과치료를 받는 것을 중지한다. 또한 꾸준한 흉터관리가 필수적이다. 몇 달간은 매일 바셀린과 같은 보습제의 사용과 흉터연고를 꾸준히 바르는 것이 좋으며 낮에는 자외선차단제를 사용하는 것도 중요하다.

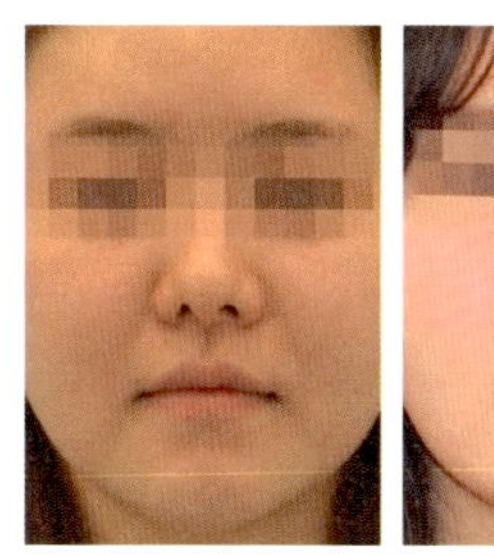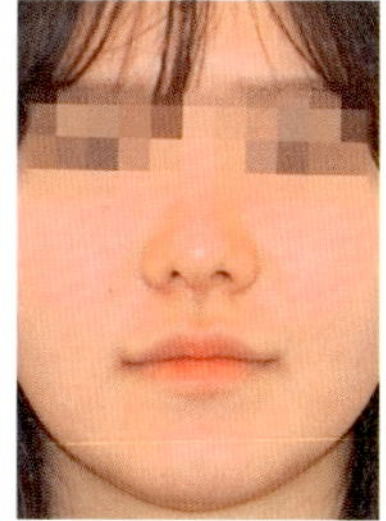

입꼬리올림술한 환자의 전후

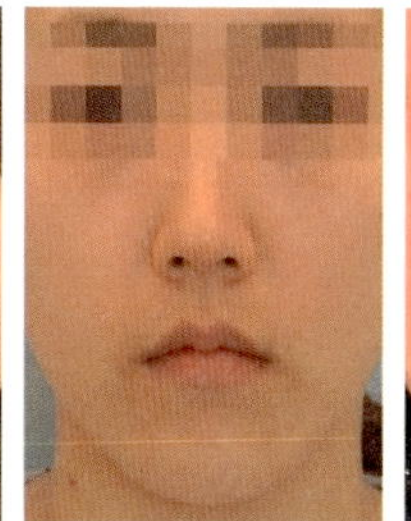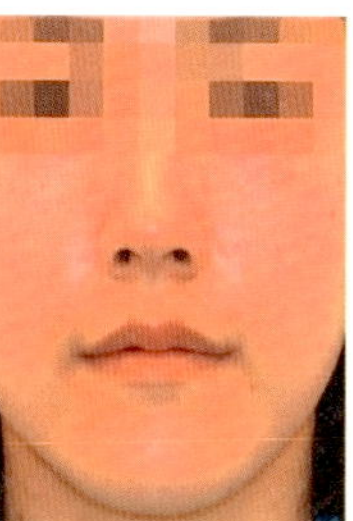

입꼬리올림술한 환자의 전후

인중축소술

이상적인 인중은 보통 아랫입술부터 턱까지 거리의 절반 정도이다. 인중축소술은 얼굴형에 맞지 않는 긴 인중의 길이를 적당하게 맞추어 얼굴의 균형을 잡는 수술이다.

자신에게 맞는 균형 잡힌 인중

동양인은 서양인에 비해 인중의 윗부분이 꺼지고 경사진 경우가 많아서 입이 더욱 튀어나온 것처럼 보이며 고집스럽고 억센 인상을 준다. 인중 길이가 변화되는 요인으로는 입술 주위 조직의 노화로 인해 인중피부의 탄력이 감소하여 인중이 길어지고 윗입술이 말려들어가서 얇아지며 입꼬리가 쳐지는 현상이 발생한다. 또는 양악수술로 인해 상악후퇴, 하악전진으로 비구순각이 커지면서 인중이 길어지며 윗입술이 말려들어가고 협부의 처짐 등이 발생하기도 한다. 치조골의 돌출, 앞니의 돌출, 덧니 등의 치과적인 교정 후 인중 길이가 길어지며 윗입술이 말리는 부작용이 발생하기도 한다.

인중축소수술 후의 변화와 수술방법

줄어든 인중의 길이 변화로 인해 자신의 나이보다 적어 보이게 되며 얼굴의 크기가 작아 보이고 인상이 활기차고 자신감 있는 모습으로 변화된다. 또한 윗입술의 볼륨이 커져 말려 있는 입술라인이 되살아나 생동감 있는 모습이 된다.

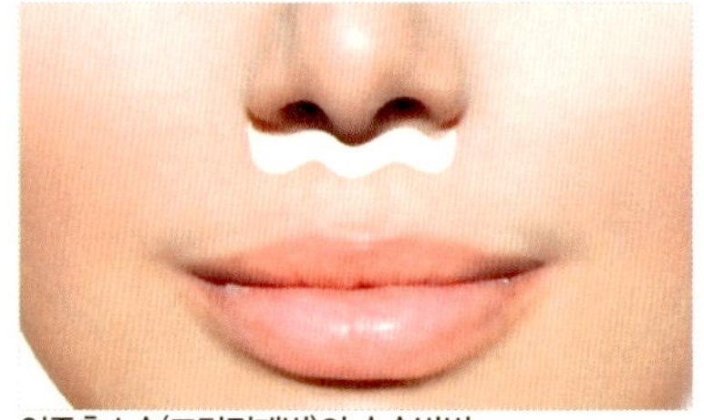
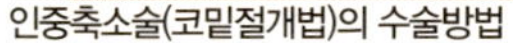
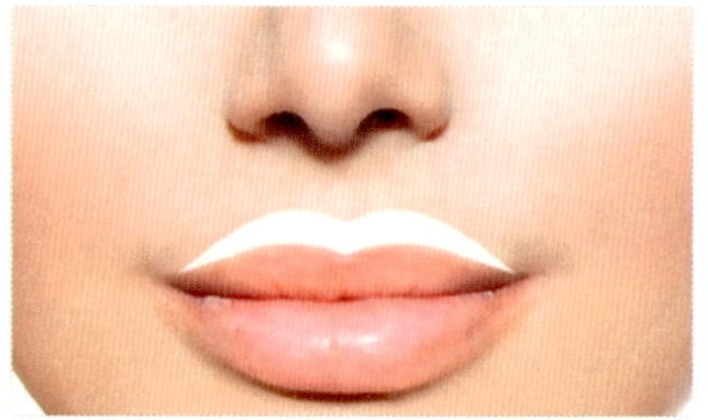

인중축소술(코밑절개법)의 수술방법   인중축소술(입술라인절개법)의 수술방법

인중축소수술은 코밑 경계 주름 부위의 피부절개를 하는 방법과 빨간 입술(홍순)과 피부의 경계면인 윗입술라인 절개를 통한 수술방법이 있다.

코밑절개는 입술 두께에 큰 변화를 주지 않으면서 인중 길이를 줄이고자 할 경우, 입술라인을 통한 절개는 입술이 얇으면서 입술 경계선이 불분명하고 평평할 때 적용된다. 드물게 부작용이 날 수 있는데 출혈, 부종, 멍, 감염, 비대칭, 재발, 반흔(흉터) 가능성이 있으며 저교정, 과교정, 피부의 요철 등이 있을 수 있다. 코밑절개의 경우에는 인중의 모양이나 절제 정도에 따라 콧볼의 퍼짐 증상이나 비순각이 증가될 수도 있다.

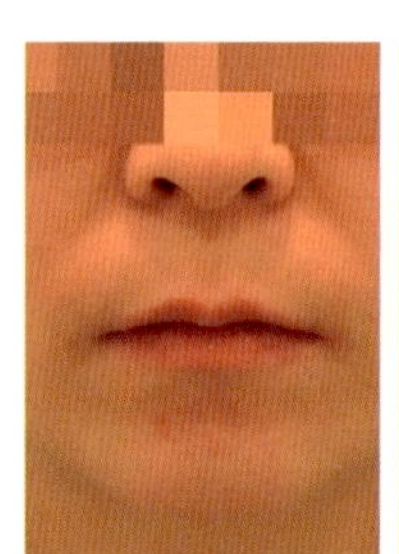
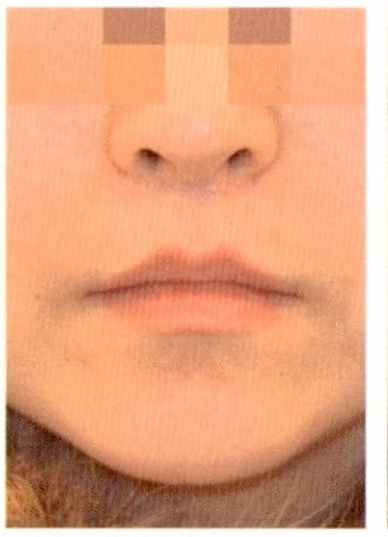

인중축소술(코밑절개)을 받은 환자의 전후   인중축소술(코밑절개)을 받은 환자의 전후

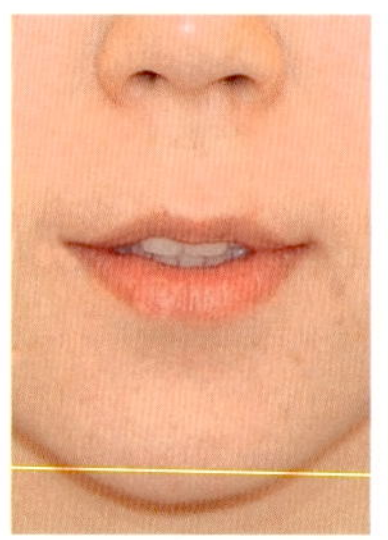
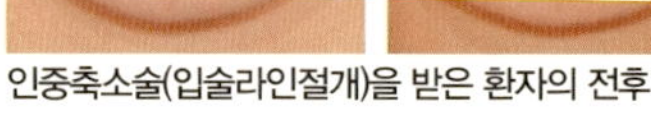

인중축소술(입술라인절개)을 받은 환자의 전후

입술성형

입술의 형태와 두께로 고민하고 걱정하는 사람들이 의외로 많다. 건강하고 세련된 이미지를 보여주는 도톰하고 윤기 있는 입술이 매력적이다.

도톰하고 윤기 있는 입술이 인기

입술의 형태와 두께는 다소 주관적이어서 두껍거나 얇아서 고민하고 걱정하는 사람들이 많다. 너무 두꺼운 입술은 투박한 인상을 줄 수 있으며, 최근에는 건강하고 세련된 이미지를 보여주는 도톰하고 윤기 있는 입술을 선호하는 편이다. 물론 입술을 교정하는 수술은 먼저 정확한 원인을 파악해야 한다. 치아나 치조골의 문제가 동반된 경우는 치아교정 혹은 돌출입수술, 무턱수술, 귀족수술과 병행하는 것이 더욱 효과적이다.

입술축소술

입술의 경우 1~2㎜의 두께 차이에도 큰 이미지 변화를 느낄 수 있다. 일반적으로 이상적인 입술의 두께 비율은 여성의 경우 '윗입술 : 아랫입술 = 7 : 10'으로 아랫입술이 윗입술보다 더 두꺼우며 남성은 이보다 약간 더 두껍고, 입술축소시 이 비율을 고려해야 한다.

입술축소 수술방법

입술축소술은 입술 내측 구강점막에 절개를 넣고 미리 정한 절제량만큼 점막이나 근육을 절제한 후 다시 재봉합하는 과정으로 봉합할 때는 녹는 실을 사용하기 때문에 나중에 실밥

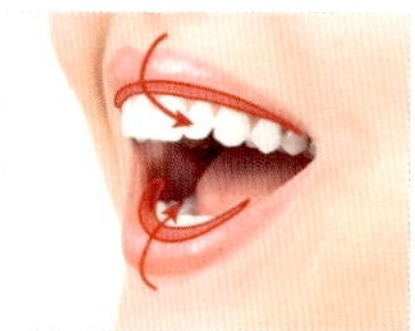

입술축소술 수술방법

을 제거할 필요는 없다. 입술축소술의 마취는 국소마취를 이용하고 경우에 따라 정맥수면마취를 실시한다. 수술시간은 입술 당 30~40분 정도 소요된다.

수술 후 주의사항

수술 직후부터 음식을 섭취해도 괜찮지만 너무 자극적이거나 딱딱한 음식은 피하는 것이 좋다. 첫 2~3일간은 부기가 심하게 나타나다가 서서히 빠지면서 1주일 정도면 외출할 수 있을 정도로 부기가 빠진다. 입술의 점막 내 수술 부위는 초기에는 단단하게 느껴지지만 2~3개월 이상 시간이 지나면 수술받기 전 상태처럼 부드럽게 회복된다. 입술을 줄이고 나면 한동안은 입술의 감각이 없거나 감소되지만 2~3개월쯤 지나면 거의 대부분 돌아온다.

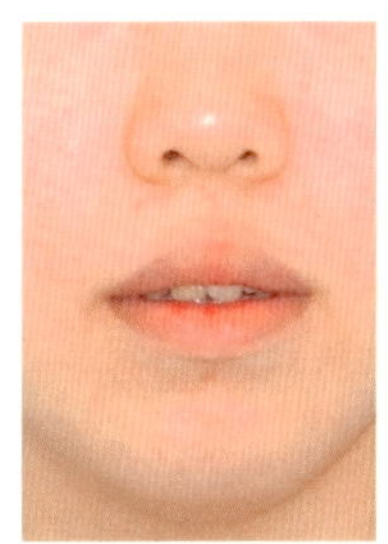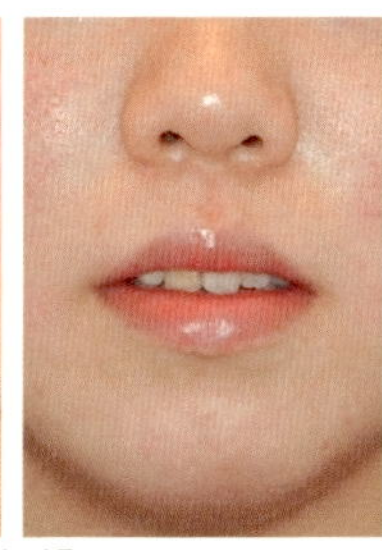
입술축소술을 받은 환자의 전후

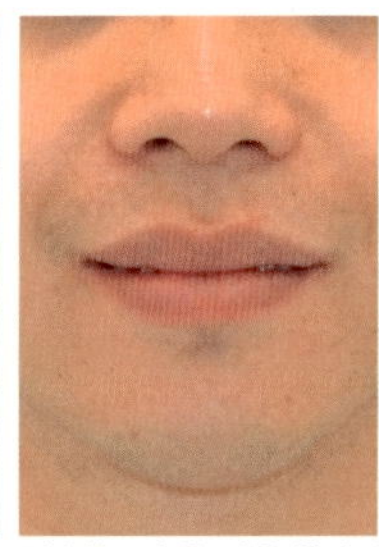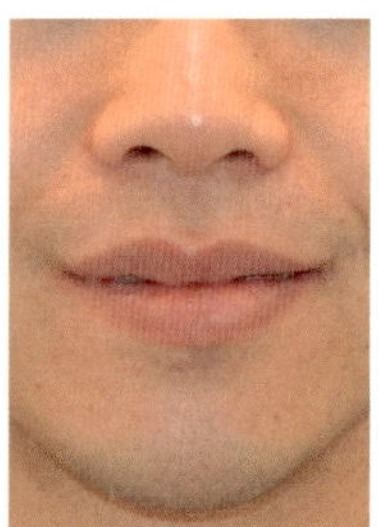
입술축소술을 받은 환자의 전후

입술확대술

입술이 얇고 입술 외형이 빈약한 경우에 도톰하면서 볼륨 있는 입술을 만들 수 있는 다양한 시술법과 수술법이 있다.

입술확대수술방법

수술방법은 점막전진술과 입술라인확대술이 있다. 입속 점막 부위의 피판술(Flap Surgery)을 이용한 점막전진술은 많은 양의 볼륨을 증가하지 않으면서 적절한 볼륨증가와 외번(Eversion)을 시키는 것으로 주로 아랫입술의 확대시에 사용되며, 윗입술은 입술라인을 통한 입술확대술을 주로 시행하고 있다.

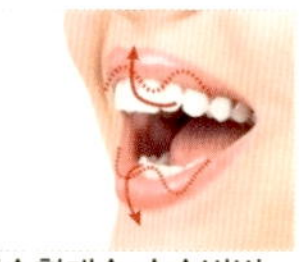
입술확대술 수술방법
(점막전진술)

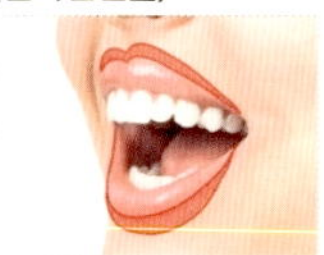
입술확대술 수술방법
(입술라인확대술)

점막전진술은 입술 내측 점막을 앞으로 이동시키는 방법으로 말려들어간 입술을 전외측으로 외번시켜 볼륨을 증가시키는 것으로 인중과 앞턱이 길지 않으면서 입술 경계선이 분명하고 흉터에 대해 매우 민감하거나 켈로이드 체질인 경우 자연스럽게 입술의 볼륨을 늘릴 수 있다. 윗입술라인을 통한 입술확대술은 입술라인 인중축소술과 동일한 수술이며 입술 경계선이 불분명하고 얇으면서 볼륨감이 없고 편평한 경우에는 홍순과 인중피부 경계선 윗입술라인에 절개를 가하는 수술법이다.

수술 후 주의사항

입술점막은 예민하여 수술 후 2~3일간은 부기가 심하게 나타나다가 서서히 빠지면서 1주일 정도면 70~80% 정도의 부종이 빠져 일상생활이 가능하다. 수술 초기에는 입술축소술과 같이 점막 감각이 감소되지만 2~3개월쯤 지나면 거의 대부분 돌아온다. 음식물은 당분간은 너무 자극적이거나 딱딱한 음식은 피하는 것이 좋다.

전반적인 얼굴의 균형미를 나타내는 요소 중 많은 부분을 입매가 좌우한다. 빼어난 미인은 아니더라도 입매의 균형 잡힌 아름다움과 미소로 자신만의 매력을 가질 수 있다.

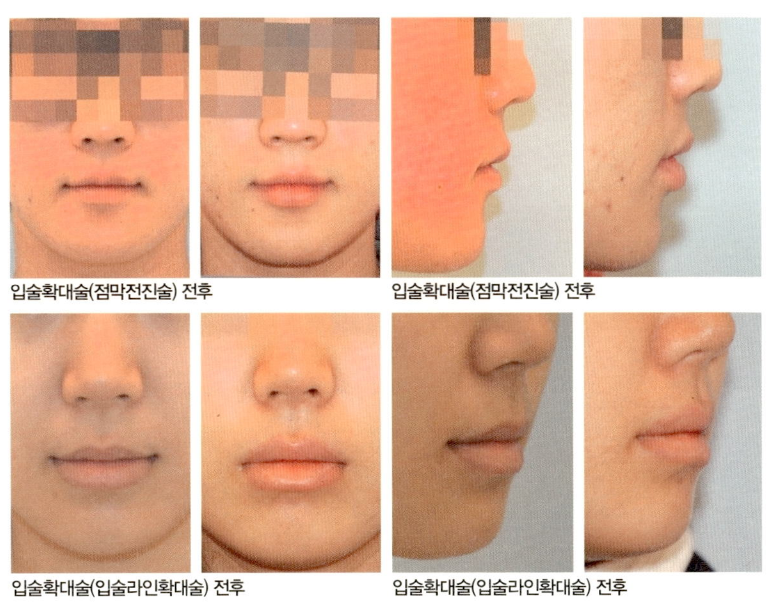

입술확대술(점막전진술) 전후

입술확대술(점막전진술) 전후

입술확대술(입술라인확대술) 전후

입술확대술(입술라인확대술) 전후

4 嘴角上扬
绽开灿烂笑容

所有脸形都可以美丽

所有美女都有共同点，脸部线条明显、纤嫩的脸庞、瓜子脸、轮廓有明显棱角的脸等，按每个人的形状，有协调美丽的五官。其中，位于脸部下方的嘴形决定整个脸庞的均衡和美丽。

在嘴角绽开的微笑会给美丽加分。自己觉得脸形不好看，也不要失望，因为所有脸庞都能够变得漂亮。只要具有自己固有的微笑，那就可以散发魅力。

对脸部表情而言，眼神和嘴形是决定一个人印象的最重要的部位。迄今为止，眼部整形司空见惯，但人们不重视唇部形状、嘴角皱纹、下垂的嘴唇，而找不到解决方法就置之不理。嘴形对整体印象和表情带来很大的影响，所以美丽嘴形给别人留下深刻的形象。如果改善影响笑容的嘴唇的立体感、形状、嘴形、法令纹、下巴形状、下颌角肥大等，即可拥有美丽年轻的印象。

唇部整形术(Aesthetic Surgery of the Lips)的主要目的在于以嘴唇为中心，使其与周边组织相互协调，不仅如此，通过该手术可展现出魅力给别人留下深刻印象。

唇部整形手术的种类

01_ 解决嘴角下垂问题的嘴角提拉术

02_ 解决上唇提肌缩卷的上唇提肌提拉术

03_ 为解决因较长人中带来的显老问题，进行人中缩小术

04_ 上唇轮廓，唇珠整形--丘比特整形

05_ 人中形状平滑而不明显时，增强人中轮廓的人中再造术

06_ 唇部过大时，矫正唇部形状的唇部缩小术

07_ 调整薄而卷起嘴唇比率的丰唇术

08_ 缓解法令纹凹陷，无下巴症状，进行贵族手术和假体丰下巴术

09_ 矫正唇部不对称的唇部轮廓矫正术，去除并修复注射唇部异物的唇部异物去除术

嘴角提拉术

通过嘴角提拉术可把显忧郁或生气的面相变得明亮而温柔。

提拉嘴角就可变得明亮温柔的形象

在先天性嘴角下垂、嘴部突出并下巴短、嘴角下垂时，或随着时间的推移嘴角下垂而产生皱纹，会给别人留下凶狠的印象。

此外，有些因嘴唇厚度和横长度小的人进行两颚手术后，会产生嘴巴变更小、嘴唇卷起或嘴角下垂等现象。通过嘴角提拉术可把显得忧郁而生气的脸变得明亮而温柔。

嘴角提拉术切除嘴角周边小小的三角形皮肤(图片1-1)，减轻拉下嘴角的肌肉(图片1-2)，加强提拉嘴角的肌肉力量(图片1-3)，造出新嘴角形状和位置。

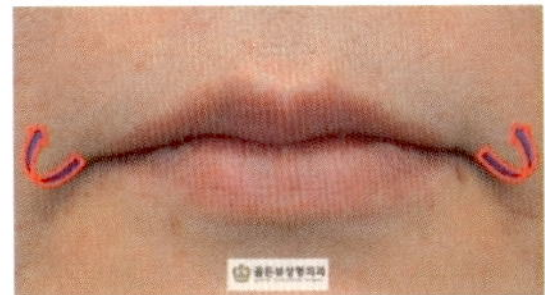

嘴角提拉术前图片

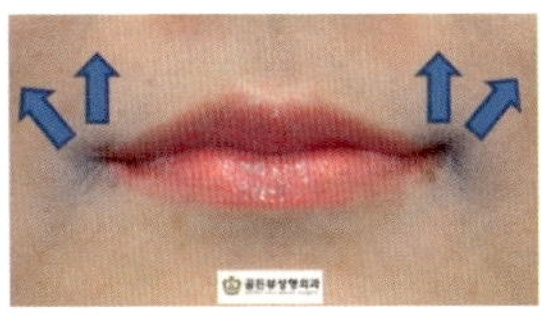

嘴角提拉术后图片

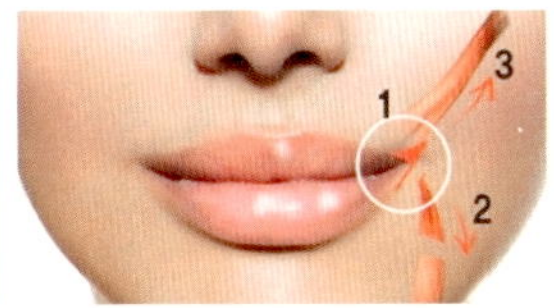

嘴角提拉术方法(图片1)

此时进行局部麻醉，需要的话也可同步进行睡眠麻醉。手术时间约为一至两个小时，用纤细的线条精致缝合，手术结束后过五天才能拆线。上年纪就产生嘴角下垂现象，此时通过手术就可拥有温柔并明亮的形象，尤其在微笑时嘴角明显向上，绽开美丽灿烂的微笑。

初期要吃流食，尽量避免刺激性并干硬的食物。术后可刷牙和洗脸，同时术后三四天进行冷敷为好，有利于降低产生水肿。最关键的一点是至少两个月少说话、张大嘴。术后两个月要避免唱歌、大笑、接受牙科治疗等。不断管理疤痕也很重要。术后几个月每天涂凡士林等保湿剂，也要擦疤痕膏，白天涂防晒霜。

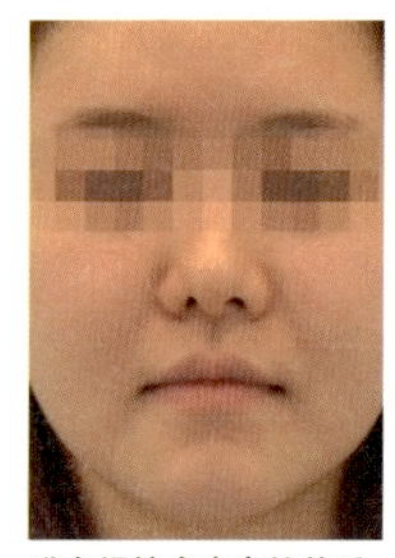
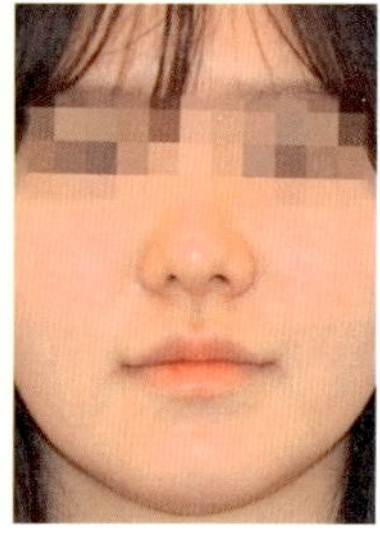

嘴角提拉术患者的前后

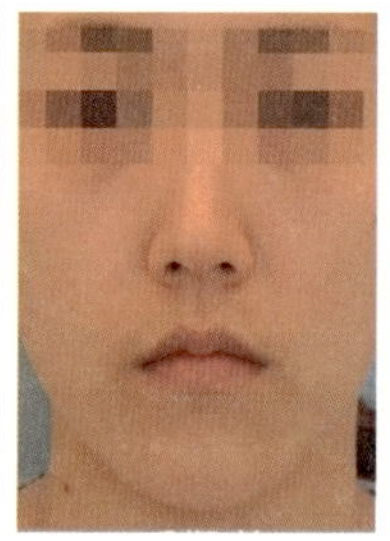
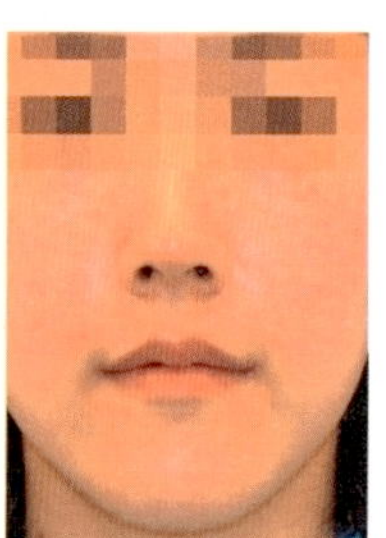

嘴角提拉术患者的前后

人中缩短术

理想的人中长度为从下唇到下巴长度的一半左右。人中缩短术是通过调整不适合脸型的过长人中长度来协调脸型均匀的手术。

适合自己脸型的均称人中

人中长、上唇薄并整齐的话，给人留下仁慈并严肃的印象，但大部分的长人中显得脸部长、显得更老、显得没力气。与西方人相比，东方人的人中上面凹陷、有倾斜，显得嘴部突出而给人留下倔强的感觉。嘴唇周边组织的衰老带来降低人中皮肤弹性、人中变长、上唇卷起而变薄、嘴角下垂的现象。此外，因受双鄂手术的影响，产生上颚向后、下颚向前、鼻唇沟角变大、人中变长、上唇卷起等现象。还有牙槽骨突出、门牙突出、虎牙等牙科矫正后，人中长度变长，所以会产生上唇卷起的副作用等现象。

人中缩短术后变化和手术方法

因缩短人中长度，可显得年轻、脸小，同时给别人带来明朗活泼并富有信心的感觉。此外，上唇变丰满，唇部线条变美丽。

人中缩短术方法有切开鼻子下境界皱纹部分的方法。切开红唇和皮肤境界上唇线条的方法。

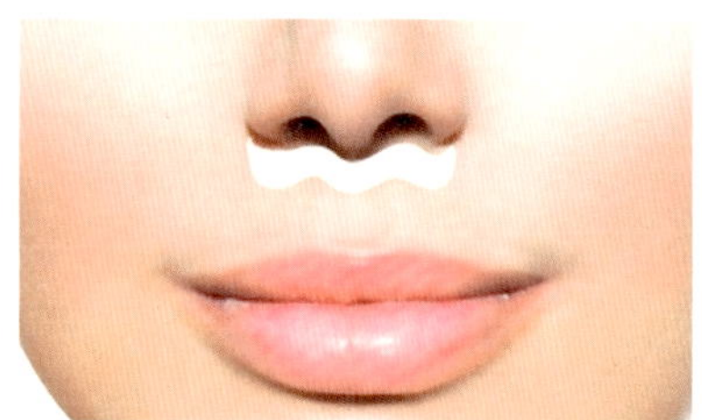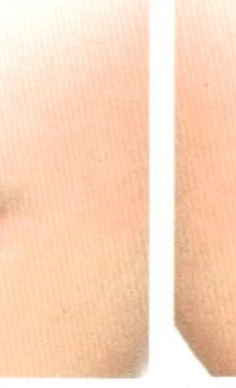

人中缩短术（鼻子下面切开法）的手术方法　　　　人中缩短术（唇部线条切开法）的手术方法

切开鼻子下面的方法用于不想改变嘴唇厚度而想缩短人中长度时，切开唇部线条的方法用于嘴唇薄并境界线不明显时。偶尔会产生副作用，如出血、水肿、发青、感染、不对称、复发、疤痕等，也会产生低矫正、过矫正、皮肤凹凸等现象。切开鼻子下面时，随着人中形状和切开程度，会有鼻翼肥大或鼻唇沟角变大现象。

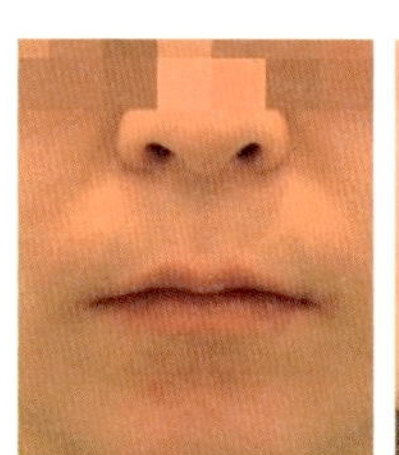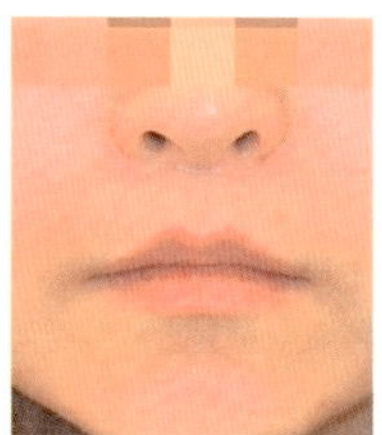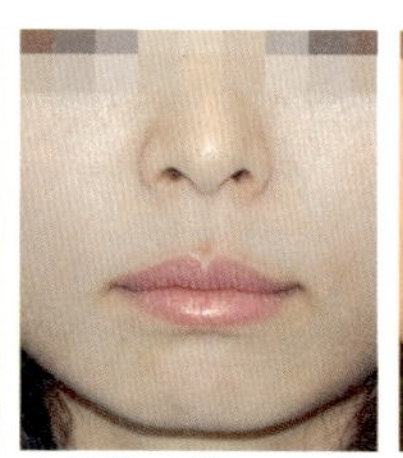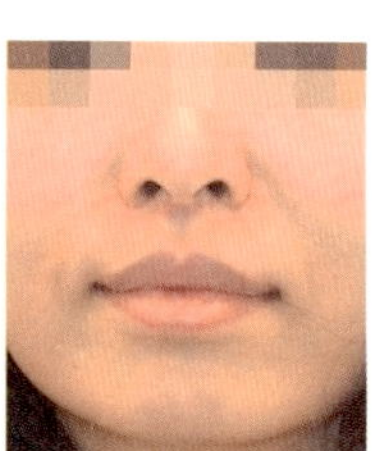

人中缩短术（鼻下切开）患者的前后　　　　人中缩短术（鼻下切开）患者的前后

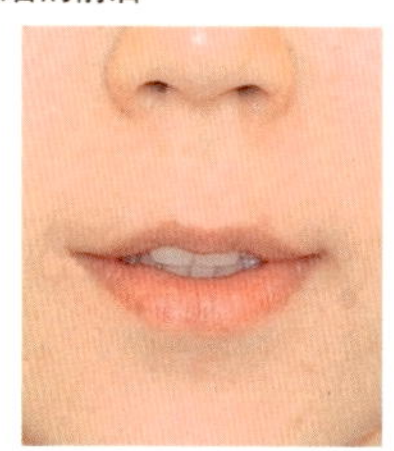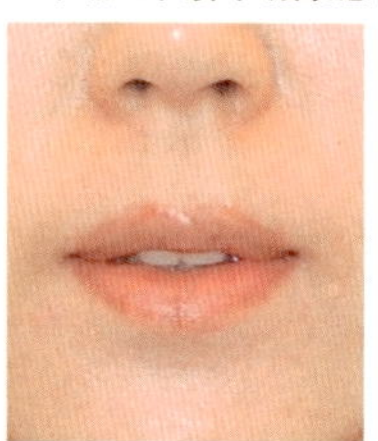

人中缩短术（唇线切开）患者的前后

唇部整形

很多人因嘴唇形状和厚度而发愁。健康美丽的丰满泽润嘴唇很有魅力。

丰满泽润的嘴唇受欢迎

唇部形状和厚度为主观性的因素，所以很多人因过厚或过薄而发愁。过厚的嘴唇给别人留下粗重的印象，过薄的嘴唇也会显得更老或轻浮。过去散发东方美的薄薄并整齐的唇部受欢迎，但现在健康美丽的丰满泽润的唇部受欢迎。

在接受唇部矫正术之前，应先查明原因。在牙槽骨方面出现问题的话，同步进行牙齿矫正、突出嘴手术、无下巴手术、贵族手术更有效。

缩唇术

嘴唇过大并过厚的话，通过缩唇术来可以把厚度和大小减少至所愿意程度。只有一至二毫米的厚度差距，也擦觉到很大的形象变化。女性的理想嘴唇厚度比例为"上唇：下唇=7:10"，下唇比上唇厚，而对男性而言，嘴唇要更厚一点，所以接受缩唇术时要考虑该比率。

缩唇术方法

缩唇术的过程如下：切开嘴唇内侧口腔黏膜，切除事先所决定量的黏膜或肌肉后，进行缝合。在缝合时适用融化线条，所以不需要拆线过程。一般进行局部麻醉，但按情况也会进行静脉睡眠麻醉。每嘴唇的手术时间约为三十至四十分钟。

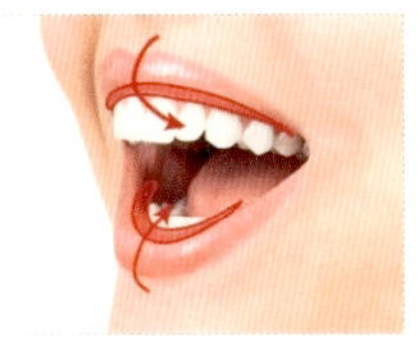

缩唇术的方法

术后注意事项

术后就可摄取食物，但要避免有刺激性并干硬的食物。术后两三天出现严重的水肿现象，但逐渐消失，过一周后达到可出门的程度。术后初期，嘴唇黏膜内手术部位坚硬，但过两三个月后，恢复到术前状态，变柔和。接受手术后，在一段时间内感觉不到嘴唇，但过两三个月后也可恢复到术前状态。

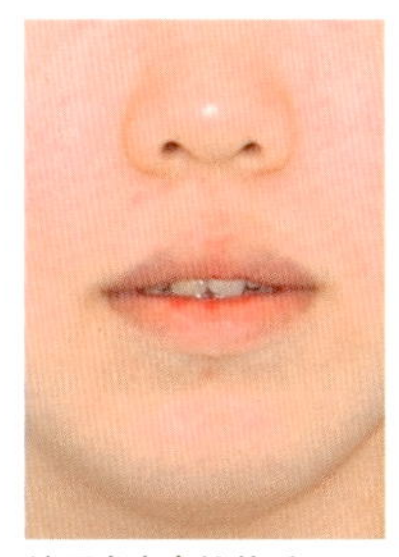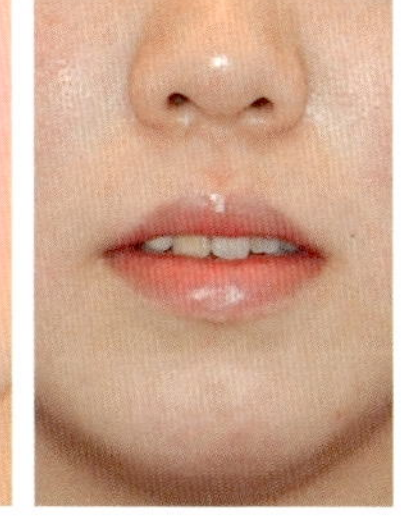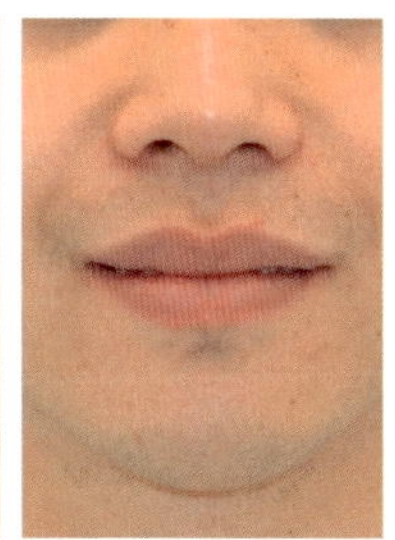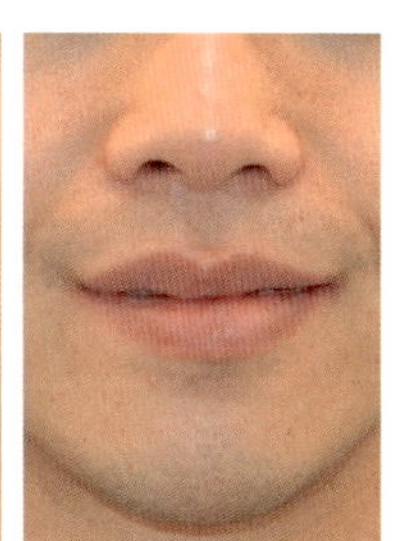

缩唇术患者的前后　　　　　　　　缩唇术患者的前后

丰唇术

对薄薄的唇形可适用，丰唇有多种治疗方法。

丰唇术方法

手术方法有黏膜推进术和唇部线条扩大术。用嘴内黏膜部位的皮瓣术(Flap Surgery)的黏膜推进术不是过度变丰满，而是拥有适当的立体感，进行外翻(Eversion)。主要用于丰下唇，对上唇进行通过唇部线条的丰唇术。

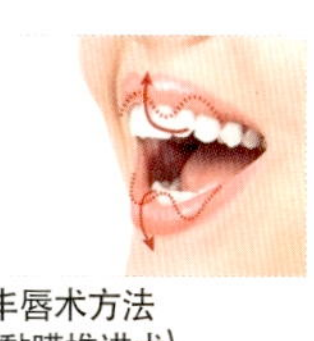

丰唇术方法
（黏膜推进术）

丰唇术方法
（唇部线条扩大术）

黏膜推进术用将嘴唇内侧黏膜向前移动的方法，对卷起的嘴唇向前外侧进行外翻，让唇部变丰满。如果属于人中和前下巴不长、唇部境界线明显、对疤痕敏感、瘢痕瘤体质的话，可自然地让嘴唇变丰满。通过上唇线条进行的丰唇术是与唇部线条人中缩短术一样的手术。对唇部境界线不明显、薄薄、扁平的唇部，切开红唇和人中皮肤境界线上唇线条的手术方法。

术后注意事项

嘴唇黏膜较为敏感，术后两三天水肿现象较严重，但逐渐消失，过一周左右后，消失70至80%的水肿，可回到日常生活。在治愈过程当中，因胶原蛋白的合成而在初期阶段会觉得坚硬，但过两三个月后，恢复到术前的柔和状态。在一段时间内要避免摄取有刺激性或干硬的食物。

唇部是很多人展现魅力的一个重要部位，口唇是衡量女性五官美丑的最重要的评判标准之一，合适唇形对于一个人的形象及其重要，长相虽不是超级美女，但通过均称的嘴形和美丽灿烂的微笑可拥有自己独特的魅力。

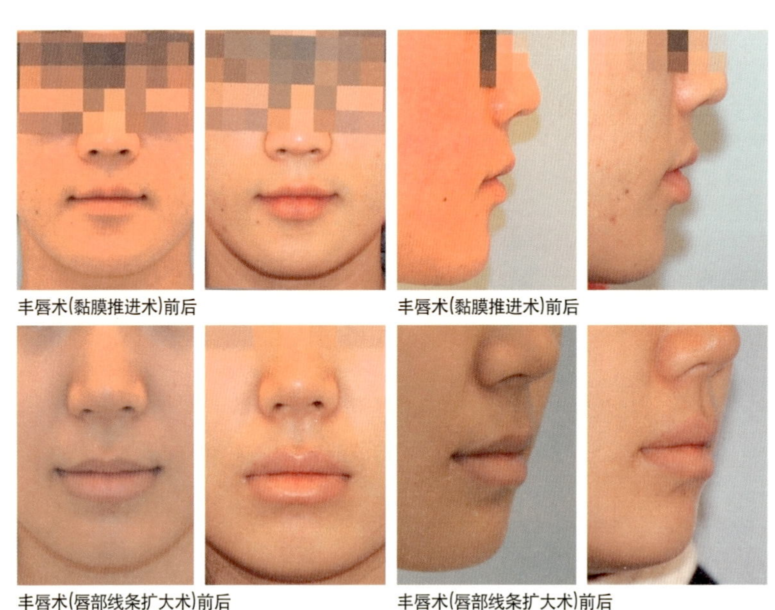

丰唇术(黏膜推进术)前后　　丰唇术(黏膜推进术)前后

丰唇术(唇部线条扩大术)前后　　丰唇术(唇部线条扩大术)前后

" 조화와 균형,
얼굴의 첫 번째 조건이다 "

"追求整体和谐
打造动人面庞第一要素"

얼굴뼈성형으로 분류되는 안면윤곽 및 악교정수술의 전문가는 항상 얼굴 전체를 두고
그 조화와 균형을 고려하여 수술해야 한다.

一直以来，由面部骨骼整形分流而成的面型轮廓修整及下颌矫正术，
乃此领域专家们，一生竭力追求面部整体平衡美感的终极手段。

뷰성형외과의원(唯美整形外科医院)

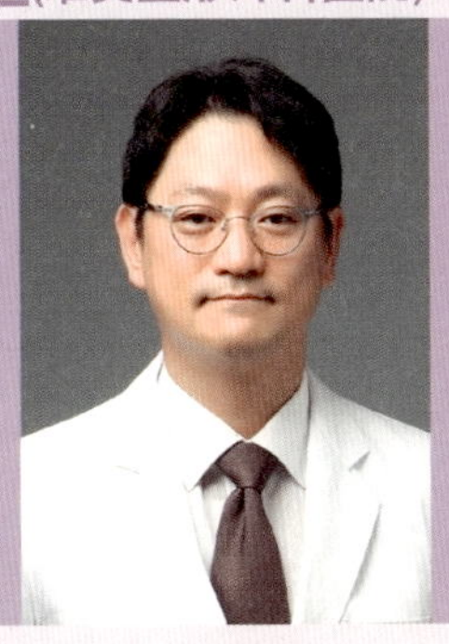

윤창운(尹昶云)

Profile

성형외과 전문의(整形外科专门医)
순천향의과대학원(顺天乡大学医学院研究生院)
전 아름다운성형외과 원장(前任美丽整形外科医院院长)
전 순천향대학교 교수(前任顺天乡大学教授)
전 수도통합병원 과장(前任首都统合医院科长)

www.viewclinic.com

5 얼굴의 균형이 맞지 않으면 어색하고 부자연스럽다

아시아를 넘어 세계 최고 수준의 기술

얼마 전 한국이 인구 1천명당 성형수술 비중으로 세계 1위의 성형대국이라는 소식이 전해지면서 큰 이슈가 됐다. 성형을 권하는 사회라느니, 외모지상주의라는 등의 비판적 시각과 함께 개인적인 선택이라는 지지 의견 등이 쏟아져 나왔다. 인구 대비로는 한국이 세계 1위의 성형국가라는 타이틀을 얻었지만 사실 세계 최대의 성형대국은 미국이며, 중국은 브라질을 제치고 세계 2위의 성형국가로 바짝 미국에 다가섰다. 국제성형학회의 통계에 따르면 2009~2010년 사이 중국의 성형수술 건수는 총 3백40만 건에 달했다. 불과 15~20여 년 전만 해도 성형수술이 거의 존재하지 않았고 성형외과 의사도 거의 없었던 것과 비교하면 엄청난 변화이다.

한때는 부유층만 할 수 있는 것으로 여겼던 성형수술이 빠르게 증가하는 중국인의 경제력과 기하급수적으로 늘어나는 성형외과에 기인해 폭발적 성장을 하고 있다.

적지 않은 숫자의 중국인들은 성형수술을 위해서 다른 나라를 찾는데, 한국은 이들이 선호하는 나라 중의 하나다. 한국관광공사에 따르면 2012년 의료관광을 위해서 한국을 찾은 중국인의 숫자는 3만1천명. 이 중에서 약 62.9%는 성형수술을 위해 한국을 찾은 것으로 파악되고 있다. 2009년에는 이 숫자가 불과 4천7백명 수준이었다.

한국에서의 성형수술은 중국에서 하는 것과 비교하면 가격은 적지 않지만 많은 중국인이 한국에서의 수술을 선호하고 있다. 한국을 찾고 있는 외국인들이 많아지는 이유는 한류의 영향도 있지만 무엇보다 뛰어난 의료기술을 그 이유로 꼽을 수 있다.

얼굴 전체적인 이미지와 균형이 중요

얼굴에서의 골격은 얼굴 전체의 구도를 결정해준다. 세상에 하나밖에 없는 얼굴형을 만들어줄 뿐만 아니라 얼굴에 나타나는 인상까지 큰 영향을 미친다. 안면윤곽수술은 이런 점을 잘 고려해서 시행하여야 한다. 비율이 중요한데 개개인의 이목구비, 가지고 있는 인상, 분위기를 고려한 수술이 되어야 한다.

이비인후과 의사가 코수술을 잘한다고 해서 좋은 성형의 결과, 즉 아름다운 외모가 되는 것은 아니다. 이는 산을 보지 못하고 나무만 보는 안목으로 나무 하나 하나를 예쁘게 가꾼다고 하여 산이 아름다워지지 않는 이치와 같다. 코성형을 한 환자들이 수술결과에 만족하지 못하는 가장 큰 이유 중의 하나가 바로 이 때문이다. 얼굴 전체와의 균형을 맞추지 못한 코가 결국 어색하고 부자연스럽기 마련이다.

얼굴뼈성형으로 분류되는 안면윤곽 및 악교정수술의 전문가는 항상 얼굴 전체를 두고 그 조화와 균형을 고려하여 수술한다. 그래야만 의사와 환자 모두 만족할 수 있는 결과를 낼 수 있다. 얼굴뼈성형은 얼굴뼈의 모양을 균형적이고 과하거나 부족함이 없는 얼굴형을 만드는 수술이다. 크게 치아의 교합을 변화시키지 않는 광대뼈축소수술, 사각턱수술, 턱끝수술 등을 안면윤곽수술이라 부르고, 치아의 교합이 변해 치과적인 교정치료가 동반되는 양악수술, 하악수술, 돌출입수술 등을 악교정수술이라고 한다.

안면윤곽수술

치아교합과 관련 없이 얼굴뼈 모양을 변화시켜서 얼굴형을 바꾸는 수술이다. 흔히 많이 하는 수술로는 광대뼈축소술, 사각턱수술, 턱끝수술 등이 있다.

이상적인 수술시스템 '얼굴뼈드림팀'의 협진

한국 성형외과 전문의들은 몇 십년 전부터 안면윤곽수술을 시작한 관계로 지금은 가히 세계 최고의 기술력을 가졌다고 할 만큼 성장하였다. 높은 기술력을 바탕으로 여러 전문의들간의 협진을 통한 수술의 표준화를 구현해야 할 시점이 아닐까 생각한다. 얼굴뼈성형은 전신마취를 필요로 하는 고난도 성형수술에 속한다. 특히 악교정수술은 치과적 기능문제와 성형외과적 심미적인 부분이 동시에 개선돼야 하는 수술이기 때문에 무엇보다 구강외과, 교정과, 성형외과 의료진들의 '협진'이 꼭 필요하다.

'팀' 단위로 이뤄지는 협진시스템은 각 팀에 속한 분야별 전문 의료진들이 각자의 지식과 경험을 살려 함께 토론하고 선택해 환자에게 최선의 수술방법을 제공한다. 서로의 강점을 잘 융합하여 탁월한 시너지를 낼 수 있을 뿐 아니라 각 분야 최고 실력의 전문가들이 한 팀을 이루기 때문에 자칫 놓치기 쉬운 부분까지 찾아내어 수술의 표준화를 구현할 수 있게 된다.

1mm의 오차로 수술결과가 달라질 수 있는 얼굴뼈성형은 철저한 수술계획을 세워야 한다. 각 분야별 전문의들이 협진을 통해 환자 분석을 함께 한다. 어느 한 곳에만 치우치지 않도록 균형을 맞추고 환자 한 명을 위해 상담부터 계획, 수술 집도까지 많은 시간을 할애하고 집중하기 때문에 보다 심도 있는 환자 분석이 가능하다. 의료진들의 동의 하에 현재 팀 체제인 '얼굴뼈드림팀'을 구축했다. 이 체제로 인해 계획과 실제 수술간의 오차를 줄여 정확한 수술결과를 가져올 수 있게 되었다. 또 마취통증의학과 전문의가 수술계획부터 함께 참여함으로써 안전에 대한 대비도 높일 수 있다.

얼굴뼈드림팀은 성형외과, 치과의 구강외과, 교정과, 마취통증의학과가 한 팀을 이룬다. 치과는 양악수술을 진행할 때에만 참여한다. 양악수술은 한동안 치과의 구강외과 영역인지, 성형외과 영역인지에 대한 다툼이 있었다. 치과는 치아의 교합과 턱관절 건강에 대해 보다 전문적이며 성형외과는 미용적인 측면이 강화된다. 따라서 구강외과와 성형외과 전문의가 함께 수술의 계획과 집도를 진행함으로써 수술결과의 완성도가 강화된다.

진단장비의 종류

3D-CT

인체에 X선을 투영한 후 이를 컴퓨터로 재구성하여 내부 모습을 입체 영상으로 나타내주는 장비이다. 기존 X-ray의 사진과 달리 3천배 이상의 정확성을 나타내 얼굴뼈의 크기, 위치, 깊이, 길이, 넓이 등을 다각도에서 정밀하게 분석할 수 있으며, 이를 토대로 수술방법 및 범위 등의 맞춤형 수술계획을 수립할 수 있다.

모르페우스3D

3차원 가상 시뮬레이션 장비로, 수술 전 환자의 얼굴을 스캔한 후 영상을 통해 수술 이후의 모습을 비교 분석하여 결과를 예측할 수 있는 첨단장비를 말한다. 광학식(LED) 줄무늬 투사 방식으로 스캔하여 방사선 노출 없이 인체에 무해한 진단을 할 수 있고, 또 0.8초만에 스캔할 수 있어 2분이면 3차원 이미지 데이터를 얻을 수 있다. 높은 해상도와 정확성을 갖추고 있어서 성형외과, 치과 등 다양한 분야에서 활용된다.

본스카펠

골조직에만 반응하는 초음파절삭기로 진동이 0.5㎜ 이내이므로 정밀한 수술이 가능하다. 초음파를 이용하여 골조직(뼈)에만 반응하기 때문에 연조직(혈관, 신경)을 보호하여 손상이 적고 안면윤곽수술시 세밀한 수술을 할 수 있다. 출혈을 줄이고 뼈의 손실을 줄여주기 때문에 정확한 수술이 가능하고 수술 이후 환자 회복에도 도움을 준다.

광대뼈축소수술 _ 튀어나온 광대뼈를 절골하여 각도와 위치를 재배치하는 수술로 얼굴의 윤곽을 갸름하고 부드럽게 만들어 주는 얼굴뼈 수술이다.

사각턱수술 _ 모든 얼굴뼈 수술 중에서 가장 많이 행해지는 수술로 하악(아래턱)이 발달하거나 귀밑의 각지고 돌출된 뼈를 절제하여 교정, 개선하는 수술이다.

턱 끝 수 술 _ 앞턱을 T자로 절골해 뭉툭한 부분은 제거하고 양쪽 뼈를 모아 교정하는 수술방법으로 본인의 턱라인은 유지하면서 갸름한 얼굴라인을 만들 수 있다.

V라인수술 _ 각진 사각턱과 넓고 뭉툭한 앞턱의 뼈 크기를 줄이고 적절한 위치로 이동하여 매끄럽고 갸름한 얼굴라인을 만들어주는 수술이다.

내추럴V라인 _ V라인을 만들어주는 수술방법은 같지만 앞턱뼈의 절제량과 이동량을 통해 갸름한 정도를 조절하여 살짝 둥근 턱 모양을 만드는 것이 핵심. 인형처럼 또렷한 얼굴라인을 원한다면 'V라인수술'이 효과적이고, 만약 앞턱이 지나치게 갸름해져 자칫 성형한 티가 많이 나지 않을까 걱정이 된다면 '내추럴 V라인'을 통해 자연스럽고 갸름한 V라인 효과를 얻을 수 있다.

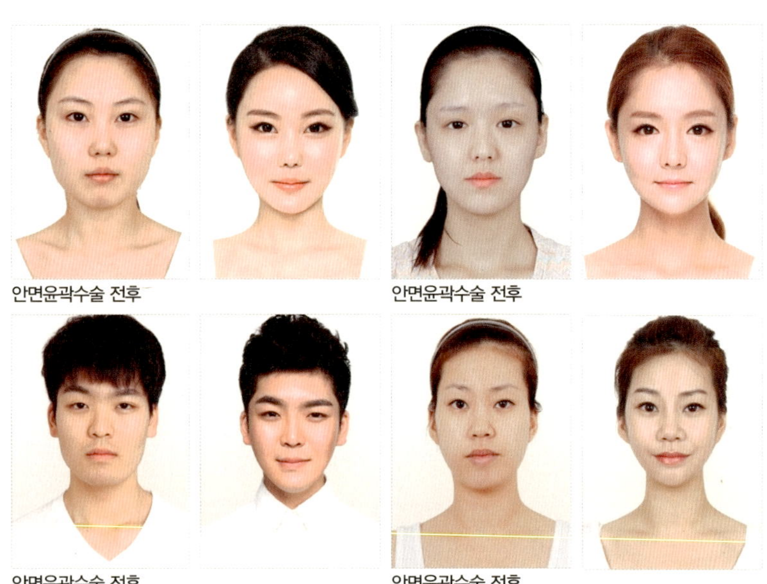

안면윤곽수술 전후　　　안면윤곽수술 전후

안면윤곽수술 전후　　　안면윤곽수술 전후

페이스오프(Face Off)성형

사각턱, 광대, 앞턱(턱끝)수술을 동시에 시행하여 이상적인 비율과 자연스러운 얼굴라인을 만드는 안면윤곽수술 방법이다.

페이스오프성형이란

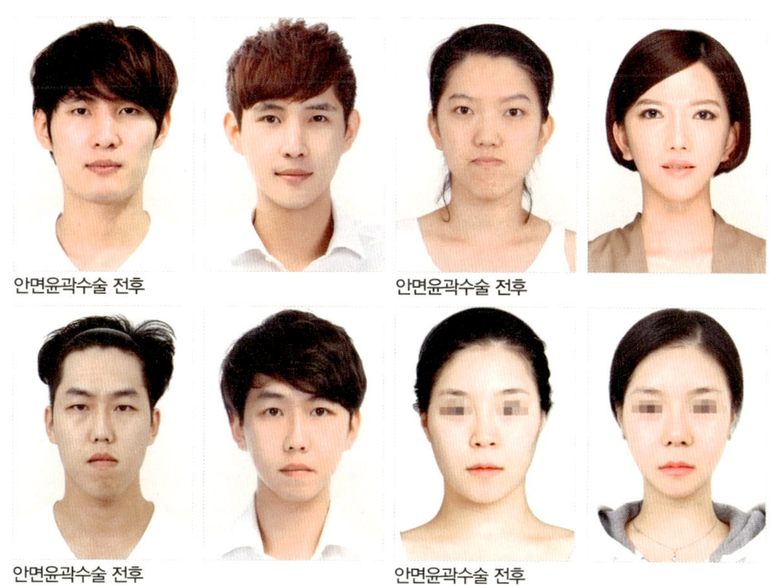

안면윤곽수술 전후　　　　　　　　안면윤곽수술 전후

안면윤곽수술 전후　　　　　　　　안면윤곽수술 전후

사각턱, 광대, 앞턱(턱끝)수술을 동시에 시행하여 이상적인 비율과 자연스러운 얼굴라인을 만드는 안면윤곽수술 방법으로 현재 특허청으로부터 서비스표와 상표등록을 받았다. 안면윤곽수술에서 악교정수술에 이르기까지 얼굴뼈를 다루는 모든 수술에 관여하고 있다. 안면윤곽수술은 그저 예술적인 감각으로 하는 아트(Art)가 아니다. 과학적인 분석과 체계적인 지식으로 철저히 계획한 후 시행해야 한다.

성형수술의 전체 과정에서 가장 중요한 것은 전문가의 올바른 진단이다. 진단이 틀리면 좋은 결과를 기대할 수 없다. 올바른 진단의 과정은 일반인들이 상식 수준에서 할 수 있는 일이 아니며 전문적인 지식과 상당 기간의 임상적 경험이 있어야 가능한 일이다. 대단히 높은 전문성을 요하는 직업이다.

미리 사전에 3D-CT나 가상성형시스템인 모르페우스 등 계측이 가능한 장비를 활용해 환자의 얼굴뼈를 다각도에서 정밀하게 분석하고 이를 토대로 수술방법 및 범위 등의 계획을 수립해야 한다.

얼굴뼈는 수술시 신경선의 위치를 정확히 파악해 신경손상을 예방해야 한다. 이때에는 골조직에만 반응해 뼈만 절제할 수 있는 본스카펠 장비를 활용해 안전한 수술을 진행해야 한다. 안면윤곽은 수술의 계획과 결과가 일치해야 하는 높은 정확도를 요하는 수술이기 때문에 다른 어떤 분야에서와 마찬가지로 올바른 진단의 중요성이 아무리 강조되어도 결코 지나치지 않다.

성형 위해 한국 찾는 외국인들

외국인 환자들을 대할 때에는 문화적 특성에 대한 이해도가 동반되어야 한다. 같은 아시아인이어도 원하는 미의 정도가 다르기 때문에 각 나라별로 원하는 미의 기준을 정확히 파악하고 있어야 한다.

각 나라별 미의 기준을 파악할 것

외국인 환자 비중은 중국, 일본 환자가 압도적으로 많다. 최근에는 동남아 지역에서도 성형에 대한 관심이 높아지면서 싱가포르, 인도네시아, 태국, 베트남 환자들도 꾸준히 늘고 있다. 외국인 환자들이 매년 꾸준히 증가하고 있는 만큼 그들을 대할 때에는 문화적 특성에 대한 이해도가 필히 동반되어야 한다. 같은 아시아인이어도 각 나라마다 원하는 미의 정도가 다르기 때문에 나라별 원하는 미의 기준을 정확히 파악해야 한다. 한국인들은 동그랗고 갸름한 동안 얼굴형을 선호한다. TV 속에 나오는 연예인들처럼 작고 어려 보이는 외모를 갖기를 희망한다. 반면 중국인들은 길고 갸름한 형태의 얼굴을 선호한다. 얼굴의 폭은 좁고 날렵할 정도로 갸름한 턱라인을 원하는 편이다. 입매는 돌출되지 않으며 쌍꺼풀이 없는 눈이라면 커야 하고, 쌍꺼풀이 있다면 짙고 또렷해야 한다. 또한 얼굴에서 풍겨 나오는 이미지를 중요시하며 정중하면서도 기품이 느껴지는 얼굴을 선호한다. 중국인들은 이처럼 전형적인 북방미인상을 선호한다.

한편 일본인들은 좁은 턱과 도톰한 뺨을 가진 귀여운 얼굴을 선호한다. 특히 귀여운 이미지를 부각시킬 수 있는 덧니와 돌출된 입매에 애정을 가지고 있는데 실제 일본에서는 덧니를 가진 연예인들이 귀엽다는 평과 함께 큰 인기를 끌고 있다. 일부러 덧니를 만드는 '덧니 성형'이 큰 인기를 끌고 있을 정도다.

한국의 성형트렌드 똑같이 적용하면 안 돼

강남 거리를 걸으면 10명 중 3명 정도로 비슷한 얼굴의 성형미인을 만날 수 있다. 개개인마다 생김새와 특징이 다른데도 적지 않은 여성들이 전형적인 미인형에 대한 로망을 버리지 못하고 있다. 이상적인 얼굴을 설정해두고 무작정 거기에 맞춰 성형을 하고 있기 때문에 한국 여성들은 '강남미인도' 속의 인물과 같이 외모가 엇비슷해지고 있다. 이러한 성형트렌드는 미의 기준이 다른 외국인들 입장에서 봤을 때 좋게 보이지 않는다. 성형수술은 A가 B가 되는 것이 아니고, A가 A+ 되는 것이 목표다. 똑같은 모습을 원하는 것이 아닌 어느 한 부분만 특출나게 예쁜 것이 아니라 얼굴이 전체적으로 균형이 맞아야 한다.

이는 첫인상에서 얼마나 부드럽고 밝은 인상을 주느냐가 관건이다. 성형을 원해 한국을 찾은 외국인들에게 한국인들의 성형트렌드를 똑같이 적용하는 것이 아닌 그들이 원하는 이상적인 아름다움을 고려하여 개인의 얼굴 비율과 조화를 고려해 수술해야 한다. 각 나라별 미의 기준은 그들에게 있어 절대적인 가치이기 때문에 성향을 파악하는 것은 매우 중요한 일이다.

또한 외국인들이 원하는 요구사항을 수술에 잘 반영시킬 수 있도록 의료진들과의 정확한 커뮤니케이션이 중요하다. 환자와 의사간의 커뮤니케이션이 원활히 이루어질 수 있는 시스템을 갖추고 있는 것이 무엇보다 중요하다.

5

非对称性面型
显尴尬难自然

掌握全球顶尖技术冲出亚洲面向世界

据悉，不久前韩国在一千名人口当中，接受整形手术人数比重占的比率全球第一，成为整形大国，备受关注。有些人批评说，现在社会积极推荐整形、成为外貌至上社会，但另一些人说，整形是个人选择问题。虽然，从总人口数量方面来看，韩国是世界首位整形国家，但实际上真正的世界最大整形国家就是美国，中国也超过巴西成为全球第二整形国家。

据国际整形学会统计，2009年至2010年中国的整形手术数量总共为340万起。15至20年之前，几乎不存在整形手术，整形外科医生也不存在，考虑到这一点，现在的发展速度令人惊叹。以前，人们以为有钱人才能接受整形手术，但受得到快速发展的中国人经济力量和快速增加的整形外科数量的影响，整形手术的发展获得突破性发展。

很多中国人为接受整形手术访问外国，其中韩国就是中国人所喜欢的国家之一。据韩国观光公社统计，2012年以医疗旅游为目的访问韩国的中国人数为3.1万人，其中为整形手术而访问韩国的约占62.9%。2009年，其数据仅为4700人而已。

从价格方面来看，在韩国接受整形手术费用高于在中国接受手术，但很多中国人还是喜欢赴韩接受手术。之所以访问韩国的外国人数量增加，是因为受韩流的影响，此外，韩国的顶级医疗技术也是其原因之一。

竭力追求整体平衡美感

在脸部，骨骼决定脸部的整个布局。它不仅完成固有的脸型，而且还对脸部印象带来影响。在进行颜面轮廓手术时应考虑这一点，此时比率很重要，所以应考虑每个人的五官、固有的印象、氛围等因素。

耳鼻喉科医生擅长鼻部手术，但这并不意味着他是整形专家。可比喻说，把每一棵树养得好，但并不能保障形成美丽一座山或森林。很多患者接受鼻部整形后不能满足其结果的原因在此。与整个脸部不平衡的鼻部显得尴尬并不自然。

属于脸骨整形的颜面轮廓及正颌手术专家应考虑整个脸部的协调与平衡，然后进行手术。这样才能得到医生和患者都能够满意的良好结果。通过脸骨整形可以让脸骨形状变得平衡好看的脸型。把不改变牙齿咬合的颧骨缩小术、下颌角手术、下颏手术等叫做颜面轮廓手术，把改变牙齿咬合而同步进行牙科矫正治疗的双颌手术、下颌手术、突嘴手术叫做正颌手术。

颜面轮廓整形术

不同于牙齿咬合矫正，通过此术可改变面部骨骼。从而修整异常面部线条。常见颧骨缩小术，下颌角缩小术，下颏整形术等。

无懈可击施术体系 - "面部骨骼梦想特攻队"

许多韩国整形外科专家从几十年前开始进行颜面轮廓手术，现在具有世界顶级的技术力。现在应积极考虑以顶级技术力量为基础，通过进行协诊实现手术标准化。

脸部骨骼整形属于需要全身麻醉的高难度整形手术。尤其正颌手术需要同步改善牙科方面的功能问题和整形外科方面的审美部分，所以必须要进行与口腔外科、矫正整形外科医疗专家的结合诊疗。

通过以小组为单位进行的结合诊疗，每小组的专家互相讨论知识和经验，为患者提供顶级手术方法。这样不仅可获综合效应，而且通过每位顶级专家的结合诊疗可实现手术的标准化。

只有1毫米的误差，会给颜面轮廓整形手术结果带来很大变化，需要彻底并周到的手术计划。每领域的专家通过结合诊疗系统一起分析患者的状态。为每位患者从咨询到计划再到手术，进行集中管理，所以能够进行精确的患者分析。

在得到医疗专家们的同意后，成立目前的小组"面部骨骼梦想特工队"。通过该系统，可降低计划与实际手术之间的误差，获得精确的手术结果。不仅如此，麻醉专家从手术计划阶段开始一起参加工作，可提高安全性。

由整形外科、牙科的口腔外科、矫正科、麻醉科形成面部骨骼梦想特工队。牙科只参加双颚手术。在过去一段时间，围绕双颚手术属于牙科的口腔外科还是属于整形外科问题展开激烈讨论。牙科为牙齿咬合和下颌关节健康的专门领域，整形外科比较注重美容方面。口腔外科和整形外科专家一起参加从计划到实际手术阶段，可提高手术结果的完美程度。

先进技术设备

3D-CT

对人体照X光后，通过电脑把内部状态表现为立体影像的装备。不同于现有X-ray图片，精确性高于三千倍以上，把脸部骨骼大小、位置、深度、长度、宽度等可从多角度进行精密分析。以此为基础可建立量身定做的包括手术方法和范围在内的手术计划。

墨菲斯3D

是三维虚拟模拟装备，是术前扫描患者脸部后，通过影像可进行术后样子的比较分析，然后可预测结果的尖端装备。通过LED条纹投射方式进行扫描，不受放射线的有害影响，对人体无害。扫描时间仅为0.8秒，仅花两分钟就可得到二维图片数据。它还具有较高的清晰度和准确性，在整形外科和牙科等很多领域被广泛应用。

超声骨刀(Bonescalpel)

是只对骨组织产生反应的超声骨刀，振动不超过0.5毫米，可进行精密手术。用超声波只对骨组织(骨头)产生反应，所以能够保护软组织(血管、神经)，受损少，在进行颜面轮廓手术时可进行精密的手术。因减少出血和骨头损失，所以可进行精确的手术，术后也有助于患者恢复。

面型轮廓修整术分类

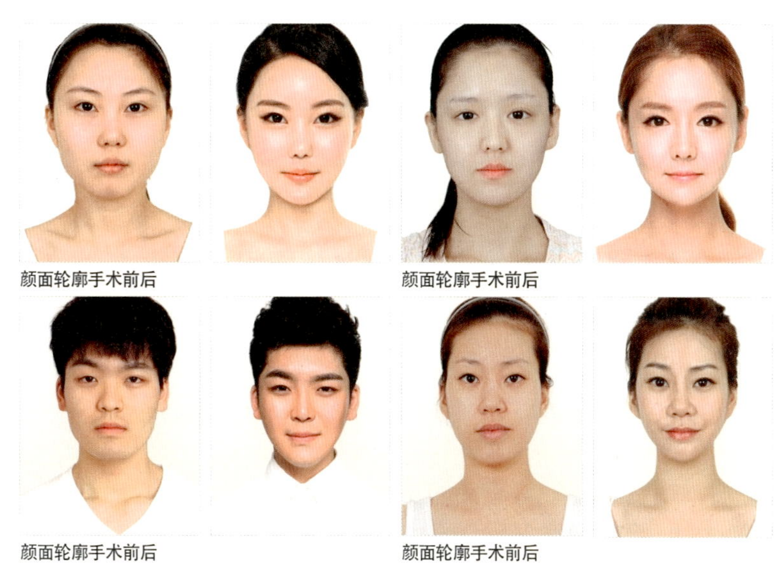

颜面轮廓手术前后　　　　　　　　　颜面轮廓手术前后

颜面轮廓手术前后　　　　　　　　　颜面轮廓手术前后

颧骨缩小术＿ 对突出的颧骨进行截骨方法，进行角度和位置的复位，让脸部轮廓变得细长并柔和的脸骨手术。

下颌角手术＿ 在所有脸骨手术中，最常用的手术。切除耳部下面突出的骨头后进行矫正并改善的手术。

下巴截骨术＿ 将前下巴剪成T型，去除不需要的突出部分后，矫正两侧骨头的手术方法，它能够保持自身固有的下巴线条，也可造出漂亮细长的脸部线条。

V-Line手术＿ 减少四角形的下颌角和较宽的下巴的大小，把它搬到适当位置后，造出瓜子脸型脸部线条的手术。

自然V型微削骨术_ 制造V型线条的手术方法是相同的，但其核心在于通过切除量和移动量来调整细长 的程度，最后造出稍微圆形的下巴线条。如果希望拥有像娃娃一样的明显脸部线条的话，接受V线手术为好，如果担心因下巴过度细长而最后造出太不自然的结果，那么通过"自然V线"来可得到自然而适当细长的美丽V线效果。

什么是Face off

四方脸，高颧骨，下巴过短过长等通过此术作用后可得到明显改善。术后面部线条自然。

什么是 Face Off 整形

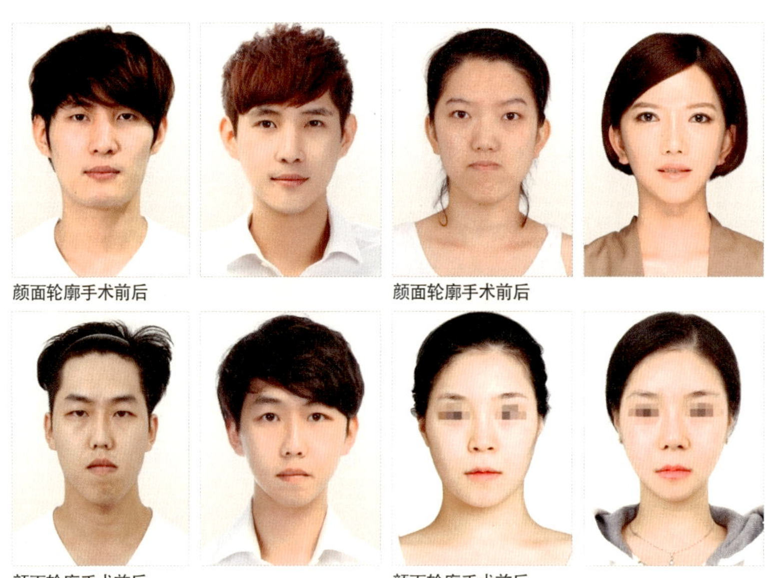

颜面轮廓手术前后　　　　　　颜面轮廓手术前后

颜面轮廓手术前后　　　　　　颜面轮廓手术前后

这是同步进行下颌角、颧骨、下颏手术，造出理想比率的自然美丽脸部线条的颜面轮廓手术方法。得到韩国专利厅的服务表和商标注册。它覆盖颜面轮廓手术和正颚矫正手术等与脸骨相关的手术领域。它不是只依靠艺术感觉进行的艺术活动，应通过科学分析和准确知识，建立周到计划后进行手术。

在整个整形手术过程中，最重要的部分就是专家做出准确的诊断。如果诊断错误，无法得到好结果。在一般人的思考范围，不能得到准确诊断的结果，应该通过专门知识和长期积累的临床经验来进行诊断。此时，需要非常高的专门性。事先通过3D-CT或虚拟整形系统(墨菲斯)等测量装备，对脸骨进行多角度的精密分析，以此为基础建立准确的手术方法和范围等计划。

在进行脸骨手术时，应精确把握神经线的位置，预防神经受损。此时，用只对骨组织产生反应的超声骨刀装备，进行安全手术。在进行颜面轮廓手术时，手术计划和结果要相一致，需要较高的精确度。因此再三强调准确诊断的重要性也不过分。

来韩外国人数不胜数，一心一意只求变美人

接待来自不同文化背景的外国顾客时，必须提前做足功课避免交谈时发生尴尬情况。即使同是亚洲人，由于每个国家的审美观不一，充分的事前准备是不可免的。

不一样的文化不一样的审美

在外国患者当中，来自中国和日本的患者数量最多。最近在东南亚国家，随着整形逐渐备受高度关注，来自新加坡、印尼、泰国、越南的患者数量也呈上升趋势。因为外国患者数量逐年增加，在面对外国患者时，应充分理解不同的文化方面的特点。虽然是同样的东方人，也所要的美丽程度都不一样，所以需要准确把握各个国家所要的美丽标准。

韩国人喜欢圆圆并细长的娃娃脸。很多韩国人喜欢像电视里艺人一样的小而显得年轻的脸。与此相反，中国人比较喜欢细长的瓜子脸。很多中国人喜欢脸部幅度窄和细长的下巴线条，同时嘴巴不能突出、没有双眼皮的话要大、有双眼皮的话要明显。同时还重视脸部留下的形象，喜欢散发出气质高贵感觉的脸。从中可知，中国

人喜欢的脸和典型的北方美女的印象相一致。

相反，日本人喜欢狭窄的下巴和可爱的肉肉脸。日本人还喜欢显得更加可爱的虎牙和突出的嘴型，实际上在日本拥有虎牙的艺人受很大的欢迎。一些日本人故意接受制造虎牙的"虎牙整形"。

勿盲目推荐韩式审美标准

在江南街道，每十名当中三名的脸长得很相似，她们就是整形美女。每个人都固有自己的特点，但还是很多女性希望变为典型的美女。她们设定理想的脸部，盲目地接受整形手术，结果她们都变成外貌相似的"江南美女"。

美丽的标准和韩国不同的外国人看韩国的此种整形潮流觉得很别扭。整形手术的目标应该为A变为A+，而不是A变为B。我们不能长得都一样，最重要的还是整个脸部的平衡。

关键在于第一印象给别人多么温柔和明亮的感觉。我们不能对为整形访问韩国的外国人一律地适用在韩国流行的整形手术法，而应该考虑他们所希望的理想美丽和个人脸部比率、协调，然后进行手术。每个国家的美丽标准具有绝对性价值，所以准确理解倾向是非常重要的。

除此之外，患者和医生之间的沟通也是很重要的因素，以便反映外国患者的意见。所以患者和医生之间的沟通系统高于一切。

주름제거(去皱)

페이스리프팅(面部拉皮)
실리프팅(埋线提升)
안전한 리프팅시술
(安全的提拉手术)

"처진 살은 올리고, 나이는 내리고…"

"紧致下垂肌肤, 重拾青春容颜…"

피부의 탄력과 주름의 깊이에 따라서 사람의 나이를 어느 정도 가늠하게 된다.
노화로 인한 피부의 처짐과 노안현상을 개선시키기 위한 수술이 바로 '페이스리프팅'이다.

根据皮肤的弹力和皱纹深度，也可以大致看出人的年龄。
改善因老化而导致的皮肤下垂和显老现象的手术就是"面部提升"。

메가성형외과의원(美佳整形美容医院)

유원민(柳元敏)

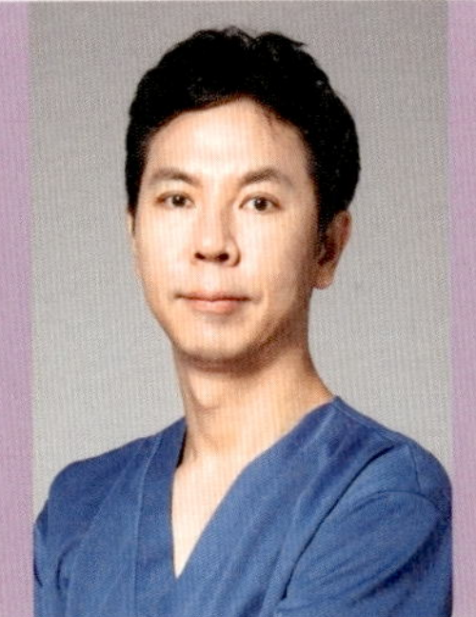

Profile

성형외과 전문의(整形外科專门医)
연세대학교 의과대학 졸업 / 의학박사 (延世大学医学院毕业/医学博士)
대한성형외과학회 종신회원(KPRS)(大韩整形美容医院学会终身会员(KPRS))
연세대학교 의과대학 세브란스병원 성형외과 교수(延世大学医学院severance医院整形外科教授)
연세대학교 의과대학 강남세브란스병원 성형외과 과장(延世大学医学院江南severance医院整形外科科长)

www.megaclinic.co.kr

6 지금은 '동안' 열풍,
노화에 브레이크를 걸다!

나이를 거스르는 동안 비법, 정답은 '페이스리프팅'

최근 한국 연예계 핫 키워드는 '동안'이다. 이런 '동안' 열풍은 연예인에게만 국한되지 않는다. 지금보다 젊어지길 원하는 40~50대들은 자신의 외모를 꾸미는 일에 시간과 돈을 아낌없이 투자한다. 특히 나이가 들면서 얼굴에 주름이 생기면 원래의 나이보다 더 '노안'으로 보이는 원인이 된다.

이러한 동안 열풍을 타고 '안티에이징'에 관련된 산업이 발전하고 있다. '안티에이징'은 영어로 'Anti-Aging'인데 나이가 들어가는 것을 막는다는 뜻으로 노화방지, 항노화의 의미를 가지고 있다. '안티에이징'과 관련해 노화를 늦추고 세포를 재생시키는 다양한 화장품이나 먹거리 등이 나와 있다. 하지만 이러한 것들이 주름을 어느 정도 개선시켜도 근본적으로 중력에 의해 피부가 처지는 것까지 막을 수는 없다. 따라서 근본적인 개선을 기대할 수 있는 시술에 대해 상담을 받기 위해 성형외과를 찾는 사람들이 늘고 있다. 노화로 인한 주름은 남녀를 불문하고 모두에게 피하고 싶은 스트레스로 다가온다. 사람의 얼굴에서 노화가 진행되면 피하지방의 양이 점차 감소하여 얼굴의 볼륨이 꺼지고 쭈글쭈글해 보이며, 피부의 탄력이 떨어지면서 피부가 중력의 방향으로 늘어지게 된다.

흔히 많은 사람들이 피부의 노화는 나이가 들면서 갑작스럽게 찾아오는 것이라고 생각하기 쉽지만 일반적으로 피부에 대한 노화는 20대부터 점차 시작된다.

따라서 평상시 수분 섭취를 많이 하고, 평소 눈썹을 위로 올리거나 눈을 치켜뜨는 습관, 인상을 찡그리는 표정을 짓지 않는 등 생활습관의 개선으로 피부노화는 어느 정도 예방이 가능하다. 하지만 이조차도 노화의 속도를 늦추는 것일 뿐, 이미 한 번 찾아온 노화로 인해 깊게 파이고 탄력을 잃은 주름은 자연적으로 개선되기에는 어렵다.

페이스리프팅

팔자주름, 볼처짐, 목주름, 눈밑주름, 이마주름, 꺼진 볼살까지 안면의 전반적인 주름 상태를 처지기 전으로 되돌리는 수술법이다.

'안면거상술', 세월의 흔적을 지우다

일반적으로 빠르고 간편한 보톡스나 필러 같은 시술을 받기도 하지만, 이미 노화로 인해 깊어진 주름이나 근본적인 피부 탄력 개선에는 효과가 떨어진다. 주름은 어느 정도 개선이 가능하다 해도 중력에 의해 피부가 처지는 것까지 막을 수는 없다. 사실 나이가 들어 보이는 것은 주름의 양보다 피부 처짐의 정도에 더 큰 영향을 받는다.

얼굴의 지방과 근육, 피부 등은 인대를 통해 얼굴뼈에 단단히 붙어 있는데 나이가 들수록 인대가 늘어나고 이에 따라 얼굴이 처지게 된다. 팔자주름, 입꼬리주름, 볼처짐, 목주름, 눈밑주름, 이마주름 등을 효과적으로 제거해주는 것이 바로 안면거상술이다.

기존 리프팅 수술과는 다른 FAME 테크닉이라는 수술방법을 이용하여 처진 지방 패드를 분리 이동시켜 기존의 시술법보다 훨씬 자연스럽고 안면주름의 전반적인 개선 효과를 볼 수 있다.

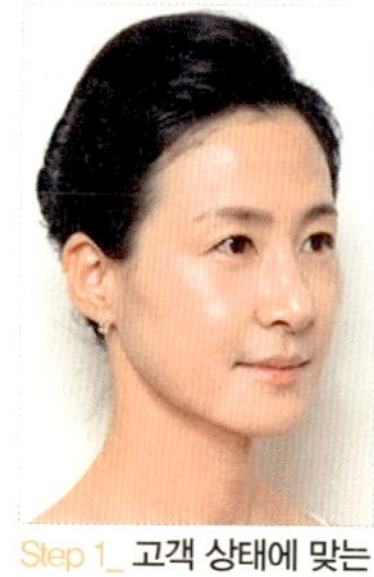

Step 1_ 고객 상태에 맞는 얼굴라인을 진단한다.

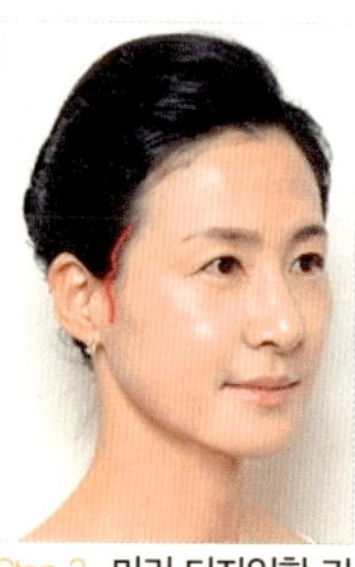

Step 2_ 미리 디자인한 귀 앞쪽 1~2cm가량을 절개한다.

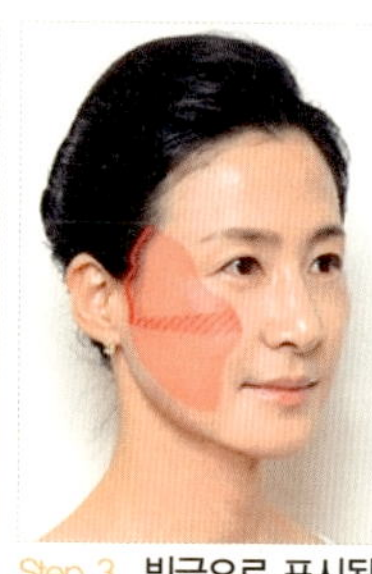

Step 3_ 빗금으로 표시된 부위의 범위 내 스마스 조직을 분리 후 제거하고 봉합한다.

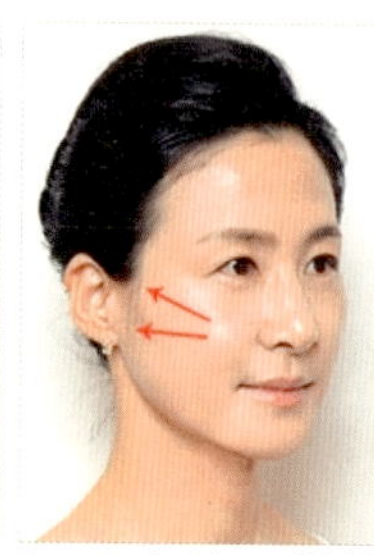

Step 4_ 스마스 조직을 분리 제거하고 봉합 후 피부를 덮는다.

안면거상술 상담시 고객 상태에 맞는 얼굴라인을 진단하는 것이 우선 선행된다. 다음, 미리 디자인한 귀 앞쪽 1~2cm가량을 절개한다. 근막층(SMAS)은 피하지방층과 근육층 사이에 존재하는 근막으로 중력에 취약한 매우 얇은 구조이다. 노화현상으로 인한 주름의 원인 중에서도 가장 큰 요소로 지목되고 있다. 이 근막을 분리 후 제거하고 봉합해준다. 수술 대상은 노화로 인해 주름이 생긴 중년과 노년층, 그리고 안면윤곽수술 후 볼처짐이나 얼굴처짐 현상 등이 발생한 젊은 층도 안면거상술을 통해 큰 효과를 볼 수 있다.

수술 시간은 짧게, 젊음은 오래

안면거상술은 근본적인 원인부터 파악하여 확실하게 개선해주기 때문에 반영구적인 수술효과를 볼 수 있어 재발 걱정이 없다. 단 한 번의 수술로 안면주름 전반을 개선할 수 있다. 또 무통마취에 의한 간단하고 짧은 시술시간과 회복시간으로 일상생활에 큰 지장을 주지 않는다.

절개선을 최소화하여 수술 흔적이 눈에 보이지 않아 흉터 걱정을 할 필요가 없고, 얼굴 축소와 V라인 효과도 볼 수 있다. 그러나 의사의 숙련도에 따라 수술결과가 크게 달라지기 때문에 반드시 임상 경험과 노하우가 풍부한 전문의에게 수술 받는 것이 중요하다.

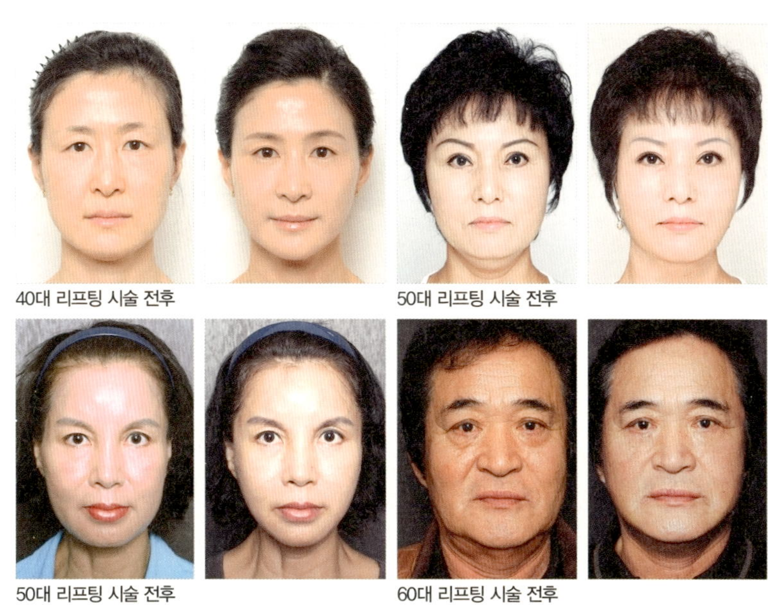

40대 리프팅 시술 전후   50대 리프팅 시술 전후

50대 리프팅 시술 전후   60대 리프팅 시술 전후

미용적인 콤플렉스부터 기능적인 불편함까지 해소하는 '템플리프팅'

노화가 진행되면서 눈꺼풀이 처지는 것은 미용적인 부분에서 콤플렉스를 유발할 뿐만 아니라 처진 눈꺼풀로 인해 여러 방면에서 기능적인 불편함이 발생하게 된다. 처진 눈꺼풀로 시야를 가리게 되어 생활에 불편함을 주고, 눈꺼풀이 처지게 되어 덮인 부분이 짓무르게 되며 가려움을 유발하게 된다. 이런 미용적인 콤플렉스뿐만 아니라 기능적인 불편함까지 해소시켜주는 시술이 바로 '템플리프팅'이다.

'템플리프팅'은 두피 부위의 매우 작은 절개를 통해서 관자놀이 부위의 피부를 올려 주름을 교정하는 수술로, 눈 앞쪽보다 처짐이 심한 눈초리 부분의 주름 개선은 물론 팔자주름 개선과 볼살 리프팅의 효과를 얻을 수 있다. 상안검, 하안검수술로 없애기 힘든 눈 옆 깊은 주름을 개선하는 효과가 뛰어나 나이가 든 중년층은 물론, 볼처짐과 팔 자주름의 개선 효과도 있기 때문에 젊은 층에서도 인기가 있는 리프팅이다. 절개하는 두피의 부위가 작아 머리카락 손실 부위가 감소되고 통증이나 부기, 멍이 최소화되어 빠른 일상생활 복귀가 가능한 시술이다.

실리프팅

페이스리프팅 시술용인 특수한 돌기가 있는 '녹는 실'(PDO)를 이용하여 늘어지고 처진 피부를 강력하게 견인해 피부 탄력을 개선해주는 시술이다.

눈으로 확인 가능한 드라마틱한 효과

피부 진피층에 시술하여 기존의 표피층 시술에 비해 시술효과가 빠르게 나타나며, 시 술 직후부터 눈으로 확인할 수 있을 정도의 드라마틱한 효과를 나타낸다. 늘어지고 처 진 피부의 피하층에 삽입해 원하는 방향으로 피부를 리프팅하게 되므로 턱선을 갸름 하게 만들거나 입체감 있는 얼굴을 만드는데 매우 효과적이다.

이때 사용하는 실은 콜라겐 형성과 함께 녹는 실이라 이 실의 작용으로 실이 삽입된 부위는 콜라겐이 재생이 되고, 진피 내 섬유화의 진행으로 피부에 탄력을 주어 리프팅 효과를 얻게 된다. 이로 인해 늘어졌던 피부가 당겨져 V라인이 되는 효과를 볼 수 있 다. 얼굴에 리프팅을 유지한 그대로 삽입된 실은 녹아서 없어진다.

'페이스리프팅', 더 이상 중년층만의 시술이 아니다!

시대가 변함에 따라 그에 대한 미의 기준은 조금씩 달라지고 있지만 남녀노소를 불문 하고 조금 더 제 나이보다 어려 보이는 동안에 대한 관심은 변하지 않고 있다. 최근 동 안 외모 만들기에 대한 관심이 높아지면서 피부를 더 젊게 하고 탄력적으로 만드는 미 용의료 시술이 함께 발전하고 있다. 우리의 몸은 20대 중후반부터 콜라겐 생성 능력이 감소되면서 서서히 노화가 시작되어 시간이 지나고 나이가 들게 되면서 얼굴 피부에 제일 먼저 변화가 나타난다.

하지만 피부의 탄력 감소는 꼭 노화 때문만은 아니다. 최근에는 노화 이외에도 무리한 다이어트로 인한 체중 감소와 바쁜 일상에서 오는 스트레스, 불규칙한 생활습관 등 여러 가지 환경적 요인으로 인한 피부의 탄력 감소가 나타나고 있다.

특히 피부의 탄력이 감소하게 되면 볼살이 점점 아래로 처지게 되어 얼굴라인이 변형되고, 팔자주름이나 눈가, 이마주름이 더욱 깊게 부각되어 보인다. 때문에 나이가 들어 보이는 노안과 사나운 인상으로 보이기 마련이다. 과거의 리프팅 시술은 중년층이 노화로 인해 잃어버린 피부의 탄력과 주름을 제거하는 안티에이징의 이미지가 강했지만, 최근에는 리프팅 시술이 단순 주름이나 피부 처짐 개선뿐만 아니라 얼굴형을 갸름하게 만들어 주는 V라인의 효과가 있다고 알려져 피부의 탄력과 갸름한 얼굴형을 원하는 20대부터 주름 개선과 어려 보이는 얼굴을 원하는 중년층까지 광범위한 연령대에서 리프팅 시술로 동안을 완성하고 있는 추세이다.

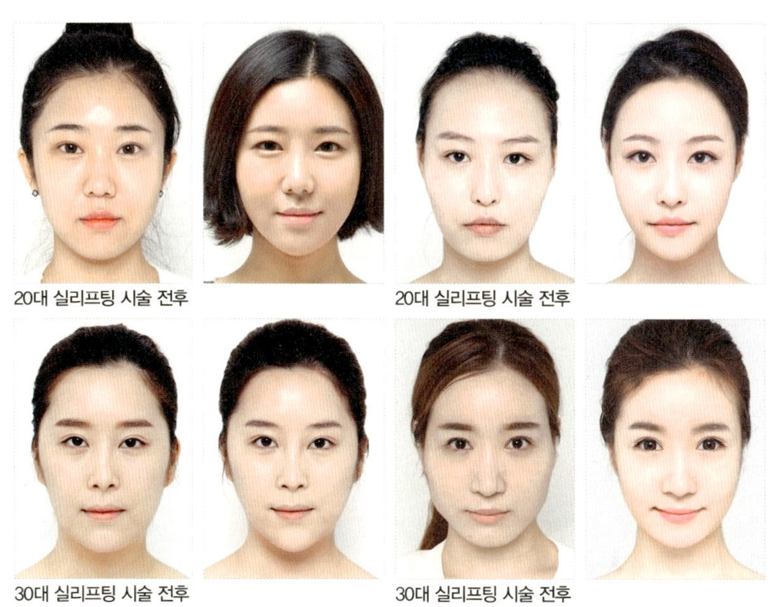

20대 실리프팅 시술 전후   20대 실리프팅 시술 전후

30대 실리프팅 시술 전후   30대 실리프팅 시술 전후

환자의 피부에 의료용 실을 삽입하는 실리프팅은 처진 피부를 당겨 올려줄 뿐만 아니라 콜라겐 형성과 탄력 증진, 주름 개선의 효과가 있다. 특히 2~30대 젊은 층은 피부의 처짐 정도나 탄력이 중년층에 비해 비교적 노화가 덜 진행되었기 때문에 절개를 이용한 안면거상술보다는 실리프팅을 선호하고 있다. 그 이유는 일상생활로의 복귀가 빠르면서 비교적 간단한 시술이고, 즉각적인 효과를 볼 수 있기 때문이다.

'실리프팅' 통증은 줄어들고 효과는 높아졌다

국소마취를 통해 10~20분 가량의 짧은 수술시간과, 피하층과 진피층 사이에 특수 바늘을 이용하여 실을 삽입하므로 단 1mm의 절개도 없이 확실하게 리프팅 효과를 완성시켜 준다. 물론 흉터 또한 남지 않으며 부기도 거의 없다. 일상생활이 바로 가능하여 지장을 주지 않으며 2년 이상 효과가 지속된다. 처진 볼살, 턱선 개선, 주름 개선, 탄력, V라인 형성, 미백 등 다양한 효과를 볼 수 있어서 중장년층은 물론이고 20~30대의 젊은 층에서도 큰 인기를 끌고 있다.

당기고, 넣고, 빼고… '트리플리프팅'

불필요한 지방을 흡입하고, 주름이 깊게 진 부위에 지방을 이식해 평평하게 만든다. 그 다음 주름진 부위를 당겨주는 리프팅을 시행한다. 즉 불필요한 지방제거, 지방이식, 리프팅의 세 가지 시술을 동시에 해서 한 번에 세 가지 효과를 볼 수 있기 때문에 '트리플'이라는 이름이 붙었다. 트리플리프팅은 단순히 늘어진 피부를 당기는 게 아니라 진피 바로 아래부터 근육층 바로 위까지의 공간인 근막층(SMAS)을 제거해 안면거상술과 비슷한 효과를 반영구적으로 볼 수 있다.

내시경을 이용해 주름 제거에 필요한 최소 부분만 절개하여 절개 부위를 최소화하고 수술 부위의 신경, 혈관, 주요 조직 등의 손상을 최소화하므로 안전하다. 얼굴뿐 아니라 특히 목주름에 효과적이다. 수술시간이 짧고 부기가 적어 빠른 일상생활 복귀가 가능하다.

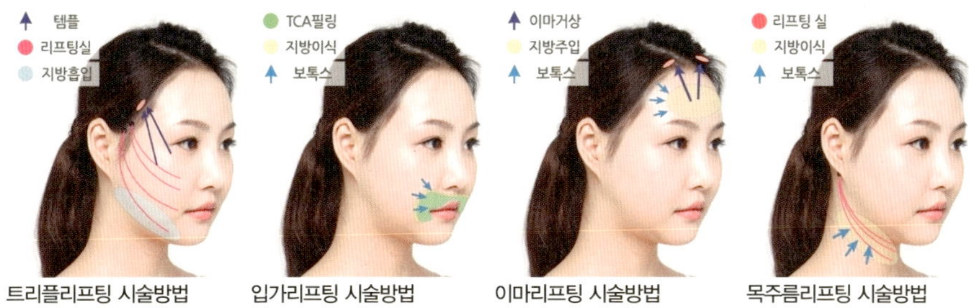

트리플리프팅 시술방법　　입가리프팅 시술방법　　이마리프팅 시술방법　　목주름리프팅 시술방법

안전한 리프팅 시술

리프팅 시술은 피부노화의 정도, 주름 상태 등에 따라 시술의 종류나 실의 개수, 리프팅 방법을 달리해야 한다. 또한 시술에 대한 안정성과 자신의 주름 상태를 정확하게 파악하는 것이 중요하다.

성형수술, 조화로운 아름다움이 우선시 되어야

여성이라면 누구나 아름다워지고 싶은 욕망을 가지고 있지만 그런 욕망을 이용해서 일부 성형외과에서는 과하게 성형수술을 권유하는 경우도 있다. 여성들 또한 본인의 콤플렉스를 개선하기보다는 미디어에서 비춰지는 미의 기준, 혹은 연예인을 따라서 수술하기를 원한다.

하지만 무분별한 수술을 받을 경우 오히려 얼굴의 전체적인 불균형을 초래할 수 있다. 성형수술의 목적은 각자에게 가장 아름다운 얼굴, 이상적인 얼굴을 찾는 것에 있다. 풍부한 시술 경험과 노하우를 가진 숙련된 전문의와 충분한 상담을 통해 자신에게 맞는 수술법을 찾는다면 더욱 만족할만한 결과를 얻을 수 있다.

환자를 먼저 생각하고, 개인이 가지고 있는 매력을 이끌어내 조화로운 아름다움을 만들어줄 수 있는 의사를 만나야 한다. 여성이라면 누구나 가지고 있는 아름다움에 대한 욕망, 그러나 정직한 전문가의 도움이 반드시 동반되어야 함을 잊지 말자.

6 引领"童颜"热风，向老化"刹车"！

对抗年龄的童颜秘诀，其答案就是"面部提升"

最近韩国演艺圈的热门关键词是"童颜"。这种"童颜"热风不仅局限于明星，希望比现在更加年轻的四五十岁中年人也毫不吝啬地把时间和金钱投资在装饰自身外貌上。尤其是随着年龄的增长，脸部出现皱纹后，看起来比本来的年纪更加苍老。

随着这股童颜热风，"抗衰老"的相关产业也得到了发展。"抗衰老"的英语是"Anti-Aging"，它表示阻止年龄增长，具有预防老化、抗老化的含义。现在也出现了与"抗老化"有关的推迟老化，促进细胞再生的各种化妆品或食品等，但这些产品只能在一定程度上改善皱纹，无法从根本上阻止皮肤下垂。因此，越来越多的人来到整形外科，与医生商谈可以从根本上进行改善的手术。老化的压力是男女老少都希望避免的。人的面部随着老化程度，皮下脂肪的量也会逐渐减少，面部的丰满感便会塌陷，看起来皱巴巴的，而随着皮肤弹力的下降，皮肤会沿着重力方向下垂。

很多人都认为皮肤老化是随着年龄增长而突然出现的，但是通常来说，皮肤老化从20岁开始就逐渐出现。

因此，平时多摄取水分，改正眉毛向上或眼睛向上的习惯，不做出皱眉的表情等，可以从某种程度上改善老化肌肤。但是，即使这样也只是推迟老化的速度而已，很难自然改善因老化而出现的失去弹力的皱纹。

面部拉皮

在下垂之前改善八字纹、面部下垂、颈部皱纹、眼底皱纹、额头皱纹、下垂的面部肌肉等面部所有皱纹状态的手术方法。

"面部提升术"，清除岁月痕迹

通常来说，虽然接受了快速、简便的肉毒杆菌或填充等手术，但是，改善已经因老化而产生的深层皱纹或从根本上改善皮肤弹力的效果仍会下降。即使可以从某种程度上改善皱纹，却无法阻止因重力而导致的皮肤下垂。事实上，随着年龄增长，比起皱纹的量，皮肤下垂的程度受到的影响则会更大。

面部脂肪和肌肉、皮肤等通过韧带牢固地贴在脸骨上，但随着年龄增长，韧带拉长，面部也会随之下垂。有效去除八字皱纹、嘴角皱纹、面部下垂、颈部皱纹、眼底皱纹、额头皱纹等的方法就是面部拉皮手术。利用不同于现有的拉皮手术，被称之为FAME技术的手术方法，分离移动下垂的脂肪垫，比现有的手术方法更为自然，可以获得整体改善面部皱纹的效果。

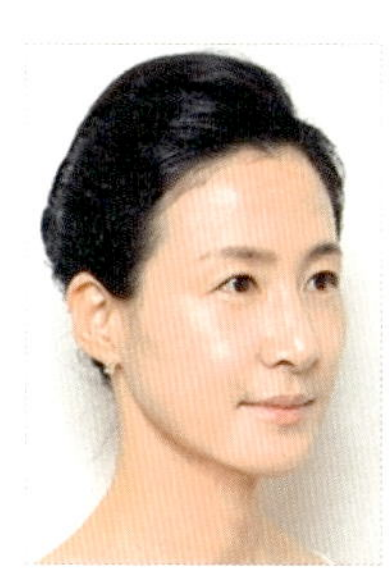
Step 1_ 诊断符合顾客状态的面部线条。

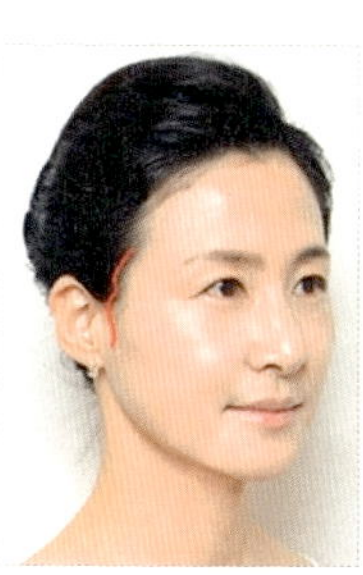
Step 2_ 切开提前设计好的耳朵前方1~2㎝处。

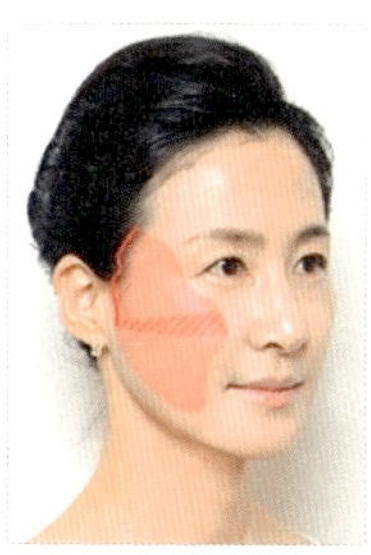
Step 3_ 在用斜线标记的部位范围内分离筋膜组织后进行清除和缝合。

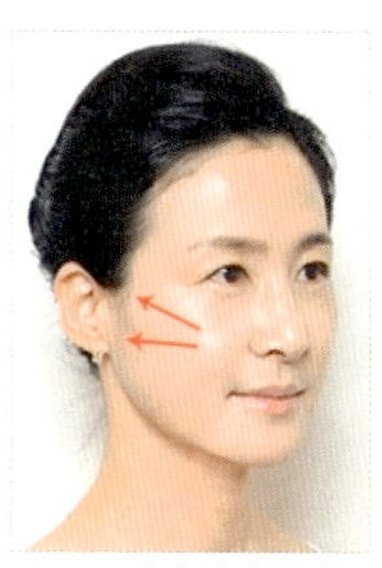
Step 4_ 分离清除筋膜组织并进行缝合后，盖上皮肤。

商谈面部拉皮手术时，首先要针对顾客状态来诊断面部线条，再对提前设计好的耳朵前方1~2㎝处进行切开。筋膜(SMAS)是存在于皮下脂肪层和肌肉层之间的筋膜，它是对重力非常薄弱的薄弱结构，它是因老化现象而形成皱纹的最大因素，分离筋膜后进行清除和缝合。手术对象为因老化而产生皱纹的中年人和老年人，甚至接受面部轮廓手术后出现脸颊下垂或面部下垂等年轻人也可以通过面部拉皮手术获得显著效果。

手术时间短，长久保持年轻

面部拉皮手术从根本上掌握原因并进行确实的改善，可以获得半永久性的手术效果，无需担心复发。通过一次手术可以改善整体的面部皱纹。同时，无痛麻醉简单，手术时间和恢复时间短，不会对日常生活造成较大的障碍。

使切开线达到最小，手术痕迹不明显，无需担心疤痕，可以获得缩小脸部和V线条的效果。但是，根据医生的熟练程度，手术结果大不相同，因此，由临床经验和技术丰富的专业医生实施手术至关重要。

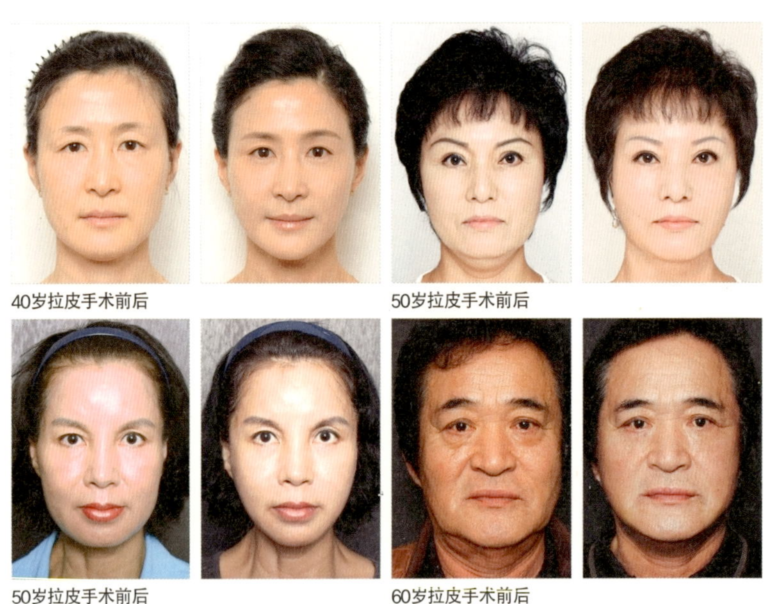

40岁拉皮手术前后　　　　　　　50岁拉皮手术前后

50岁拉皮手术前后　　　　　　　60岁拉皮手术前后

解决审美自卑和功能障碍的"太阳穴拉皮术"

因老化而出现的眼皮下垂不仅会在审美方面诱发自卑感，而且还会因下垂的眼皮在多个方面出现功能不便。下垂的眼皮遮挡住视野，给生活带来不便，眼皮下垂还会使被盖住的部分溃烂并诱发刺痒。解决自卑和功能障碍的手术就是"太阳穴拉皮术"。

"太阳穴拉皮术"通过在头皮部位切开一个极小的口，提升太阳穴部位的皮肤并矫正皱纹。它不仅能改善眼部前方严重下垂的眼梢部位的皱纹，还可以获得改善八字纹和提拉面部肌肉的效果。

改善因上眼睑、下眼睑手术很难清除的眼部侧面的深层皱纹的效果理想，所以不仅是中年人，拉皮手术在年轻人中也拥有超高人气。

切开的头皮部位小，不仅减少了头发损失的部位，还能把疼痛与淤青减到最低，使患者能快速恢复日常生活。

埋线提升

利用面部拉皮手术中使用的特殊突起的"PDO"，兼顾变长下垂的皮肤，改善皮肤弹力。

可以用眼睛确认的神奇效果

在皮肤真皮层实施手术，与现有的表皮层手术相比，手术效果更快，术后便可以用眼睛确认到神奇的效果。在变长下垂的皮下层中插入，按照想要的方向提拉皮肤，使下颚曲线变长或塑造充满立体感的面部时效果显著。

这时使用的线是能形成胶原蛋白并能融化的线，插入此线的部位可以再生胶原蛋白，通过真皮内的纤维化赋予皮肤弹力，获得提拉效果。提拉变长的皮肤，获得V线条效果，而最后保持面部提拉的线则会融化并消失。

随着时代的变迁，对于美的基准也稍有不同，但男女老少对于童颜的关注度却从未改变。最近对于塑造童颜外貌的关注度逐渐提高，打造年轻、弹力皮肤的美容医疗手术也一同发展。我们的身体从20岁中后期开始，生成胶原蛋白的能力下降，逐渐开始老化，随着时间的流逝和年龄的增长，面部皮肤首先发生变化，

但是，皮肤的弹力下降并不一定是由老化引起的。近来，除了老化之外，过度的减肥而导致体重下降，繁忙的日常生活中诱发的压力，不规则的生活习惯等各种环境因素也会导致皮肤弹力下降。

尤其是如果皮肤弹力下降，面部肌肉逐渐向下下垂，面部线条出现变形，八字皱纹或眼边、额头皱纹看起来更深。因此，随着年龄增长，看起来呈现出老颜或凶恶的印象。过去的拉皮手术清除中年人因老化而失去的皮肤弹力和皱纹，虽然抗衰老形象强，但是，最近的拉皮手术不仅单纯清除皱纹或改善皮肤下垂，而且还具备塑造长脸型的V线条效果，从希望打造皮肤弹力和脸型的20岁，到希望改善皱纹和童颜面部的中年人，在各年龄段下通过拉皮手术打造童颜是近来的趋势。

往患者皮肤中插入医疗线的埋线提升不仅向上提拉下垂的皮肤，而且还具备形成胶原蛋白和增进弹力、改善皱纹的效果。特别是20~30岁的年轻人的皮肤下垂程度或弹力与中年人相比，老化程度相对较小，因此，比起利用切开的面部拉皮手术，埋线提升更为合适。其理由是可以快速恢复日常生活，手术相对较为简单，可以马上看到效果。

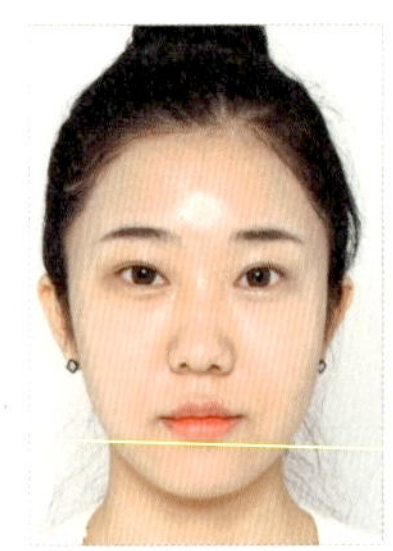
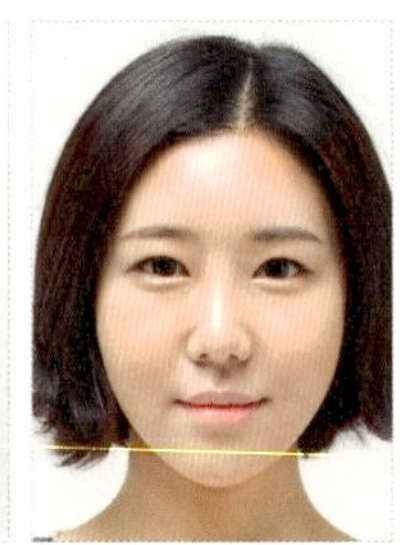

20岁埋线提升手术前后

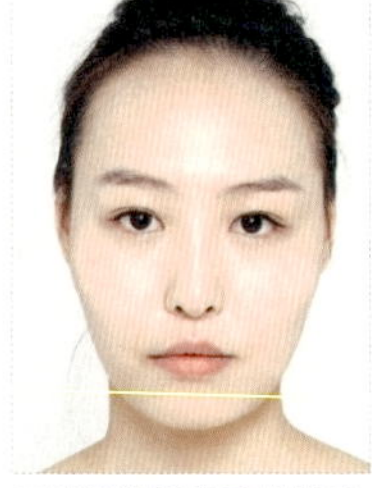
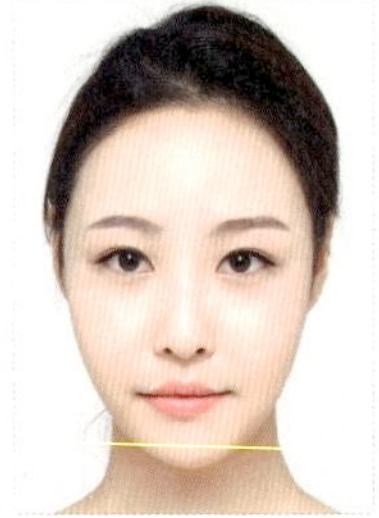

20岁埋线提升手术前后

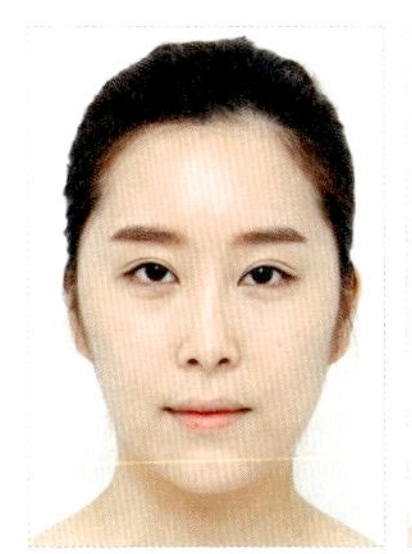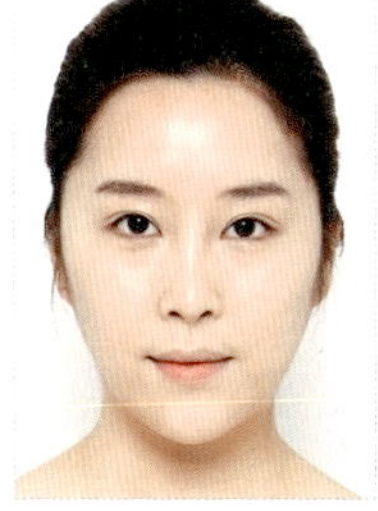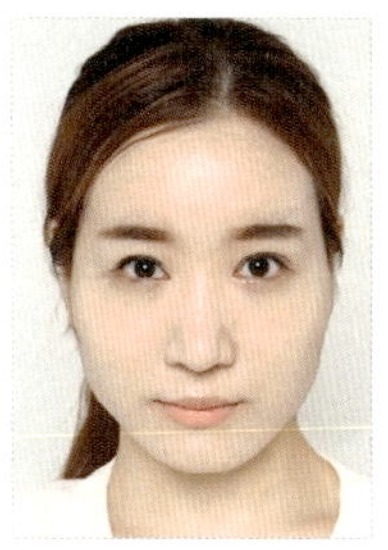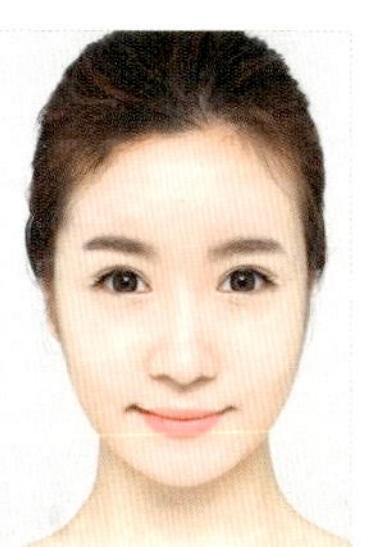

30岁埋线提升手术前后　　　　　　　　30岁埋线提升手术前后

"埋线提升"减少痛症，提高效果

实施局部麻醉，通过10~20分钟的短暂手术，利用皮下层和真皮层之间的特殊针来插入线，连1㎜都不用切开便可获得确实的提拉效果。既不会留下疤痕，也几乎没有浮肿。日常生活没有障碍，效果可持续2年以上。可以获得改善下垂的面部肌肉、下颚线条、皱纹、弹力、形成V线条、美白等各种效果，在中年人和20~30岁的年轻人中拥有超高人气。

提拉、放入、拿掉…"triple拉皮"

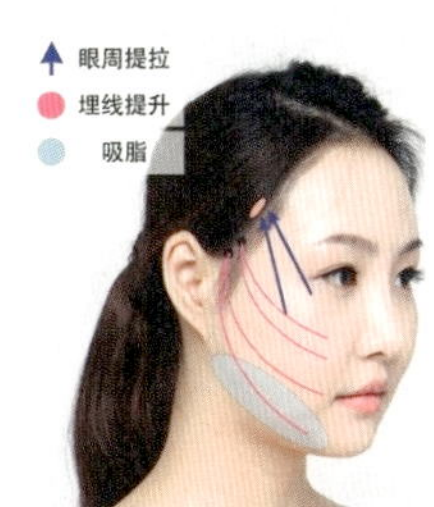

Triple拉皮的手术方法

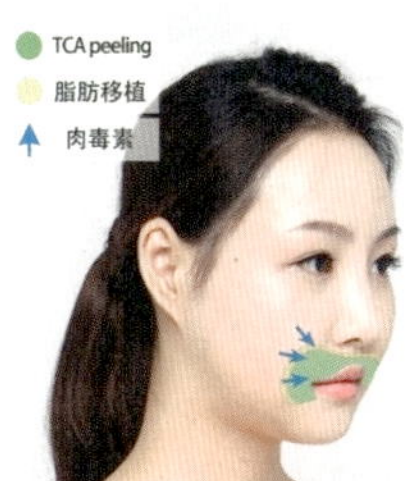

嘴边提拉的手术方法

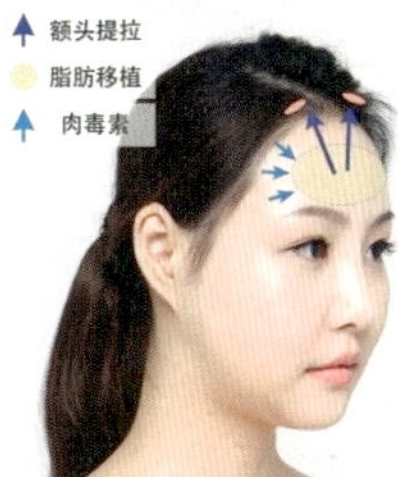

额头提拉的手术方法

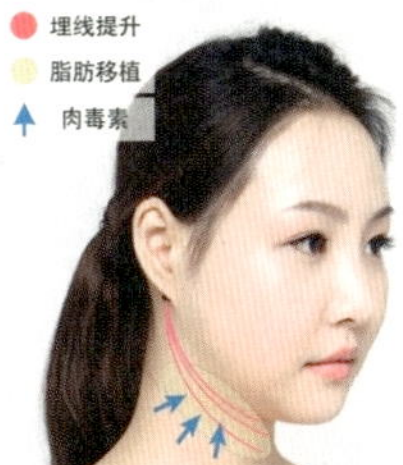

颈部皱纹提拉的手术方法

吸入不需要的脂肪，把脂肪植入到皱纹较深的部位使其平坦。接下来对皱纹部位实施提拉。即，同时进行吸入不需要的脂肪、脂肪移植、拉皮这三种手术，一次获得三种效果，因此被命名为"triple"。Triple拉皮不是单纯提拉变长的皮肤，而是去除真皮下方到筋肉层上方空间的筋膜(SMAS)，可以获得与面部拉皮手术类似的半永久性效果。

利用内视镜，切开去除皱纹所需的最小部分，使部位达到最小，且使手术部位的神经、血管、主要组织等的损伤达到最小，因此手术安全。对面部、特别是颈部皱纹有效。手术时间短，浮肿小，可以快速恢复日常生活。

安全的拉皮手术

拉皮手术根据皮肤老化的程度、皱纹状态等，手术的种类或线的条数、提拉方法各不相同。另外，准确掌握手术的稳定性和自身的皱纹状态至关重要。

整形手术，协调的美丽优于一切

所有女性都拥有"变更美"的欲望，整形外科利用这种欲望过度推荐整形手术的也不在少数。比起改善女性或个人的自卑感，希望按照广播中宣传的美的基准或者参照明星来实施手术。

但是接受没有个性的手术有时反而会导致面部整体的不均衡。整形手术的目的是为每个人寻找最美丽的容貌、最理想的容貌。通过与具备丰富手术经验和技术的专业医生的充分商谈，寻找适合自己的手术方法，这样才能让您获得更为满意的结果。

优先考虑患者，懂得利用患者个人魅力打造协调美丽的医生才是最受欢迎的医生。所有女性都对美存有欲望，但请不要忘记必须寻求正直的专业医生的帮助。

" 자신만의 얼굴형을 만드는 '마법(?)의 양악수술' "

"塑造只属于自己脸型的 '魔法(?)之两颚手术'"

얼굴의 전반적인 형태를 만드는 것이 얼굴뼈다. 얼굴뼈의 특징에 따라서
각자의 얼굴 외형이 정해진다. 자연스럽지 못한 얼굴뼈를 개선시키기 위한 수술이
바로 양악수술과 안면윤곽술이다.

构成颜面轮廓的主要结构是颌面骨架结构。
根据面部骨骼的特征, 而形成每个人的脸型。能改善不自然的面部骨骼形状的手术,
就是两鄂手术和颜面轮廓手术。

BK성형외과의원(上海圣宝医疗美容医院有限公司)

홍성범(洪性范)

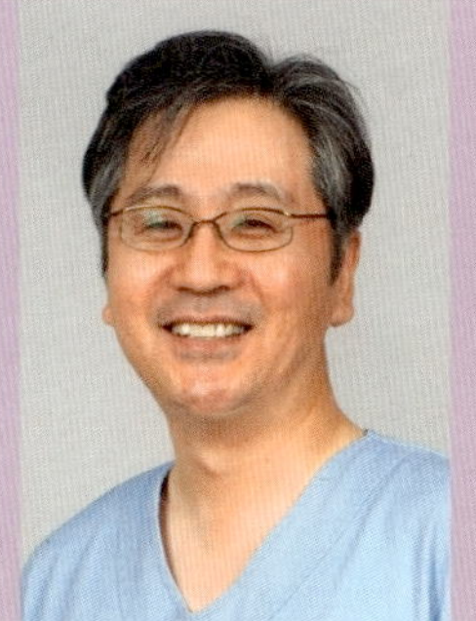

Profile
성형외과 전문의(整形外科專門医)
대한성형외과학회 정회원(大韩整形外科学会正会员)
대한미용성형외과학회 정회원(大韩美容整形外科学会正会员)
한림대학교 의과대학 외래교수(翰林医科大学门诊教授)
대한성형외과 개원의협의회 정회원(大韩整形外科医院医协会正会员)

www.bkhospital.com

7 바탕, 즉 얼굴 형태가 자연스러워야 미인이다

왜 사람들은 얼굴 형태에 대하여 관심을 갖는가

'연예인 누구와 같은 얼굴이 되고 싶어요' '비대칭인 얼굴을 고치고 싶어요' '얼굴을 작게 하고 싶어요' '무턱을 고치고 싶어요' '주걱턱을 고치고 싶어요'… 이는 곧 얼굴의 전반적인 윤곽 형태에 대해 개선을 원하는 사람들이 많다는 것을 의미한다.

사람들은 왜 얼굴의 외형에 대해서 고민을 많이 하고 신경을 쓰는 것일까? 처음 보는 누군가를 만났을 때 얼굴의 어느 부분부터 보게 되는가? 볼록한 이마, 매력적인 눈, 오똑 솟은 코, 가지런한 치아, 매끈하고 깨끗한 피부 등등 이런 부분들을 보기 전에 아마도 상대 얼굴의 전반적인 윤곽을 먼저 보게 된다. 사람은 누구나 테두리를 인식하고 부분을 인식하기 때문이다.

얼굴의 전반적인 윤곽 형태가 자연스럽지 못하다면 있는 그대로의 모습으로 상대의 얼굴을 인식하게 된다. 얼굴을 구성하는 부분들이 아무리 자연스럽고 매력적이라 하더라도 얼굴이 크거나, 심한 비대칭이거나, 심한 주걱턱 혹은 무턱이라면 상대의 얼굴 형태를 더 정확하게 인식한다.

결국 이마, 눈, 코, 치아 등 부분적인 특징들이 매력적일지라도 바탕, 즉 얼굴의 전반적인 형태가 자연스럽지 못하다면 바로 이 자연스럽지 못한 얼굴 형태가 그 사람의 얼굴에 대한 특징을 대변하게 된다.

매력적인 얼굴 외형에 대한 욕구

아래 사진 속 인물을 보자. 첫인상에서 어떤 특징을 인식하는가? 만약 얼굴에서 이마, 눈, 코, 치아 등을 사진보다 더욱 매력적으로 바꾼다면 첫인상의 인식이 바뀌게 될까? 아마도 당신은 여전히 다른 부분, 즉 얼굴의 형태를 특징적으로 기억하게 된다.

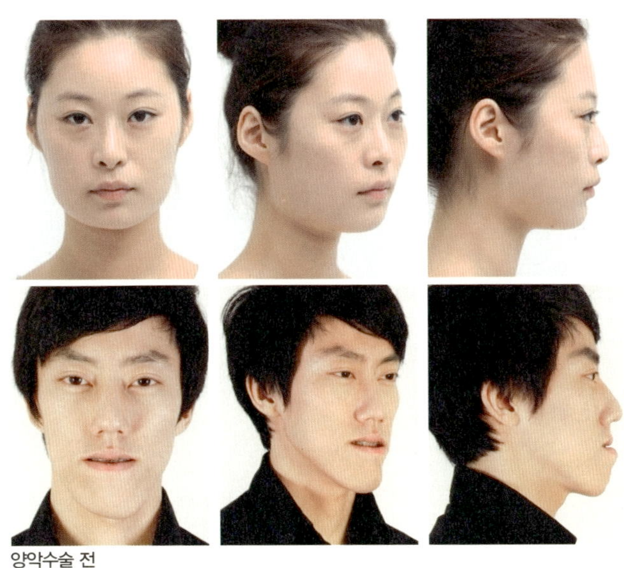

다시 아래 사진 속 인물을 보자. 여전히 첫 번째 사진처럼 사진 속 인물들의 첫인상이 특징지어 인식되는가? 두 인물은 동일한 사람이며 수술 전후의 차이가 있을 뿐이다.

바로 이것이 얼굴의 전반적인 형태에 대한 사람들의 일반적인 인식이며 이와 같은 이유로 자연스럽고 매력적인 얼굴 외형에 대한 욕구가 나타난다.

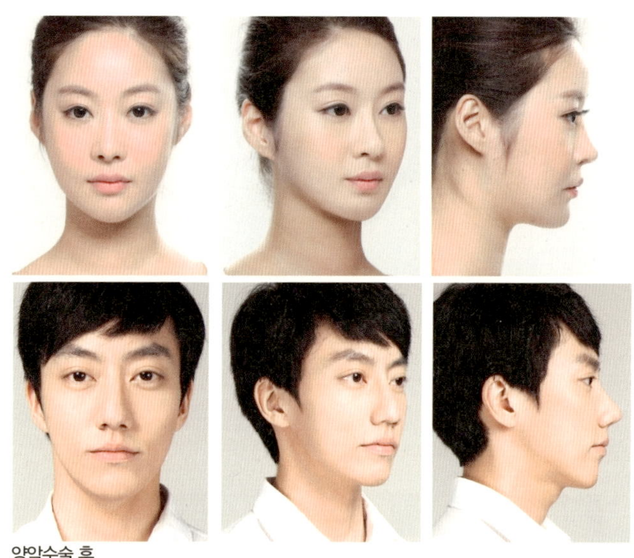

양악수술 후

'마법(?)의 양악수술', 양악수술은 무엇인가?

최근 몇 년 동안 양악수술을 받은 연예인들의 수술 전후의 드라마틱한 변화로 양악수술에 대한 수요가 증가하였다. 각 병원에 걸려 있는 전후 사진만 보아도 어느 누구든지 한 번쯤은 고민을 할 수밖에 없게 만드는 그야말로 마법의 수술이다.

이 순간 양악수술을 집도한 의사는 마법의 수술을 하는 엄청난 능력을 가진 마법사가 된다. '연예인 같은 얼굴을 만들어주는 수술' '예뻐지는 수술' '얼굴이 작아지는 수술' 등으로만 알고 있는 것은 아닌가? 병원을 찾아오는 많은 환자들이 위와 같은 생각을 가지고 있다. 이것은 틀린 생각인가? 아니다. 맞는 말이다. 얼굴이 예뻐지고 작아질 수 있다. 심지어 수술 전후의 인생 자체가 달라질 수 있다. 단, 조건이 있다. 밖으로 나타나는 증상의 원인을 정확히 찾아(진단) 가장 간단하게 원인을 제거(치료)하는 것이 최우선이다. 이 기본을 지키면서 최상의 결과를 내는 의사가 바로 고수다.

양악수술

양악수술은 위턱과 아래턱의 위치를 바꾸는 수술을 말한다. 정확한 진단이 이루어지면 원인을 해소하기 위한 수술을 진행한다.

위턱과 아래턱의 위치를 바꾸어 주는 수술

양악수술은 넓은 범주인 악교정수술의 일부로 '악'은 턱을 의미한다. 그렇다면 악교정수술은 무엇인가? 악교정수술은 말 그대로 위턱과 아래턱의 위치를 바꾸어 주는 수술이다. 임상 및 방사선 검사를 통하여 세밀하게 분석된 자료를 바탕으로 위턱, 아래턱, 턱끝의 위치를 평가하여 정확한 진단이 이루어지면 원인을 해소하기 위한 수술이 진행된다.

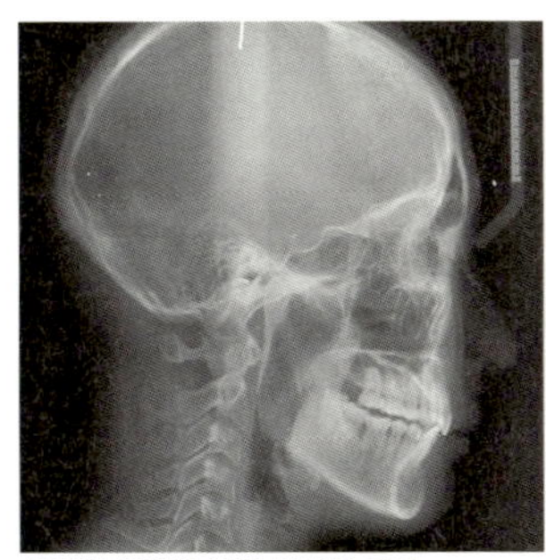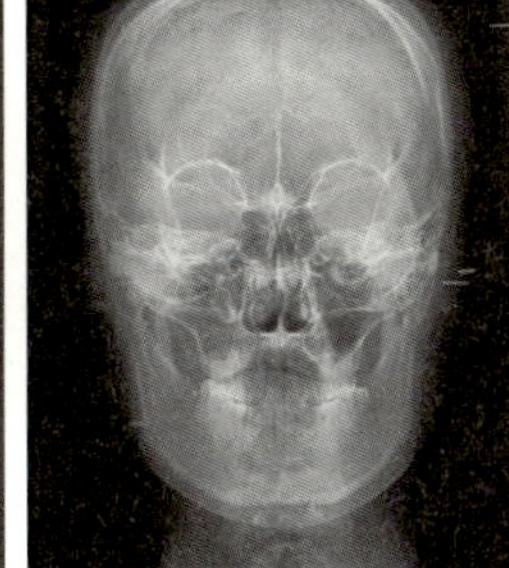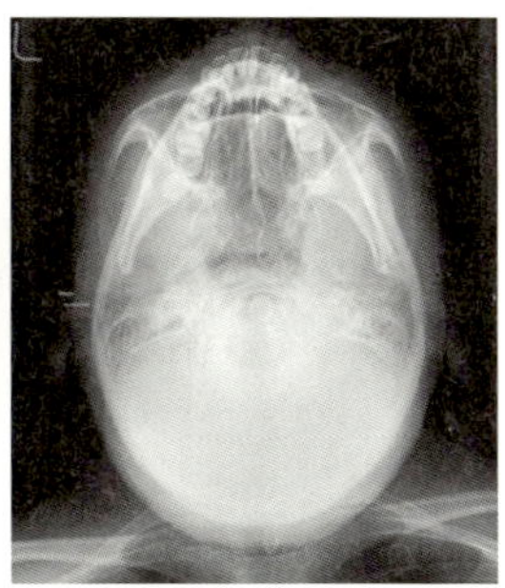

세밀한 진단을 위한 방사선 검사

많은 사람들이 알고 있는 양악수술이라는 것은 기본적으로 위턱과 아래턱의 위치를 바꾸는 수술을 뜻한다. 위턱 또는 아래턱만의 위치가 잘못되어 있어 바로잡아 주는 수술은 편악수술이라 하며 주로 아래턱에서 시행되기 때문에 하악수술로 불리기도 한다. 턱끝의 위치가 정상이 아닐 때 시행되는 것이 턱끝수술 또는 앞턱수술로 불리는 이부성형술이다.

이외에도 위턱이나 아래턱의 앞니 부분만이 돌출되어 있을 때를 치조골전돌증이라

한다. 흔히 돌출입이라 표현된다. 이때 시행되는 수술을 전방분절골절단술이라 한다. 위턱이나 아래턱의 위치 이상이 있는 경우 대부분의 환자에서 심미적인 문제와 더불어서 기능적인 문제를 동반한다. 위턱과 아래턱 간의 관계가 정상이 아닐 경우 비정상 교합이 형성된다. 이러한 비정상 교합은 발음 이상, 저작능력 저하와 이로 인한 소화장애, 악관절 기능 이상, 치주질환 등을 일으킬 수 있다. 이와 같은 기능적 문제를 해소하기 위하여 치아교정을 진행한다. 심미적인 문제와 기능적인 문제, 이 두 가지를 모두 해결하고 만족할 수 있도록 교정 치과의사와의 적절한 협의진료가 중요하다.

수술을 먼저 시행하고 회복 이후에 교정

이전에는 치아교정을 통해 수술 후의 안정된 교합상태를 먼저 확보한 뒤에 수술을 진행하였다.(선교정-후수술) 하지만 많은 논의와 다양한 임상치료를 통하여 근래 들어서는 환자의 보다 빠른 외모 문제의 회복과 치아교정치료를 위하여 수술을 먼저 시행하고 회복 이후에 교정을 진행하는(선수술-후교정) 추세이다.

수술 전후로 알아본 양악수술의 예

아래 사진에서 무엇이 문제인지 보이는가? 위턱에 비해 앞으로 돌출된 아래턱과 비대칭의 원인이 턱뼈의 위치인 경우다. 문제의 해결방법은 간단하다. 문제의 원인이 위턱과 아래턱, 턱끝의 위치이므로 양악수술과 앞턱수술을 시행하여 각각의 바른 위치로 이동시킨다.

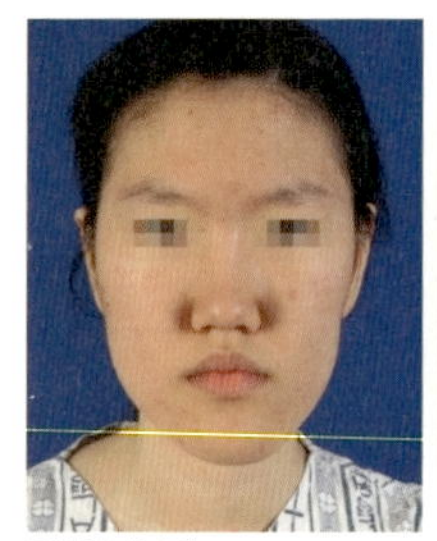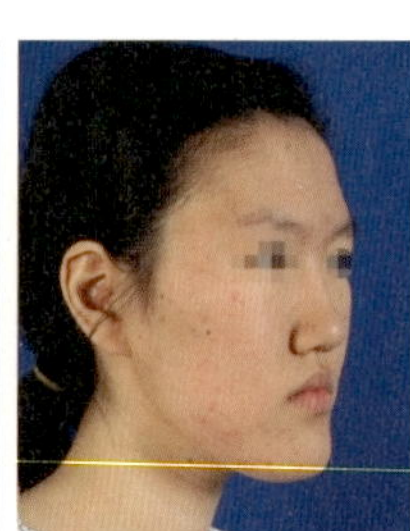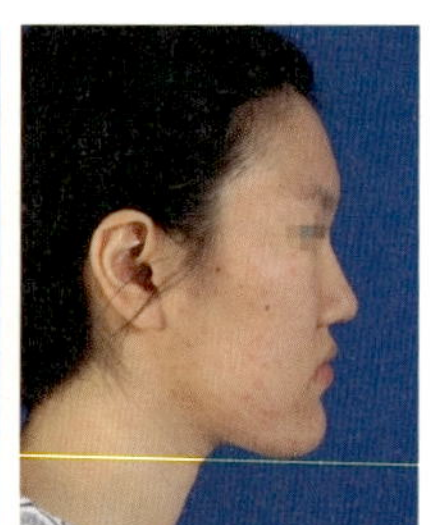

양악수술 전

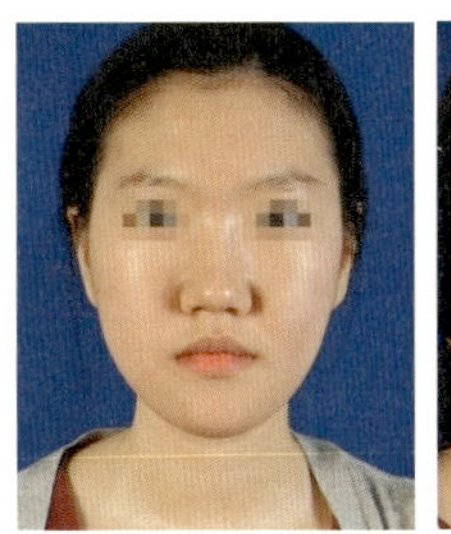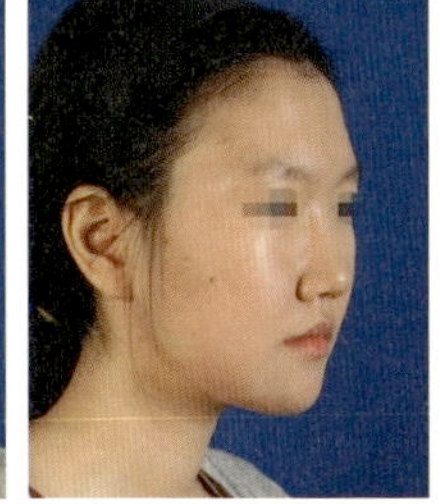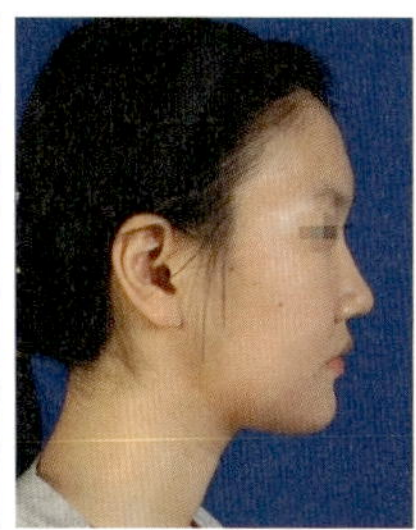

양악수술 후

심미적인 이유로 안면윤곽수술을 병행

눈이나 코의 형태가 양쪽이 다를 수 있듯이 얼굴뼈 또한 위치가 정상일지라도 양쪽의 형태인 길이와 두께 자체가 다를 수 있다. 턱뼈의 위치 문제를 바로잡는 것이 악교정수술이라면 얼굴뼈의 이러한 형태적 문제를 바로 잡는 것이 안면윤곽수술이다. 아래턱뼈의 형태가 다를 경우 사각턱수술, 피질골절제술, 광대의 형태 문제 해결을 위한 광대성형술, 턱끝의 형태 문제 해결을 위한 앞턱수술 등이 주된 안면윤곽수술이다.

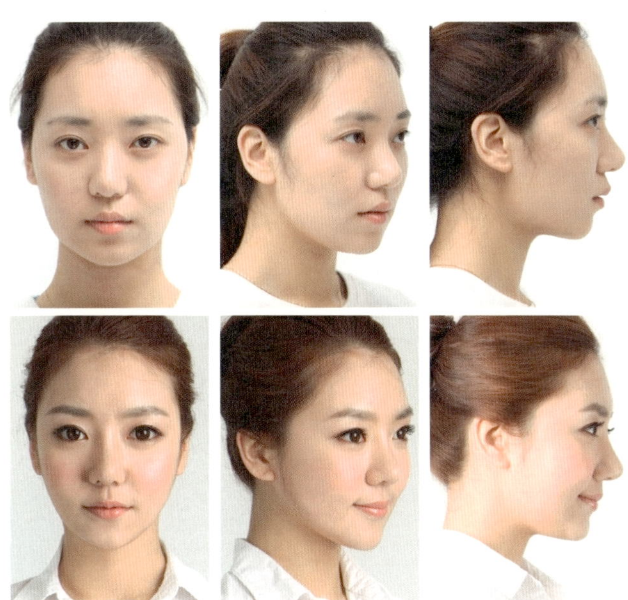

안면윤곽수술을 시행받은 환자의 수술 전후

악교정수술이 필요한 환자들의 대부분은 '아름다운 바탕'을 갖고 싶어 하는 심미적인 이유로 안면윤곽수술을 병행한다.

동양인의 경우 서양인들에 비하여 폭이 넓은 안모 특징을 갖고 있으며, 광대뼈나 하악각이 발달되어 있으면 사나워 보이고 강하게 보인다는 이유로 개선을 원하는 경우가 많다.

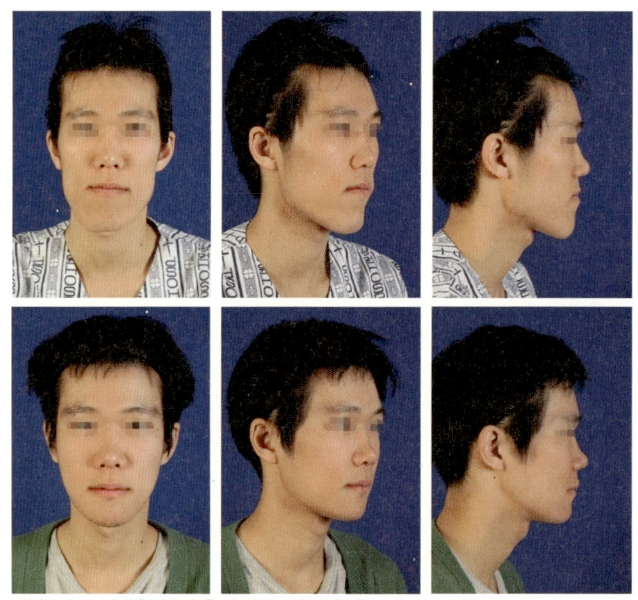

양악수술과 안면윤곽수술을 동시에 시행받은 환자의 수술 전후

자, 그렇다면 이제 위에서 언급했던 조건이라는 것이 이제 무엇인지 이해가 되었는가? 다시 말해 수술방법의 중요성보다는 원인에 맞는, 즉 악교정수술의 적응증인 경우에 수술이 이루어졌을 때에 얼굴이 예뻐지고 작아질 수 있다.

만약 위의 예시에서와 같은 증상과 원인을 가지고 있다면 의사는 환자의 마법사가 될 수 있다. 원인에 대한 이해 없이 단순히 예뻐지고 얼굴이 작아지기 위해서 무분별하게 시행되는 양악수술은 결코 마법이 될 수 없으며 불행의 시작이 될 수 있다.

양악수술은 위험하다?

양악수술로 대변되는 악교정수술의 역사는 결코 짧지 않다. 이미 셀 수 없이 많은 수술 증례와 연구들이 발표되었다. 정확한 진단과 최상의 수술이 가능한 의사가 중요하다.

역사가 깊은 악교정수술

어떤 수술방법보다 빠른 속도로 확산된 것이 양악수술이다. 대중들에게 많이 알려지고 친숙해지는 효과도 있었으나 언론에 의한 수술 후 부작용이 대대적으로 보도되면서 양악수술에 대한 거부감 역시 커져가고 있는 것 또한 주지의 사실이다.

사람들이 양악수술에 대하여 우려를 표명하는 가장 큰 이유는 근래 들어 알려진 수술방법이어서 장기적인 안정성에 대한 데이터가 없고 최근에 개발된 수술이기 때문에 문제가 많다는 것이다. 최근의 흐름으로 보자면 일반 사람들이 이러한 생각을 가지게 되는 것은 당연한 일일지도 모르겠다. 그렇다면 이러한 생각들이 실제로도 사실인가? 악교정수술의 시초는 1849년 미국 외과의사인 사이몬 헐리헨(Simon Hullihen)의 하악골 쐐기형 골절제술을 통한 후방이동 증례 보고이다. 이후 미국과 유럽의 개척자들에 의해 독자적인 수술방법들이 보고되었고 1955년 휴고 옵웨게저(Hugo Obwegeser)의 '하악의 구강 내 하악골 시상분할 골절단술'(Intraoral Sagittal Split Osteotomy of Mandible)의 발표를 기점으로 현재 행해지고 있는 수술방법으로 발전하였다.

1970년대에 이르러 항생제와 마취학의 발전과 더불어 옵웨게저의 상, 하악 동시수술(즉, 양악수술)의 영향으로 양악수술이 활발하게 시행되기 시작하였다. 이후 지금까지 수술 후의 안정성과 회기, 고정방법 및 악간고정(IMF), 물리치료(PT) 등에 대한 다양한 연구들이 진행되고 발표되었으며 최근에는 3차원 CT를 이용한 진단과 장치제작 및 내비게이션 서저리 등에 대한 연구가 활발하게 진행되고 있다.

양악수술로 대변되는 악교정수술의 역사는 결코 짧지 않다. 이미 셀 수 없이 많은 수술 증례와 연구들이 발표되었다. 단지 일반대중들에게 널리 알려진 시기가 짧을 뿐이다.

7 基础，即面部形态
自然才是美人

为什么那么多人如此关心脸部形态

'我想做成演艺人OO的脸型' '想矫正脸型不对称' '想变成小脸' '想矫正无下巴'…这些都表明很多人想改善自己的面部整体轮廓。

人们为甚么对自己脸型而烦恼，花费精力呢？与人见面时第一入眼的是面部哪个部位呢？饱满的额头，魅力电眼，挺拔的鼻梁，整齐的牙齿，透亮光滑的皮肤等等，我们看到这些部位之前应该先入眼的是对方的整体颜面轮廓。这是因为每个人都是先认知到整体，然后认知部分的原因。

如果面部的整体轮廓形态不自然，人们只会认知到不自然的一面。构成面部各结构不管有多自然有魅力，一旦对方的面部大，有严重的不对称、严重的下颌前突或者无颏的话人们认知的时候会记住这些特点，且认知更加确切。

结果，前额，眼睛，鼻子，牙齿等部分特征即使很具魅力，背景，即面部整体形态不自然不规则，会直接显出脸型特征。

想具有魅力脸型的欲望

让我们看看下面的照片，我们所认识到的第一印象是什么？如果照片上的额头，眼睛，鼻子，牙齿等结构改变成更有吸引力的样子，能改变第一印象吗？你的脑海里依然会特征性的记住脸型。

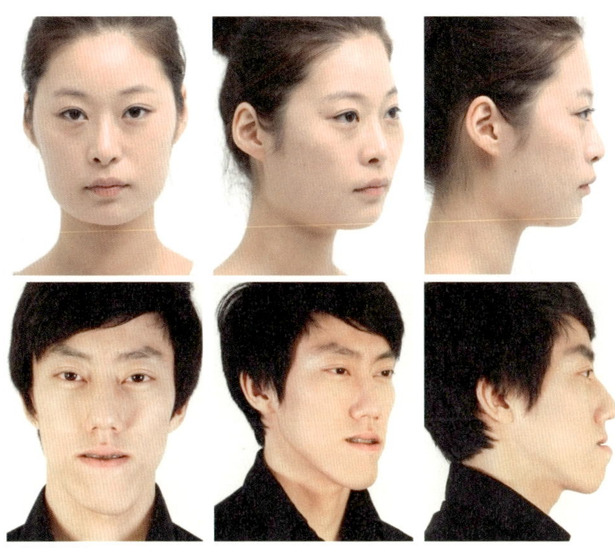

两颚手术前

让我们再看看下面照片，和第一张照片一样，还有特别的认知特征吗？两张照片为同一人物，只有手术前后差别。这就是人们对脸部整体形态的普遍认知情况，基于这个原因，人们渴望拥有自然而有魅力的颜面轮廓以及外形。

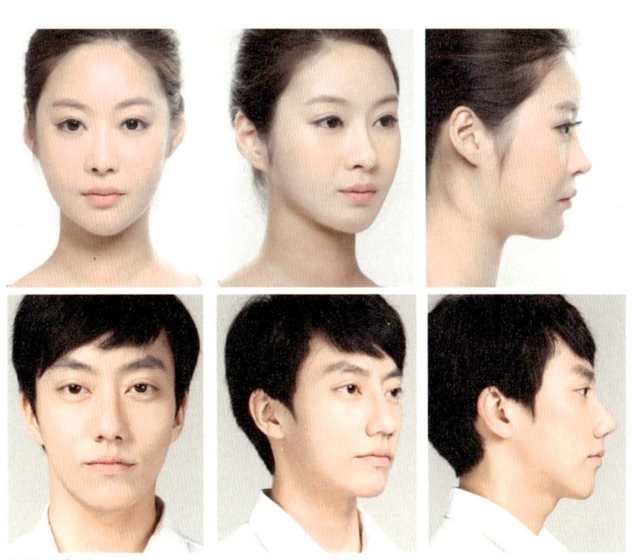

两颚手术后

'魔法(?)之两颚手术', 什么是两颚手术？

最近几年，做过两颚手术的演艺人在银幕上频频亮相，可使年轻男女对这一手术的渴求度猛增。光看各家医院的手术前后对比照也足以让人动心的神奇的魔法手术。此时，做两颚手术的执刀医生就成为具有超能力的魔法师，做出'变成明星般靓丽面孔的手术''变漂亮的手术''使脸变小的手术'，到底是否这样呢？来医院咨询的很多人基本都怀有如此想法。这种想法是错误的吗？没有错，这种想法是正确地术后脸型变小变漂亮，甚至手术前后的人生也会有很大改变。然而，有个条件。我们需要找出这些症状的病因，正确诊断后去除病因是最优先的。去除病因原则下，手术达到最佳效果的医生才可称之为高手。

两颚手术

两颚手术是矫正上颚和下颚的骨架结构以及位子的手术。确诊后可进行去除原因的手术。

矫正上颚和下颚骨架结构和位子的手术

两鄂手术属颌面矫正术范畴内的一部分，"鄂"指的是颌骨。那么鄂矫正术是什么呢？就是重置上颌骨和下颌骨位置的手术。首先通过临床以及影像诊断，

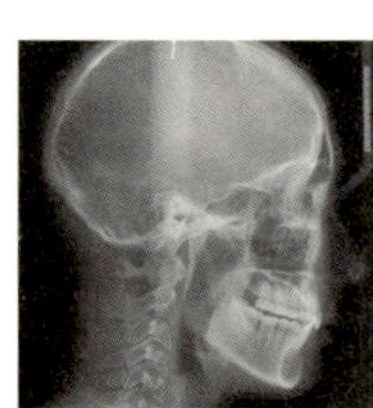
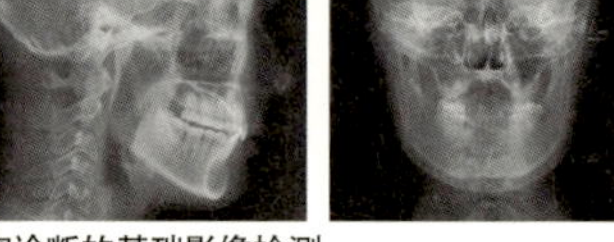
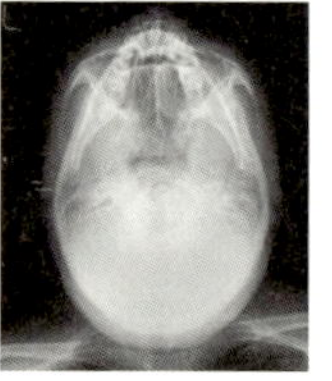

精密诊断的基础影像检测

通过精密诊断分析，评估上颚、下颚的位子以及骨架结构，进行确切诊断后，通过手术去除病因。众所周知的两颚手术的基本原理就是矫正上颚和下颚的骨架结构以及位子。矫正上颚或下颚的位子叫做偏颚手术，大部分矫正下颌而又称之为下颚手术。下颌形态异常或三维方向异常时做的下巴矫正术，又称之为颏成形术。除此以外，其牙龈组织和牙齿前突时称为牙槽骨突出症。俗称为突嘴，

该症状治疗手术方法为前方骨部分切除术。

上颌或下颌位置异常情况，大部分患者有审美缺陷，并伴随功能性问题。上下颌咬合不正常，经常会导致发音异常，咀嚼能力低下引起的消化不良，颚关节功能障碍，牙周疾病等等。为了改善此类功能性障碍，施行牙齿矫正，为改善审美缺陷和功能障碍，治疗过程中与口腔科专业医师协诊也非常重要。

先做手术，恢复后矫正

以前都是通过牙齿矫正，确保稳定的咬合状态后进行手术。(先矫正-后手术) 后来经过多方面探讨和经过大量临床治疗经验，目前为了尽快改善患者外表问题和牙齿矫正，先进行手术，恢复后进行矫正的(先手术-后矫正)手术疗法成为一个新趋势广泛使用。

通过术前术后比较两颚手术案例

下面照片上能看出问题吗？下颌比较前突，下颏骨架歪曲导致颜面不对称。解决方法比较简单。主要原因为上下颌、下颏的位子异常，通过两颚手术和颏成形术让各个骨性结构恢复正常位子就可。

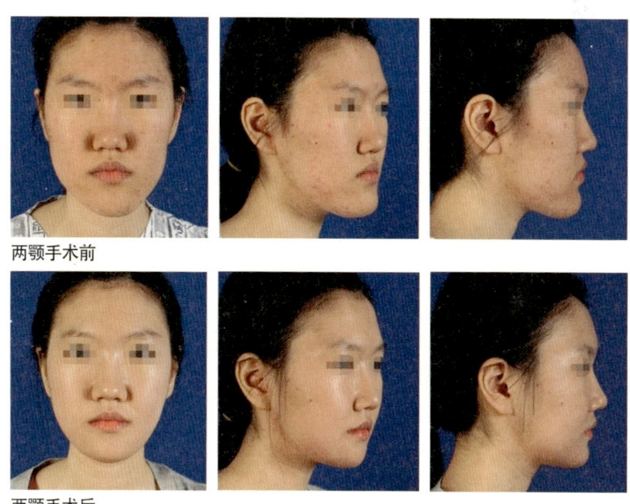

两颚手术前

两颚手术后

为改善审美，并行颜面轮廓手术

就像每个人两侧的眼睛或者鼻部的形态不对称一样，面部骨架虽然在正常位置，但两侧的长度和厚度不可能完全对称的。矫正上、下颌骨的结构及位置称为鄂矫正术，矫正颜面骨性结构形态的治疗方法叫颜面轮廓手术。下颌角形态异常时可做下颌角矫正术，皮质骨切除术，改善颧骨形态的颧骨整形术，改善下颏形状的颏整形术等，为主要的颜面轮廓手术。

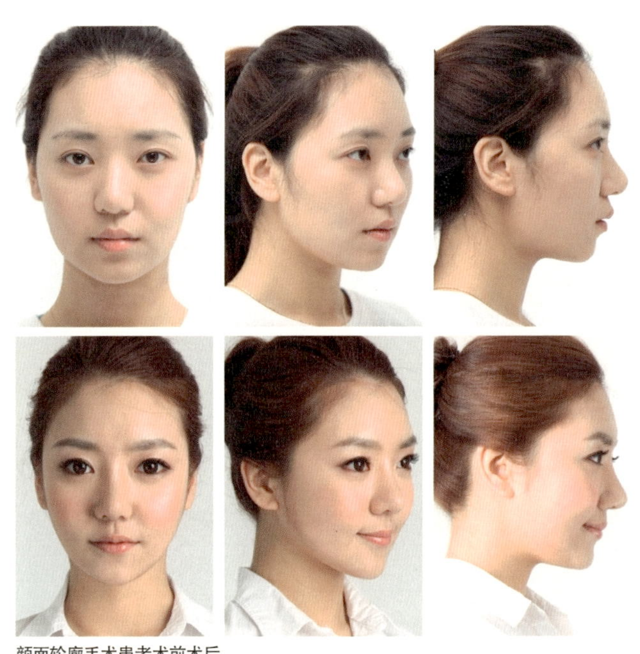

颜面轮廓手术患者术前术后

需要做两颚手术的患者大部分为拥有靓丽脸型的审美需求，并行颜面轮廓手术。东方人拥有比西方人较窄的相貌特征，且审美观上称颧骨或下颌角发达，会显强硬感觉，所以希望能改善成柔和的面孔。

那么，可以理解上面所提及的手术需要条件了吗？比起手术方法的重要性，要对应原因的，即，在有两鄂矫正术适应症的情况下做手术，会拥有美丽的小脸蛋。

如有与上述案例类似症状和原因，医生可以当做患者的魔法师。没理解基本原因，只为变漂亮而盲目做的两颚手术不能成为魔术，可能会是不幸的开始。

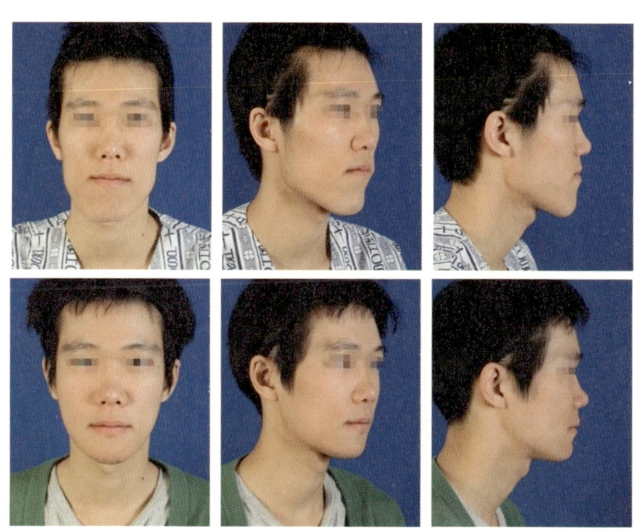

同时进行两颚手术和颜面轮廓手术患者术前术后

两鄂手术是危险的？

目前被称为两颚手术的颚矫正术的历史并不短。之前已有无数手术案例和研究报告。最重要的是准确诊断和技术高超有丰富经验的医师。

历史悠久的鄂矫正术

两颚手术波及速度比任何一项手术方法都快。被大众熟知并有着大家认可的亲密效果，但是媒体的大量报道术后副作用等负面新闻，大众对两颚手术心存担忧、有所排斥也是众所周知的事实。

人们对两颚手术表示担忧的最大理由就是因为近期才被波及的手术方式，没有长期稳定性数据报告，并且是最近才发明的手术方式，目前未解决问题也较多。看目前医疗市场走向，一般人抱有如此想法也可能理所当然。那么实际上也这样的吗？

颌面骨畸形的治疗已有百余年的历史，1849年美国外科医生Simon Hullihen首先报道一例烧伤后瘢痕挛缩所致下颌骨畸形，通过截骨方式得以矫正，这是现代医学文献中记载的最早的颌骨整形术。之后欧美国家陆续有文献报道各种颌骨畸形的截骨矫正术，并不断改进。1955年 Hugo Obwegeser的'口腔内下颌升支矢状劈开截骨术'(Intraoral Sagittal Split Osteotomy of Mandible)的发表为转折点，随着各学科不断研究和共同发展，已成为目前常用的颌面畸形矫正手术方。

1970年代，随着抗生素使用和麻醉医学的发展，受Obwegeser的上、下颚同时手术(即两颚手术)的影响，两颚手术广泛被施行。至今经过长时间的探索实践，术后稳定性，固定方法以及颚间固定(IMF)，物理疗法(PT)等方面进行各项研究和发表，最近利用三维CT的精密诊断和组织代用品的应用，规范化手术方法等不断进行研究。目前被称为两颚手术的颚矫正术的历史并不短，之前已有无数手术案例和研究报告，只是被大众所认识的时间较短而已。

"탄력 있는 원추모양, 가슴은 여성 그 자체이다"

"漂亮乳房 美丽女人的象征!"

동양여성들은 대개 가슴이 빈약한 탓에 유방확대수술을 많이 하고 있다.
하지만 자신의 체형에 가장 잘 어울리는 수술법을 택하는 것이 중요하다.

由于东方女性胸部大部分都是属于偏平的，所以隆胸手术很是受到东方女性朋友的热捧。
但是隆胸手术方法有很多种，选择适合自己的方法才是最好的。

봉봉성형외과의원(棒棒整形外科医院)

박성수(朴晟秀)

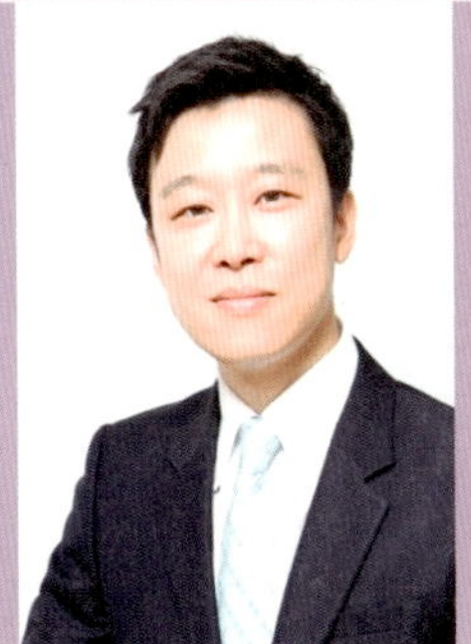

Profile

성형외과 전문의(整形外科專门医)
대한미용성형외과학회 정회원(大韩美容整形外科学会正会员)
유방성형연구회 정회원(乳房整形研究会正会员)
국제미용성형외과학회 정회원(国际美容整形外科学会正会员)
분당 서울대병원 성형외과 자문의(盆唐首尔大学医院整形外科咨询医生)

www.bongbongclinic.com

8

'가장 하고 싶은 수술'이자 '가장 만족도가 높은 수술'

아름다운 가슴이란

여성들의 가슴은 개그 프로그램의 단골 소재로 등장하곤 한다. 여성미를 상징하는 가슴이 여성들의 콤플렉스로도 작용하기 때문이다. 그러나 여성들이 선망하는 '예쁜 가슴'도 시대나 유행의 변천에 따라 그 개념이 변해왔다. 그럼에도 불구하고 변치 않는 것은 전체적인 체형과 밸런스를 이루는 가슴이어야만 아름다워 보인다는 점이다. 이상적인 가슴은 전체적으로 피부 탄력이 있으면서 원추모양이어야 한다. 원추의 둘레는 허리보다 20~25㎝ 정도 크고 엉덩이 둘레보다는 4~5㎝ 정도 작은 크기가 알맞으며 옆에서 봤을 때 가슴의 정점, 유두 유륜의 중심부가 어깨와 팔꿈치의 중간에 위치하고 있는 것이 가장 좋다.

한국 여성들은 대개 가슴이 빈약한 탓에 유방확대수술을 가장 많이 하고 있다. 가슴확대수술법에는 유방조직 내에 인공보형물을 넣는 방법과 빈약한 가슴의 피부 아래층에 적정량의 지방세포를 주입하는 지방이식가슴확대법이 있다.

가슴수술은 크기뿐 아니라 몸매와의 조화와 균형을 이루는 것이 매우 중요하다. 환자의 키와 체격, 허리와 엉덩이라인에 어울리는 가슴을 만들려면 가슴의 폭이나 넓이, 돌출의 정도, 경사도 등 3차원적인 형태를 고려하면서 수술을 해야 한다. 여기에 수술자의 예술적인 안목이 더해졌을 때 비로소 아름다운 가슴에 이를 수 있게 된다.

가슴확대술

가슴에 삽입되는 보형물이 자리 잡을 공간을 임플란트 포켓(Implant Pocket)이라고 한다. 이 포켓이 출혈 없이 깨끗하게 만들어지는 것이 무엇보다 중요하다.

수술의 과정이 빠르고 정확하며 꼼꼼해야

모든 수술이 그러하듯 가슴성형도 수술의 과정이 빠르고 정확하며 꼼꼼해야만 수술 결과도 좋다. 가슴수술에서는 상당한 크기의 보형물이 삽입되는데 이때 보형물이 자리 잡을 공간을 '임플란트 포켓'(Implant Pocket)이라고 하며 이러한 포켓이 출혈 없이 깨끗하게 만들어지는 것이 무엇보다 중요하다. 환자의 안전을 위해서나 구형구축을 예방하고 수술 후의 통증을 줄이는 데에도 기여하기 때문에 수술의 성패를 좌우한다고 할 수 있다.

국내에서 '원데이(1-Day) 가슴성형'을 도입하여 사용하였다. '주말에 수술하고 월요일에 출근하자'라는 슬로건으로 많은 국내외 여성고객들에게 호응을 얻었다. '어떻게 가슴수술을 받고 다음 날 바로 출근할 수 있지요?'라고 지금도 대부분의 사람들은 놀라고 의문을 갖는다. 하지만 정작 수술을 경험한 후에는 고개를 끄덕인다. 특히 해외에서 가슴확대수술을 받으러 온 여성분들에게 한국에서의 체류기간이 짧아도 된다는 장점 때문에 인기가 매우 높다.

4가지가 없는 원데이 가슴성형

01_피주머니_보형물을 삽입한 공간의 출혈로 인해 고여 있거나 흘러나오고 있는 피를 빨아들이는 의료용 플라스틱 호스로써 출혈이 많은 경우 이 장치를 사용하여 피를 빨아들여 구형구축과 기타 부작용을 예방한다.

02_압박붕대_수술 부위를 압박하여 출혈을 멎게 하거나 고여 있는 피를 짜내는 목적으로 사용된다.

03_입원_피주머니를 달고 압박붕대를 두르고 있는 상태에서는 거동이 불편하며 병원에서의 입원치료가 필요하게 된다.

04_마사지와 실밥제거_정확한 포켓작성과 출혈 없는 꼼꼼한 수술로 마사지와 실밥제거의 필요를 줄였다.

어떻게 이런 수술이 가능할까? 그 이유는 정교한 수술과 출혈 없는 박리 때문이다. 출혈 적은 수술은 정확한 절개와 꼼꼼한 지혈, 그리고 풍부한 해부학적 지식과 많은 임상경험을 통해 가능하다.

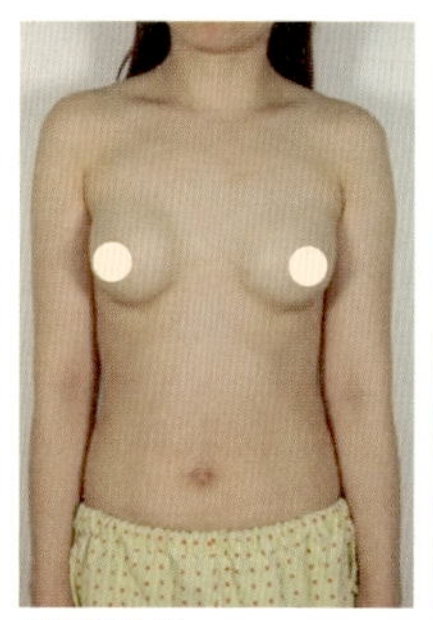
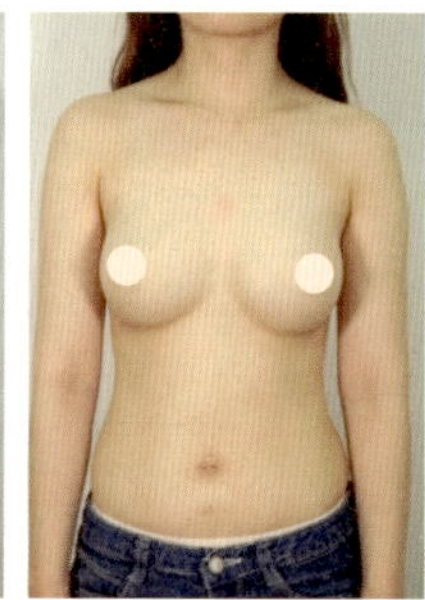
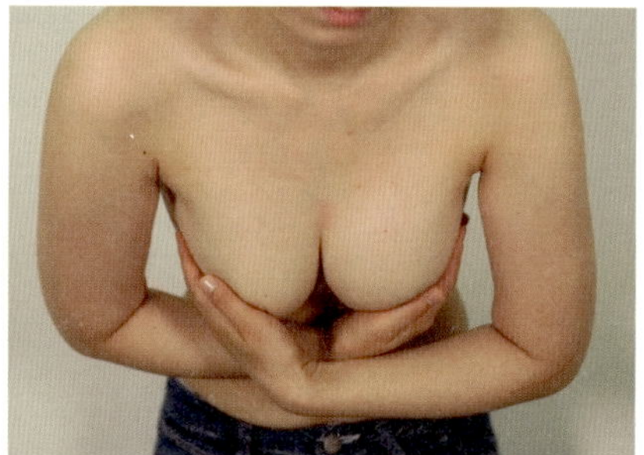

가슴확대 전   가슴확대 후   가슴확대 후

보형물을 이용한 가슴확대

보형물을 삽입하는 경우 피부 절개 위치에 따라 겨드랑이절개법, 유방밑주름절개법, 유륜주위절개법으로 나눌 수 있다. 국내에서는 겨드랑이절개가 가장 많이 사용되고 있으며 뒤를 이어 유방밑주름절개, 유륜절개의 순서로 사용되고 있다.

각각의 절개법들은 환자의 가슴이 가지고 있는 다양한 특성에 따라 적절하게 선택되어 사용될 수 있으므로 특정 절개법이 모든 환자에서 옳은 선택이 될 수는 없고 개인에 따라 절개방법이 다르게 결정되는 것이 좋다. 각 부위는 장단점이 있으므로 개인의 환경, 직업, 신체 조건에 따라 절개법을 선택한다.

평범한 체형인 경우에는 선택이 자유롭지만 처진 가슴이나 재수술인 경우에는 유륜주위절개법이나 유방밑주름절개법을 사용하여야 한다. 일반적인 미혼여성은 겨드랑이절개법을 선호하고 연예인이나 모델, 무용수 등 노출이 많은 이들은 가급적 사용하지 않는다.

겨드랑이절개법

일반적으로 가장 많이 하는 수술방법으로 겨드랑이 주름이 있는 부위에 4~5cm 정도의 절개선으로 시술한다. 유방 자체에 흉터가 남지 않고, 흉이 자연스러운 주름처럼 보인다. 유두 밑주름선 거리가 짧아도 큰 가슴을 만들 수 있다. 수술 후 초기에 팔을 움직이는데 불편함이 약간 있다.

유방밑주름절개법

유방과 상복부 사이에 접히는 부위에 4~5cm 정도 절개하여 수술하는 방법이다. 보형물을 넣을 방을 만드는데 가장 정확한 위치를 잡기 쉽다. 처진 가슴이나 가슴의 크기를 많이 크게 하기에 적합하다. 통증이나 출혈이 적고, 흉은 밑주름에 감추어져 눈에 띄지 않는다.

유륜주위절개법

유두 주위 짙은 색깔의 유륜을 4~5cm 정도 절개하여 보형물을 넣는 방법이다. 가슴이 처지거나 유두 밑 주름선이 짧은 경우에도 시술이 가능하다. 재수술시 적용이 좋다. 단 유선이 부분적으로 다칠 수 있고, 흉터가 정면에서 보이고, 유두유륜의 모양이 바뀔 수 있다.

가슴확대용 보형물의 종류

현재 가장 많이 사용되고 있는 보형물 재료는 생체적합 실리콘 젤로 만든 코헤시브젤 보형물이다. 10여 년 전에 유행했던 식염수백의 단점인 시간 경과에 따른 부피 감소와 보형물 파열의 우려를 줄일 수 있는 부드러운 반고체 형태의 보형물이다. 코헤시브젤 보형물은 '스무스 라운드 타입'(Smooth Round Type), '텍스처 라운드 타입'(Texture Round Type), 그리고 최근 환자들 사이에서 자연스러운 모양 때문에 선호되고 있는 '물방울 타입'(Water Drop Type)의 보형물이 있다.

자가지방을 이용한 가슴확대

평소 보기 싫은 복부나 허벅지, 등살 등의 지방을 추출하여 가슴확대수술에 사용하기 때문에 체형은 날씬해지고 가슴은 풍만해질 수 있는 효과를 볼 수 있어 일석이조의 수술법이다. 이식재(보형물)가 사용되지 않기 때문에 본인이 만

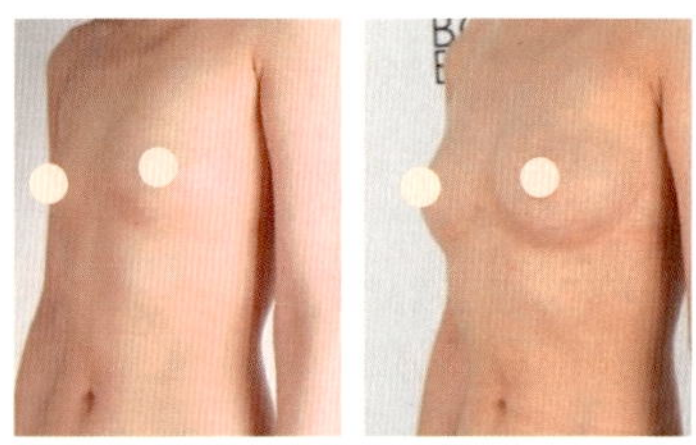

자가지방 이용한 가슴확대 전후

져보아도 전혀 수술을 했다고 알 수 없고 친구나 다른 사람이 만져보아도 눈치챌 수 없다. 수술방법 또한 간단해서 눈에 띄는 절개가 필요 없고 굵은 주사바늘보다 약간 큰 바늘이 들어갈 만큼의 절개만으로 수술이 가능하기 때문에 흉터에 대한 걱정이 없다.

새롭고 혁신적인 하이브리드 가슴성형

'하이브리드 가슴성형'은 새로운 성형기술로 그 우수성을 국제학회를 통해 전세계의 성형외과 전문의들에게 입증하고 한국의 앞선 기술력을 선보여 호평을 받았다. 그러면 하이브리드 가슴확대 성형이란 무엇인가?

첫째, 하이브리드 가슴성형은 보형물과 자가조직을 함께 사용하여 천연자연가슴의 결과를 만들어주는 가슴성형이다. 다양한 형태의 보형물 중에서 고객의 체격 조건에 가장 적합한 보형물을 결정하는 과정에서 환자의 의사를 존중하는 의사결정시스템을 사

용하는 합리적 수술방법이다.

둘째, 3차원 입체 스캔을 통한 정확한 체형분석과 수술 후의 모습 변화를 현실적으로 예측해주며 실제적인 변화를 시각화해주고 손으로 직접 만져보는 직접 체험과정을 통해서 환자가 수술방법의 결정과정에 주도적으로 참여할 수 있도록 돕는다.

샛째, 보형물을 이용하여 원하는 크기의 풍만한 볼륨감을 채워주며 자가조직으로 피부와 연조직 등을 보강하여 자연스러운 모양과 부드러운 촉감을 만든다.

넷째, 마른 상체를 가진 여성이나 좌우의 가슴 크기나 형태가 다른 비대칭 가슴을 가진 여성에서 특히 더 우수한 결과를 보인다.

결론적으로 '하이브리드 가슴성형'은 이미 보형물 가슴성형을 받은 여성들도 받을 수 있으며 자연스러운 곡선미와 부드러운 감촉의 가슴을 만들어주는 가장 이상적인 가슴성형방법이라 할 수 있다.

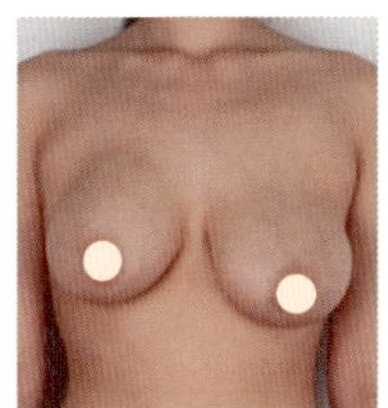
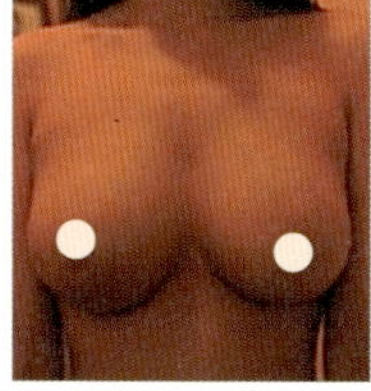

여러 차례에 걸친 보형물 수술 실패를 하이브리드 가슴성형법으로 복원한 모습

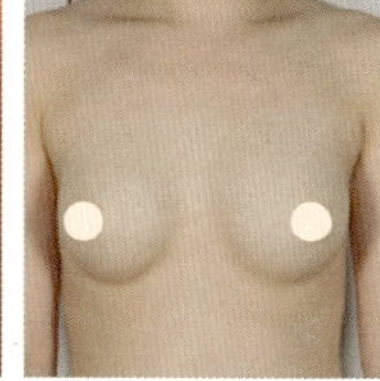
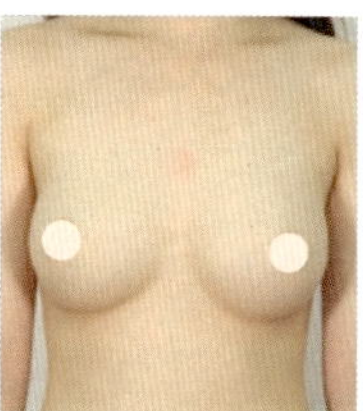

보형물 가슴성형 후의 모양과 촉감의 부자연스러움을 하이브리드 가슴성형법으로 복원한 모습

가슴축소술

유방축소수술은 가슴이 너무 커서 생기는 여러 가지 불편함과 목과 허리의 골격계 만성통증을 해결하는 치료적 의미의 질환이다. 하지만 미용적인 만족감도 중요하다.

너무 커다란 가슴이 고민

작은 가슴 때문에 콤플렉스를 가지고 있는 여성이 있다면 반대로 너무 커다란 가슴 때문에 고민을 하고 있는 사람들도 적지 않다. 너무 큰 유방을 가진 여성은 옷을 입는데 힘이 들거나 유방의 무게로 인해 체중이 앞쪽으로 쏠리면서 목이나 허리의 통증을 유발하고 유방의 밑에 습진 등의 피부병이 생기는 등 생활의 불편함을 겪게 된다. 심한 경우에는 척추에 변형이 올 수도 있으며 혈액순환이 안 되어 통증을 느끼는 경우도 있고 유방을 받치고 있는 브래지어 끈의 압박 때문에 쇄골이 휘어지는 경우도 있다. 이러한 고통을 해결하는 방법이 가슴축소술이다.

수술방법으로는 크게 세 가지로 나뉘며 환자의 상태에 따라 수술방법을 정하게 된다. 유방축소수술은 치료적 의미의 질환이기는 하지만 가슴성형 후의 미용적인 만족감도 중요하다. 수술시 흉터를 가급적 줄이는 방법으로 디자인을 하고 섬세한 수술을 시행하여 환자 만족도를 높여야 한다.

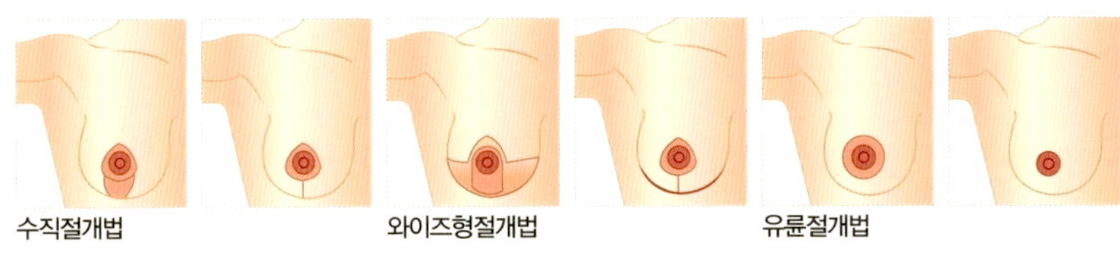

유두성형술

아무리 아름다운 가슴의 모양을 가지고 있더라도 유두의 모양과 색이 예쁘지 않다면 흔히 우리가 말하는 옥의 티로 여겨질 수 있다.

간단한 수술과 약물치료로 교정

유두의 모양과 색이 예쁘지 않다면 아무리 가슴의 모양이 예쁘더라도 그리 매력적이지 못하다. 여성의 유두는 선천적으로 유륜 안쪽으로 파묻혀 있는 함몰유두와 모유수유 등으로 유두가 커져 있는 거대유두, 그리고 멜라닌색소와 기타 영향에 의해 색이 진해져 있는 유두가 있다. 간단한 수술과 약물치료로 예쁘게 바꿀 수가 있다.

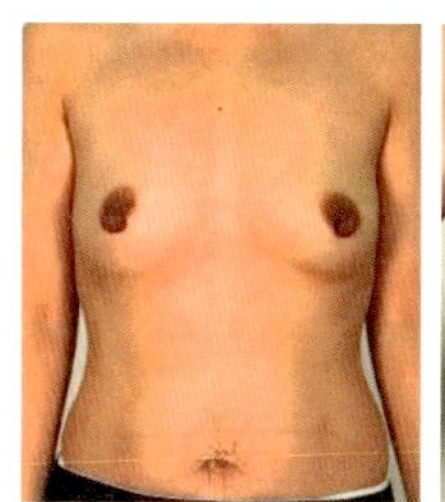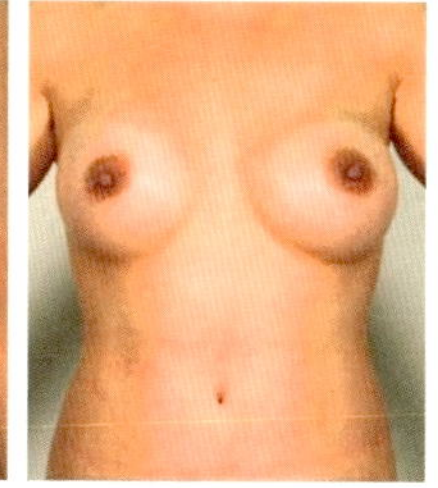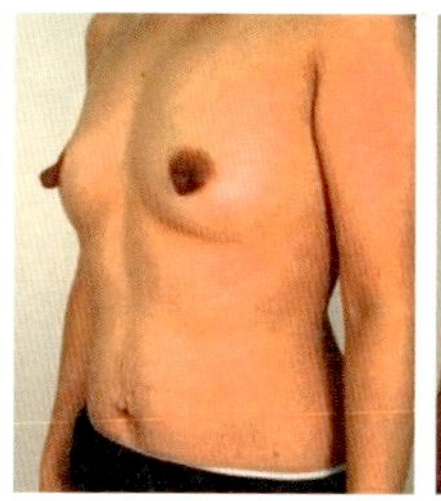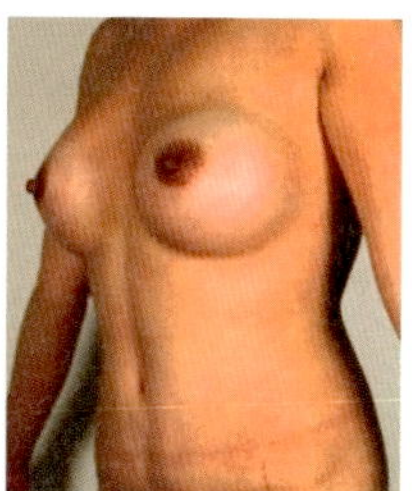

가슴확대(겨드랑이 최소절개), 유두축소, 코르셋 복부성형 전후

가슴확대(겨드랑이 최소절개), 유두축소, 코르셋 복부성형 전후

01_ 유두미백술

유두의 색은 옅은 핑크 빛일 때 가장 아름답고 젊게 보인다. 반복된 출산이나 호르몬의 영향으로도 유두의 색은 짙게 변한다. 이때 필요한 것이 유두미백술이다. 일반적으로 3~5회의 시술을 한 달 간격으로 하면 눈에 띄는 효과를 볼 수 있다.

02_ 함몰유두교정술

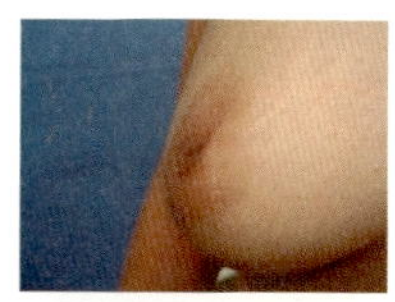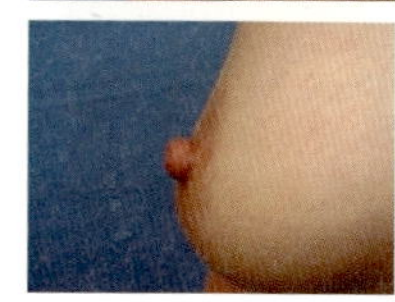

함몰유두교정술 전후

함몰유두는 대게 조직학적으로 유두 바로 아래에 위치한 특수 섬유조직의 양이 일반적으로 적다. 이는 사춘기 때 가슴이 커지는 속도와 섬유조직이 커지는 속도에 차이가 나면서 생길 수 있는 것으로 외관상이나 기능적 위생적으로 문제가 될 수 있다. 이럴 때는 기존방법의 함몰유두 성형에서 발생되었던 유륜의 흉터와 재발의 빈도를 낮추는 수술을 시행하는 것이 좋다. 이러한 수술법은 수술 이후에도 정상적인 수유가 가능하고 불편감이 줄어 수술 환자의 만족도가 대단히 높다.

03_ 거대유두교정술

지나치게 큰 유두를 줄일 때에는 유두의 둘레와 돌출의 정도에 따라 이상적인 비율의 둘레와 돌출을 만들기 위해 유두를 이루는 피부에 도안을 한 후에 피부절제를 한다. 국소마취나 수면마취 하에서 진행되며 약 20분 정도의 수술시간이 소요된다. 흉터나 부작용이 없으며 모유수유도 가능하고 수술 직후부터 바로 일상생활이 가능하다.

8 '最想做的手术'
'满意度最高的手术'

美丽乳房

搞笑节目中经常提及女性的乳房。代表女性美的乳房，有时候也会是女性最想隐藏的烦恼。但是，所有女性所追捧的"美丽乳房"的概念，随着时代和流行的变迁而改变。但始终不变的一点就是与整体身材相协调的乳房就是美丽乳房的想法。

美学上一般认为半球形、圆锥形乳房是属于较理想的美丽乳房，具有流畅线条、富有弹性。胸围大于腰围20~25㎝，小于臀围约4~5㎝时大小适中，侧面看乳房，其乳房顶点，即乳头、乳晕位置在肩关节和与肘关节中间位置时，其形状最佳。

大部分韩国女性的胸部较平，隆胸手术很受热捧。常用的丰胸手术方法有填充硅胶隆胸和自体脂肪填充丰胸方法。

乳房大小固然重要，和身体的整体协调性也非常重要。要塑造与患者的身高和体形想协调，连接腰部、臀部的美丽自然曲线，要考虑好乳房大小、直径、突出程度、倾斜度等三维形态后再进行手术。在此与执刀医生的艺术审美相结合时，可塑造出美丽乳房。

隆胸术

植入乳房假体并固定的内部空间叫做假体袋(Implant　Pocket)。剥离该空间时少出血、创面整洁处理，尤其重要。

手术过程要快、准、细

所有手术如此，隆胸手术过程也要迅速、准确而精细，才可以获良好效果。假体隆胸时，植入乳房假体并固定的内部空间叫做假体袋(Implant Pocket)。　剥离该空间时少出血、创面整洁处理，尤其重要。考虑患者安全性、预防包膜挛缩、减轻术后疼痛方面起着很大影响，可左右手术成败。

在国内推出"1-Day胸部整形"。"周末手术、周一上班"的治疗方针，得到国内外众多女性朋友的呼应。"怎么可能隆胸手术后，第二天能上班呢？"大部分人都感觉意外，怀有疑问。但是，亲身经历过后，都会点头认可。尤其，从海外来韩国接受隆胸手术的女性朋友，可大大减少韩国滞留时间，很受热捧。

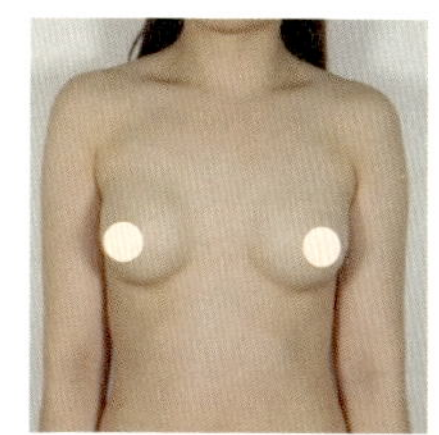

隆胸前

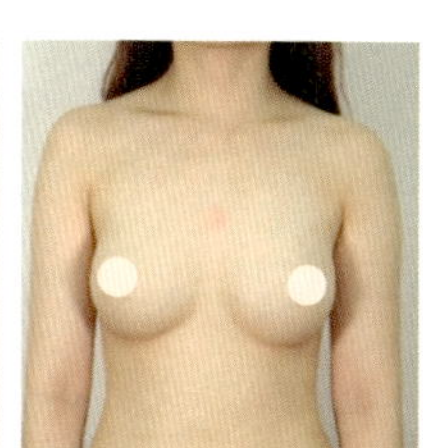

隆胸手术后

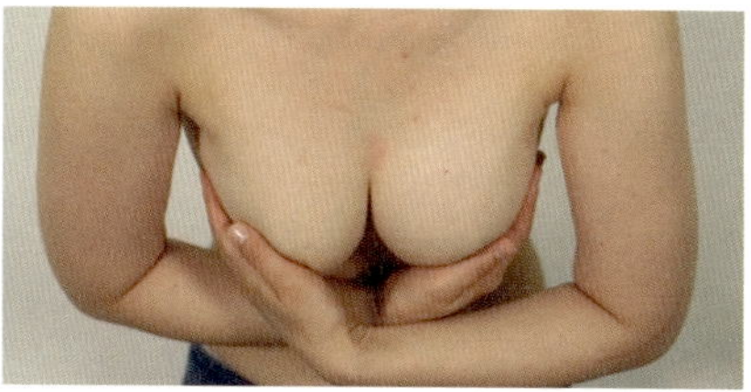

隆胸手术后

不用血袋、不带加压绷带、不住院、不用按摩，1-Day胸部整形

01_ **血袋**_ 手术部位渗血淤积需要用导管引流，引流管末端链接引流袋，出血较多时，可利用引流袋预防术后包膜挛缩和其他副作用发生。

02_ **加压绷带**_ 手术部位需要加压止血，用于止血、有助于渗血引流。

03_ **住院**_ 身上带着学血袋。加压绷带的话，行动不便，需要住院治疗。

04_ 按摩、拆线_ 通过正确定位和精细操作，减少出血，不用按摩，利用可吸收线，减少拆线带
来的麻烦。

这种手术有可能吗？用精确手术减少出血，剥离创面完全可以。手术部位正确定
位，减少切口出血需要掌握丰富解剖学知识和临床经验。

假体隆胸

假体隆胸可根据切口部位，分为腋下切开法，乳房下皱襞切开法，乳晕切开法。国
内最常用的手术方法为腋下切开法，依次为乳房下皱襞切开、乳晕切开法。

根据每个人所具有的胸部特点，选择适当手术方式。因此，不是说特定的切开法适
合所有患者，每个人都要根据自身情况选择适合自己的切开方法。各种切开法都各
有优缺点，需要考虑个人所处环境、职业、身体条件后选择。

一般情况可以自由选择切口，乳房下垂或修复手术要选择乳晕切开或乳房下皱襞切
开法。一般未婚女性多数选择腋下切口，但是演艺人、模特、舞蹈演员等平时身体
暴露较多的人员很少选择腋下切口。

腋下切开法

是目前最常用的手术方法，选择腋窝中央皱褶线开4~5㎝切口。乳房本身不留疤
痕，术后疤痕类似腋窝皱褶，不易显出。乳头和乳房底部距离短也能植入较大假
体。术后初期活动双臂略有疼痛。

乳房下皱襞切开法

选择乳房下皱襞隐蔽处，开4~5cm切口的手术方法。植入假体时剥离简单，较容易
正确定位。矫正下垂乳房以及植入较大假体时比较适合。出血少，疼痛小，疤痕在
乳房下皱襞隐蔽处，不会显眼。

乳晕切开法

选择乳头周围颜色较暗的乳晕与皮肤交界处开4~5㎝半月形切口，并植入假体的手术方法。矫正乳房下垂或乳头乳房底部距离较短时也可选择。修复手术时适合选择。但可能会损伤部分乳腺组织，正面能看出疤痕，会对原始乳头乳晕形状有影响。

隆胸假体类型

目前最常用的隆胸假体是果冻硅凝胶(Cohesive gel)。有效解决十多年前曾流行过的生理盐水袋所带来的体积减少、破裂等副作用，触感较好的半固态硅凝胶。硅凝胶假体根据表面材质分为光面假体(Smooth Round Type)，毛面假体(Smooth Round Type)。还有最近因为其自然形态，很受欢迎的水滴形假体(Water Drop Type)。

自体脂肪丰胸

将沉积在腹部、大腿、背部等部位的脂肪抽取后，注入到乳房底部增大乳房体积，可让您减肥与丰胸一举两得的手术方法。未使用假体，术后手感自然、真实。手术方法相对简单，无需切开，一个针眼就可实现，术后不留疤痕。

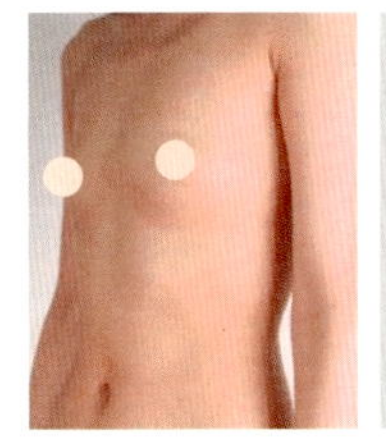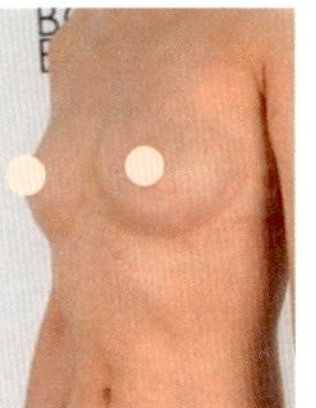

自体脂肪丰胸手术前后

革新技术 – Hybrid隆胸手术

"Hybrid隆胸手术"为新型手术技术，其良好手术效果，已在国际学术会议得到国内外整形外科专家的认可，韩国先进技术水平赢得一致好评。那么Hybrid隆胸手术到底是什么呢？

第一，Hybrid隆胸手术是假体和自体脂肪相结合，达到逼真手术效果的隆胸手术。在众多形态的假体中选择最适合患者体形条件的假体，并尊重患者意向的合理的手术方式。

第二，通过3D扫描技术，精确分析顾客体形，用精准模拟整形效果，正确预测术后变化，通过亲身体验手摸触感，让顾客积极参与手术的整个过程。

第三，使用假体塑造丰满乳房，用自体组织填充皮肤和软组织缺陷，实现真实自然形状和触感。

第四，尤其对偏瘦体形或左右胸部不对称女性效果更佳。

已经接受假体隆胸手术的女性也可通"Hybrid隆胸手术"可拥有自然曲线和真实触感，是目前最理想的整形手术。

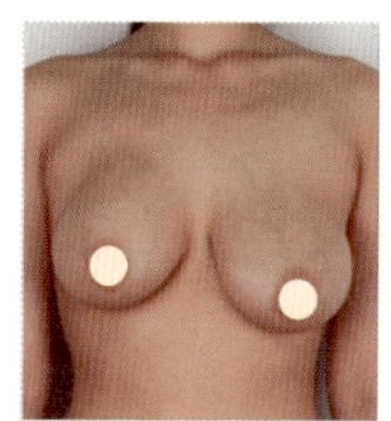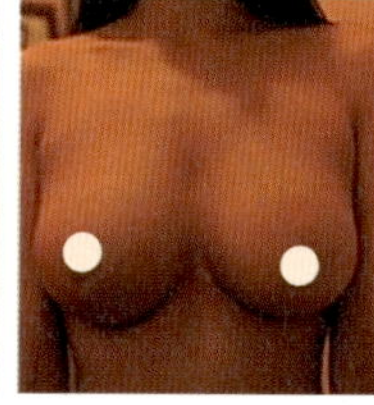

几次假体隆胸失败后通过Hybrid隆胸手术修复图片

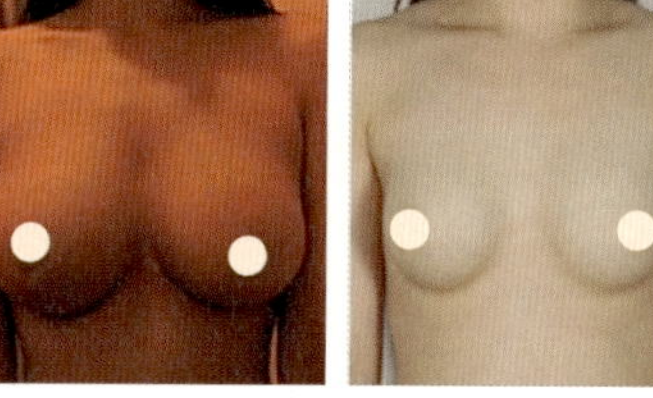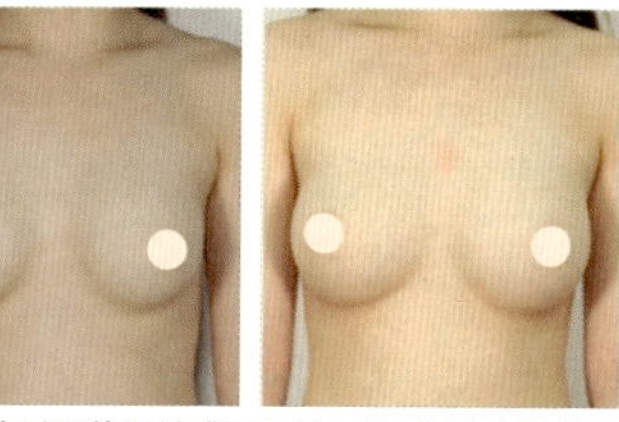

假体隆胸后形状和触感不自然，通过Hybrid胸部整形修复图片

巨乳缩小

巨乳缩小是缓解由于胸部过大而带来的各种不便，也可缓解颈部和脊柱因过负荷带来的疼痛感。审美满意程度也很高。

巨乳带来很大烦恼

有些女性因拥有较小的胸部而感到烦恼，相反因拥有巨大乳房而烦恼的人也不少。拥有巨大乳房的女性大部分也在忍受着穿衣形态不好看、因乳房过重造成受重力点前倾，影响颈部或脊柱前倾或引发疼痛、乳房下湿疹等皮肤疾病等各种不便。严重时也可导致脊柱变形，影响血液循环而疼痛。也有些人由于受到胸罩固定带压迫导致锁骨变形。解决上述不便症状的治疗方法为巨乳缩小术。

手术方法分为三大类，根据患者状态选择手术方式。巨乳缩小术有治疗疾患的作用，其审美满意度也非常重要。手术时较少疤痕的设计、精细的手术方法都会有效提高手术满意度。

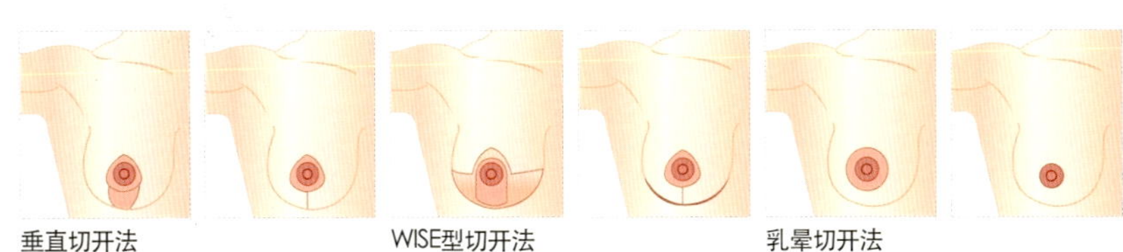

垂直切开法　　　　　　WISE型切开法　　　　　乳晕切开法

乳头整形术

拥有美丽乳房，但乳头的形状和颜色会很大程度影响美观。

可通过简单手术、药物治疗矫正

拥有美丽乳房，但乳头的形状和颜色会很大程度减少魅力。女性乳头有先天发育异常导致的乳头内陷、母乳喂养影响的巨大乳头、因色素沉着或受其他影响引起的神色乳头等。可通过简单手术和药物治疗来解决。

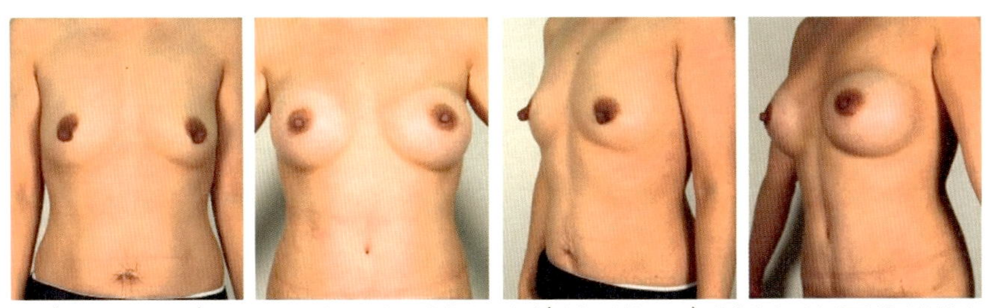

隆胸(腋窝下皱褶切开)，乳头缩小，腹部紧致整形术前后　　隆胸(腋窝下皱褶切开)，乳头缩小，腹部紧致整形术前后

01_ 乳头美白术

乳头颜色呈淡粉色为最美，最嫩。反复生产或激素影响也会加深乳头颜色。此时需

要乳头美白，一般情况下治疗3~5次，一个月为间隔，可看出明显效果。

02_ 乳头内陷矫正术

乳头内陷大部分在其组织学上乳头下面的纤维组织较少。发育过程中，胸部增大速度和纤维组织增长速度不平衡所致，其外观上、功能上都存在一些问题。这种情况最好做手术治疗，治疗时需要注意疤痕，预防复发可能性。术后也可正常母乳喂养，患者满意度非常高。

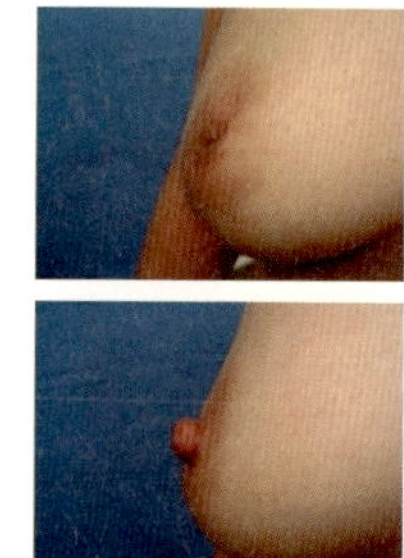

乳头内陷矫正术前后

03_ 巨大乳头矫正术

乳头缩小整形时根据乳头大小和突出情况，调整乳头形状，尽心设计后去除多余部分的手术方法。一般在局部麻醉或睡眠麻醉下进行，手术大概需要20分钟左右。术后不会留下疤痕，无副作用，不影响母乳喂养，术后可直接回归日常生活。

지방흡입(吸脂)

지방흡입술 vs 지방조각술
(吸脂术 vs 脂肪雕刻术)
5D 체형조각술(5D 体形雕刻术)
복부성형술(腹部整形术)

> ## "다양한 체형,
> ## 원하는 바가 다르고
> ## 필요한 것이 다르다"

"多样的体形,
　不同要求, 不同需要"

얼굴 볼살을 비롯하여 팔, 복부, 허리, 엉덩이, 허벅지, 종아리와 같은 부위의 피하지방을
3~5㎜ 정도의 절개부를 통해 뽑아내는 것이 지방흡입술이다.

脸部以及上臂、腹部、腰部、臀部、大腿、小腿等部位皮下脂肪,
通过3~5㎜小切口吸出脂肪叫做吸脂术。

더 새로이클리닉(德社罗伊医院)

안경천(安敬天)

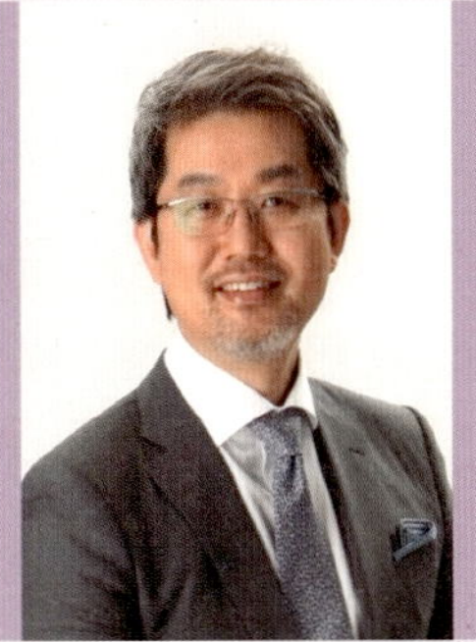

Profile

고려대학교 의과대학 졸업(高丽大学医学院毕业)
미국비만학회 정회원(美国肥胖学会正会员)
한국미용성형의학회 정회원(韩国美容整形医学会正会员)
대한비만학회 정회원(大韩肥胖学会正会员)
Korean College of Cosmetic Surgery 교수(Korean College of Cosmetic Surgery教授)

www.theseroi.com

9 아름다운 인체의 모양을 조각하듯이 균형있게 만든다

여자는 S라인, 남자는 식스팩

여자에게 S라인, 남자에게는 왕(王)자 복근은 치명적인 매력으로 다가온다. 하지만 나이가 들어가면서 뱃살이 처지게 되거나 출산 후 뱃살이 늘어나는 자신을 발견하게 되면 스트레스가 이만저만 아니다.

사실 지방이 있는 곳이라면 어느 부위라도 수술이 가능하다. 얼굴 볼살, 턱살, 어깨, 등, 팔, 복부, 허리, 엉덩이, 허벅지, 종아리와 같은 부위에 잡히는 피하지방을 3~5㎜ 정도의 절개부를 통해 뽑아낸다.

이때에 투메선트라는 마취 용액을 해당 부위에 넣는다. 투메선트라는 것은 몇몇 가지의 용액을 피하로 넣어 지방을 붓게 한다. 그러면 얇아진 지방세포를 싸고 있는 막이 음압에 의해 터지면서 지방이 흡입관을 통하여 뽑히게 된다.

지방흡입술 vs 지방조각술

지방흡입술이란 말 그대로 지방을 흡입해내는 것이다. 지방조각술은 지방을 뽑아내는 것이 아니라 전체
적인 몸의 균형과 피하에 위치한 근육의 모양과 결까지 고려하여 지방을 조각하듯 뽑아내는 것을 말한다.

자연스러운 모양을 만드는 것이 핵심

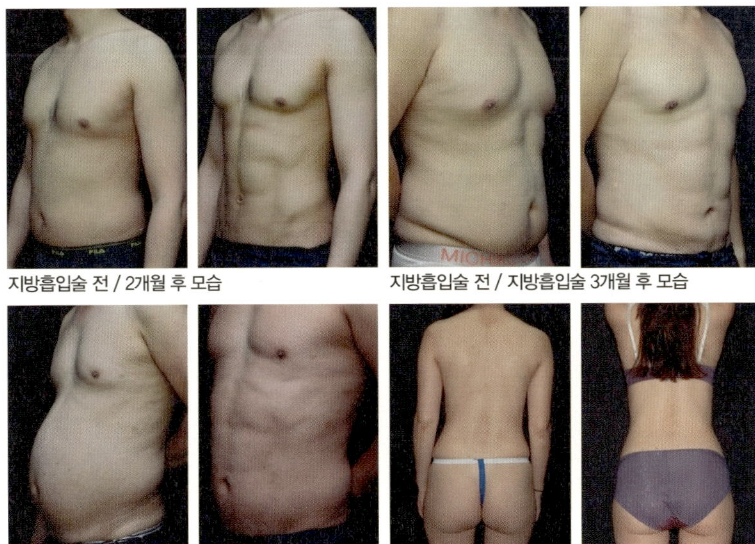

지방흡입술 전 / 2개월 후 모습   지방흡입술 전 / 지방흡입술 3개월 후 모습

5D 지방조각술의 전 / 3개월 후 모습   5D 지방조각술의 전 / 3개월 후 모습

지방조각술이라는 말은 사실 우리나라 의사협회에서 신조어로 받아드리고 있는 단어
는 아니다. 하지만 지방을 단순히 뽑아내는 것이 아니라 몸의 전체적인 균형과 피하에
위치한 근육의 모양과 결까지 고려하여 지방을 조각하듯 뽑아내는 것이라는 것을 강
조하기 위해 만들어진 단어로 세계 의학계에서 널리 사용되고 있다.

지방조각술은 수술을 해야 하는 전체적인 부위를 하나로 볼 때 어디는 조금, 어디는
더 많이 뽑아내어 마치 조각하듯이 아름다운 인체의 모양을 균형 있게 만들어가는 수
술이다. 얼마나 자연스러운 모양이 만들어지는가가 가장 중요한 핵심이다.

복근을 새겨 넣어주는 수술로도 알려진 '하이데프'(Hidef)수술이 2008년 우리나라에 최초로 도입되었다. 원년 멤버로 국내에서 이 수술을 하게 되었고 이미 수많은 지방흡입수술을 해왔지만 동양인에게는 그리 썩 잘 맞는 수술법이 아니었다.

완벽한 몸매를 만들기 위해서는 초음파 방식의 기기뿐만 아니라 고주파를 이용한 기기, 레이저를 이용한 기기, 지방이식을 위한 기기, 빠른 속도로 지방을 흡입할 수 있는 기기들을 골고루 써야지만 자신이 원하는 모양의 결과를 만들어 낼 수 있었다.

우리 몸의 겉 표면에는 피부가 있고 그 밑에 얕은 지방층, 중간 지방층, 깊은 지방층이 있다. 그 아래에 근육이 있어서 5개의 층을 이루고 있다. 지방을 조각하려면 5개의 층을 완벽하게 이해하는 것이 필요하다. 늘어지고 처지는 피부를 다루는 방법, 여러 지방층을 달리 구분하여 수술하는 방법이 필요했고, 이 모든 것은 맨 아래에 있는 근육의 모양을 고려하여 디자인하는 것이 필요했다. 그래서 새롭게 만들어낸 이 수술을 '5D 지방조각술' 또는 '5D 체형조각술'이라고 명명하기로 하였다.

5D 체형조각술(여자)

현대 여성들은 단순히 S라인에만 그치지 않고 완벽한 몸매를 위해 더 많은 라인들을 추구한다. 곧은 다리라인, 11자 복근라인, 얇은 팔라인, 매끈한 등라인을 원한다.

완벽한 몸매를 위해 더 많은 라인들을 추구

키 큰 마른 체형의 여성이 방문을 열고 들어왔다. 밝은 목소리로 인사하면서 자리에 앉았지만 그녀의 밝은 미소 뒤에는 이혼으로 인한 마음의 상처가 그녀를 괴롭히고 있었다. 처녀시절 그녀는 많은 운동량 덕분에 좋은 체형을 유지할 수 있었다. 지금은 두 아이를 출산한 후 '아줌마 몸매'가 되었다. 수유로 인해 가슴은 더 작아졌고 처졌다. 복부 피부는 보기와는 달리 탄력을 잃어버렸다. 진찰을 해보니 고주파와 초음파 기능이 있는 지방흡입 기기를 이용해 피부의 탄력을 회복시킬 수 있겠다는 판단이 섰다.

복부와 허벅지라인을 만들면서 뽑게 될 모든 지방세포가 얼마 되지 않더라도 엉덩이에 이식하기로 했다. 가슴까지 모두 지방이식을 하기 원했지만 가슴에도 넣을 만큼 충분한 양의 지방을 확보하기에는 그녀가 너무 말랐다. 가슴에는 코젤이라는 보형물을 넣고 엉덩이에 지방을 넣기로 수술계획을 세웠다.

엉덩이라인을 살려주기 위해 엉덩이 아랫부분의 지방을 조금 뽑아 올라붙은 모양을 만들어주었고, 앞에서 볼 때에도 약간 처져 보이는 허벅지와 히프라인을 교정하였다. 섬세함을 더하기 위해 참외배꼽처럼 보이는 배꼽은 교정하지 않을 수가 없었다.

경과를 확인하기 위해 병원을 찾은 그녀는 너무나도 당당하고 활기찬 여성이 되었다. 현대 여성들은 단순히 S라인에만 그치지 않고 완벽한 몸매를 위해 더 많은 라인들을 추구한다. 곧은 다리라인, 11자 복근라인, 얇은 팔라인, 그리고 위아래로 삐져나오는 살이 없는 매끈한 등라인을 원한다. 단순히 복부지방흡입, 팔지방흡입, 허벅지지방흡입으로 나눠 수술을 하는 것이 아니라 몸의 전체적인 균형을 잡아나가는 수술결과를 상상한다. 이제는 그 상상대로 될 수 있다.

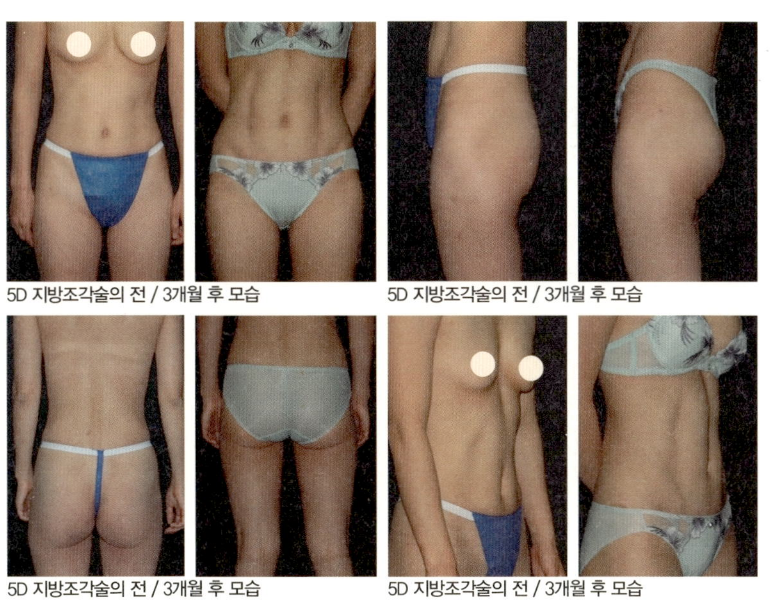

5D 지방조각술의 전 / 3개월 후 모습 　 5D 지방조각술의 전 / 3개월 후 모습

5D 지방조각술의 전 / 3개월 후 모습 　 5D 지방조각술의 전 / 3개월 후 모습

5D 체형조각술(남자)

남자도 라인을 원한다. 5D 체형조각술에서는 가슴라인, 겨드랑이 부위에서 내려오는 라인, 상하복부의 왕(王)자와 그 옆의 외사복근, 그리고 옆구리 살을 포함한다.

가장 중요한 부분은 복근

남자에서 5D 체형조각술의 범위는 대흉근을 포함하는 가슴라인, 겨드랑이 부위에서 내려오는 라인을 잡아주고, 상하복부에 왕(王)자를 넣고 그 옆으로 외사복근의 형체를 표현하고, 아무리 운동을 해도 빠지지 않는 러브핸들, 즉 옆구리 살을 포함한다.

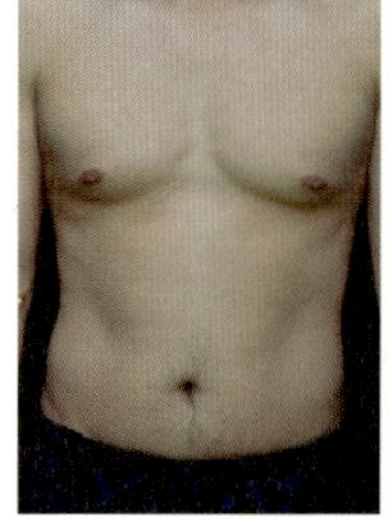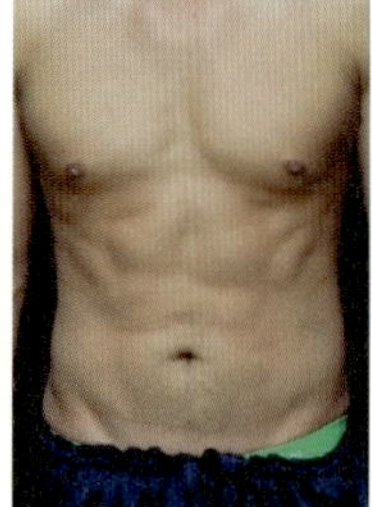

치과 의사의 5D 체형조각술 전 / 3개월 후 모습

비만이 좀 심한 경우에는 성기 위 부분에 축적되어 있는 많은 양의 지방을 같이 뽑아 '잃어버린 2㎝'를 찾는 효과를 볼 수도 있다. 남자 환자에게 5D 지방조각술을 디자인할 때에 가장 중요한 부분은 복근이다. 직복근 중에서도 가로로 생기는 골을 표현하는 것이 매우 중요하다. 손가락 끝의 느낌으로만 디자인하는 경우에는 자칫 그 위치가 틀릴 수 있다.

초음파 검사기를 이용하면 근육의 골이 어디에 위치하는지 정확하게 알 수 있다. 지금까지는 그 누구도 초음파를 이용하여 근육의 골이 어디 있는지에 대해 관심을 두지 않았다. 단지 간, 신장, 췌장과 같은 복강 내 장기들이 주요 검사대상이었다.

하지만 초음파 검사기를 가지고 지방의 두께, 지방을 싸고 있는 섬유질들의 양을 알아보고, 근육의 골이 어디에 있는지를 정확하게 관찰하여 비교적 피하지방이 두꺼운 사람들도 정교한 디자인이 가능하다. 보통 수술을 하고 나면 각종 약물과 피가 섞여 역한 냄새로 괴로워하는 환자들이 있다. 여러 가지 시험 끝에 바로 샤워를 할 수 있는 방법을 고안하였고 환자들의 만족도도 매우 높다.

미국에서 치과의사로 있는 분으로부터 이메일이 왔다. '하이데프'(Hidef)수술이 미국에서도 한참 유행인데 관심이 생겨서 웹서칭을 하다 보니 한국에서도 비슷한 수술을 하고 있는걸 알게 되었다. 전후 사진이 미국 내 사이트들에서 보는 것보다 훨씬 마음에 들어 문의하게 되었다는 것이다. 마침내 한국에 온 그는 수술을 위해 몇몇 가지 검사를 마치고 수술날짜를 정했다. 수술 다음날 그는 매우 즐거워하며 수술 하루 만에 자기 자신의 복부에 새겨진 왕(王)자를 보며 즐거운 웃음을 지었다.

50세가 훌쩍 넘어버린 나이이지만 아직도 땀을 흠뻑 흘리는 운동을 매일하고 있다. 술도 마시지 않고 담배도 하지 않는다. 수술 3일 후 미국으로 돌아간 치과 원장으로부터 어느 날 갑자기 문자가 왔다. 대한민국 멋진 남자를 뽑는 콘테스트인 '쿨가이'에 나가기 위해 프로필 사진을 찍었다며 사진을 보내왔다. 중년의 이소룡을 보는 듯한 느낌이었다.

여섯 가지 지방흡입기기를 이용하여 수술

이제는 평균 체형, 마른 사람, 그리고 뚱뚱한 사람에게 필요한 각기 다른 다양한 방법의 수술방법을 고안하게 되었다. 마른 사람을 수술할 때에는 정교함이 요구된다. 반면 뚱뚱한 사람은 피부가 늘어질 수 있기 때문에 피부의 탄력을 복원시키는 것이 관건이다.

물론 피부의 탄력을 거의 잃어버린 사람은 절개를 통해 남는 피부를 절제하는 수술, 즉 복부성형술을 통해 평평한 모습을 만들어내는 방법밖에 없다. 이러한 이유 때문에 사용되는 기기 또한 여러 종류이다. 현재는 여섯 가지 다른 종류의 지방흡입 기기를 이용하여 수술을 한다. 각 기계마다 특성이 있어서 어떤 때는 이 모든 기기를 다 꺼내 놓고 수술을 할 때도 있다. 완벽한 몸매를 만들기 위한 욕심이기도 하다. 내장지방이 매우 많거나 비만도가 매우 높은 경우에는 수술 후에 체중감량을 반드시 같이 해야 좋은 결과를 만들어낼 수 있다. 수술을 받은 환자들은 수술 후에 체중 유지를 목표로 하는 식이조절과 운동이 반드시 필요하다.

복부성형술

복부성형술은 출산이나 비만으로 늘어난 복부의 살을 없애주는 수술이다. 배꼽 주변의 피부를 사타구니 정도까지 잡아당겨 봉합하면 드라마틱한 모습으로 변한다.

지방흡입술과 동시에 시행하면 효과가 더 커

복부성형술은 아직 조금은 생소하게 들릴 수 있다. 복부지방흡입과 혼동하는 이들도 많다. 최근 이 수술은 복부지방흡입과 등, 옆구리, 겨드랑이 밑의 지방흡입을 이 수술과 동시에 시행하는 경우가 많다. 배꼽 아래쪽 피부를 절개하여 출산이나 비만으로 늘어난 복직근을 묶는다. 배꼽 주변의 피부를 사타구니 정도까지 잡아당겨 봉합한다. 그리고 배꼽이 있던 자리에 작은 절개를 하고 배꼽을 다시 만드는 수술이다.

37세의 쌍둥이 엄마의 고민은 복부의 늘어진 살이었다. 가운을 벌리고 본 그녀의 복부는 늘어지기만 한 것이 아니라 튼살도 심했고, 피부는 울퉁불퉁했다.

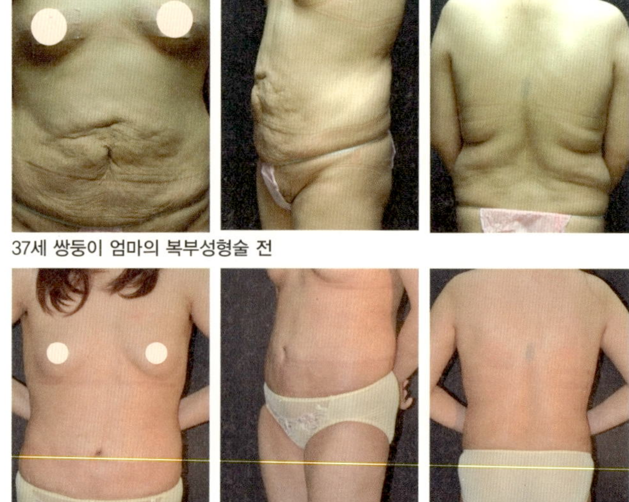

37세 쌍둥이 엄마의 복부성형술 전

37세 쌍둥이 엄마의 복부성형술 3개월 후

미숙한 의사로부터 지방흡입을 받고 재수술을 위해 병원을 찾은 사람으로 착각했다. 임신했을 때에 그녀의 복부가 얼마나 많이 불렀을지는 상상하기 힘들 정도였다.

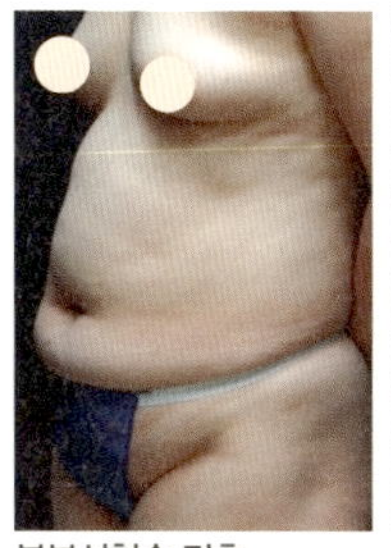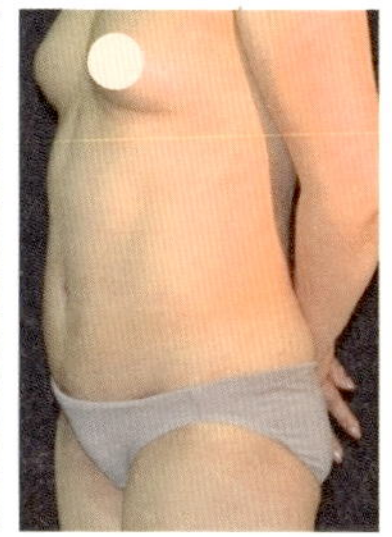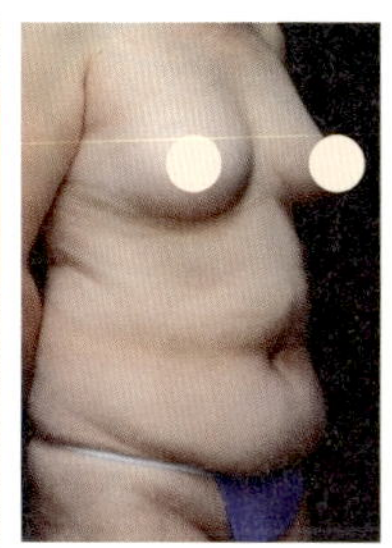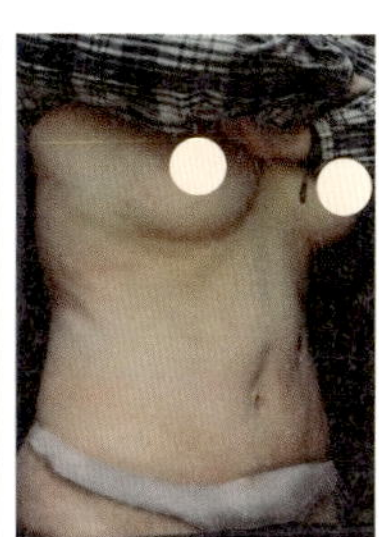

복부성형술 전후   복부성형술 전후

완전히 달라진 모습에 저절로 미소가

등쪽에도 살이 너무 많아 두 차례에 나누어 수술할 것을 권유했다. 1차 수술로 등과 옆구리의 살들을 흡입했다. 일주일 뒤에 복부지방흡입과 복부성형술을 시행했다. 복부성형술을 하고 나면 약 일주일 정도는 허리를 곧게 펴기 힘들고 거동이 불편하다. 하지만 워낙 이 수술의 결과가 드라마틱하기 때문에 대부분의 환자들은 큰 기대를 안고 힘든 시간을 웃으며 보낸다.

흉터가 좌측 골반뼈부터 우측 골반뼈까지 이어지지만 그 또한 속옷 안에 숨겨지기 때문에 큰 고민거리가 되지 않는다. 오히려 상상할 수도 없는 비키니를 입는 것에 도전하게 되었다고 기뻐한다.

이 수술만큼 의료진에게 기쁨을 주는 수술도 없다. 완전히 달라진 환자들의 옷 스타일이 얼마나 기쁘게 하는지 모른다. 의사의 소명이 꼭 질병으로부터 오는 아픔을 낫게 하는 데에만 있는 것은 아니다. 신체의 결함이나 불만 때문에 자신감을 상실한 사람들을 자신감 넘치게 해주는 것 또한 현대의학이 환자에게 베풀 수 있는 큰 선물이다.

9 雕刻塑形 美丽人体曲线

女人要S线条，男人要完美腹肌。

女人有S线条，男人有王字腹肌，会给人致命的魅力。但随着年龄增高，发现腹部下垂或产后腹部皮肤松弛的自己，会带来无限烦恼。

实际上，有脂肪的任何部位都可以手术解决。脸颊、下巴、肩部、背部、上臂、腹部、腰部、臀部、大腿、小腿等部位可通过3~5mm小切口吸取多余脂肪。

手术时将膨胀液(Tumescent)注入手术吸脂部位。注入膨胀液，会使皮下脂肪膨胀，破坏包围脂肪的脂肪囊，再用吸管抽取脂肪。

吸脂术 vs 脂肪雕刻术

吸脂术，就是抽取脂肪。脂肪雕刻术，与吸脂不同，考虑身材整体均衡和皮下肌肉形状和纹理，雕刻曲线，抽取多余脂肪的手术方式。

自然塑形为核心

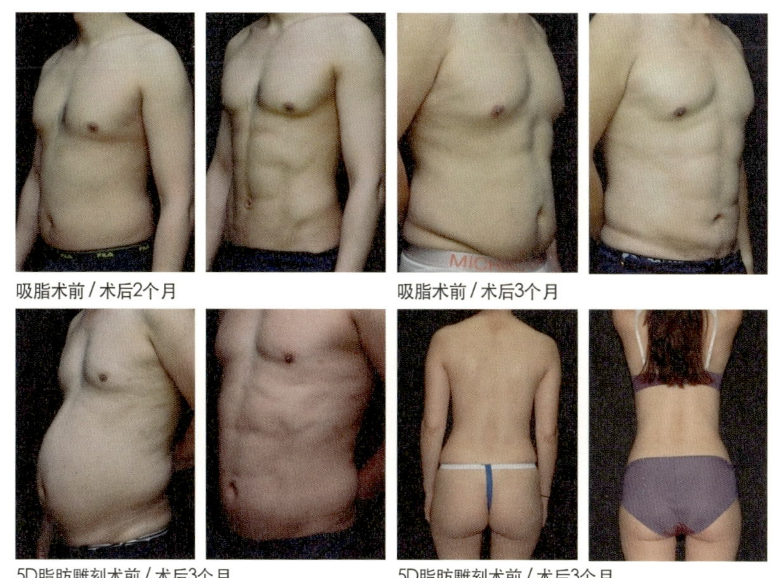

吸脂术前 / 术后2个月　　　　　　吸脂术前 / 术后3个月

5D脂肪雕刻术前 / 术后3个月　　　　5D脂肪雕刻术前 / 术后3个月

脂肪雕刻术，实际上在我国医师协会没认同该词句，其治疗方式为考虑全身整体均衡和皮下肌肉形状和纹理，雕刻曲线并抽取多余脂肪。为突出这些治疗技术，在国际医疗学界广泛被使用。脂肪雕刻时将整个身体各个部位，或多或少的抽取脂肪，雕刻完美身材曲线的创新体雕技术。其治疗核心为自然塑形。

Hidef腹肌整形术于2008年在韩国首次推出。在国内首次操作该项手术，也做过很所吸脂手术，但一直觉得此方法并不适合于东方人。

为塑造完美身材，需使用超声波、高频电波、激光等仪器和吸脂设备，快速吸脂设备等各种仪器要结合使用，才可以塑造成自己想要的效果，提高手术完成度。

人的皮下有钱不脂肪层、中间脂肪层、深部脂肪层，其下面有肌肉，共分为5大层。要提高手术完成度，首先需要完全掌握解剖学结构，解决松弛皮肤的方法，区分个层次进行手术，并需要考虑肌肉形状和纹理，精细设计。这样，研发出的新型手术方法，命名为"5D脂肪雕刻术"或"5D体形雕刻术"。

5D体形雕刻术(女性)

现代女性不但追求S形身材，为了能拥有完美的魔鬼身材，而追求更多。挺拔的双腿、11字腹肌、纤细的手臂、润滑的背部曲线等等。

为拥有完美身材，追求更多曲线

高瘦的女性推门而入，用明亮的声音打招呼，坐在前面。但能感觉到明亮声音和微笑背后隐藏的离婚带来的心灵伤口。年轻时，她不断运动，保持很好的体形，但如今经过两次产子后，变成了典型的"大妈体形"。因母乳喂养，胸部变小、下垂，腹部皮肤失去弹性。经诊查后判断，能利用高频电波和超声仪器抽脂并能恢复皮肤弹性。

腹部和腰部塑形后抽取的多余脂肪，不管有多少，将其移植到臀部。患者希望胸部也做脂肪移植，但她太瘦，注入胸部的脂肪量远远不够。计划假体隆胸和利用脂肪丰臀。

为使臀部曲线更加生动，臀部下方抽取一点脂肪提高臀部，正面显下垂的臀部和大腿曲线也给予矫正。为让腹部更加完美，肚脐形状也给矫正。术后来院复查时，她已成为自信而活跃的女性。

现代女性不但追求S形身材，为了能拥有完美的魔鬼身材，而追求更多。挺拔的双腿、11字腹肌、纤细的手臂、润滑的背部曲线等等。想象的不是单纯腹部吸脂，上臂吸脂，大腿吸脂等分部位的吸脂方式，希望得到完美的整体身体曲线。我们可以把这些想象成为现实。

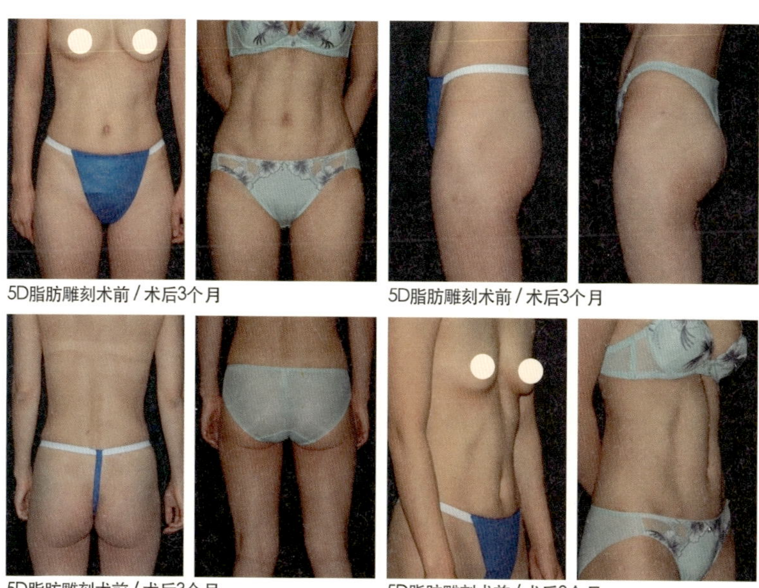

5D脂肪雕刻术前 / 术后3个月　　　　　　5D脂肪雕刻术前 / 术后3个月

5D脂肪雕刻术前 / 术后3个月　　　　　　5D脂肪雕刻术前 / 术后3个月

5D体形雕刻术(男性)

男性也需要有曲线，5D体形雕刻术可塑造完美胸部线条、腋下线条、上下腹部"王"字腹肌和旁边的腹外斜肌，还有腰部曲线。

腹肌一最重要的部分

男性5D体形雕刻术，塑形范围包括胸大肌和胸部线条、腋下线条、上下腹部"王"字腹肌和旁边的腹外斜肌、运动减不下去的腰部赘肉等。肥胖严重情况，抽取性器官上面累积的大量脂肪，可还回"失去的2cm"，男性5D脂肪雕刻术设计时最为重要的部位是腹肌。雕刻腹直肌时表现腱划很重要。用手指上的感觉来设计时容易划错位置。

利用超声检查仪器，可正确判断腱划的位置。至今没有人对于利用超声检查仪器确认腱划位置这一问题感兴趣。其主要检查对象为肝、肾、脾、胰脏等腹腔内脏器。

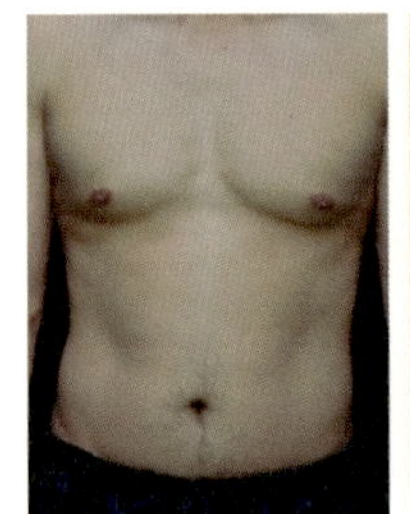
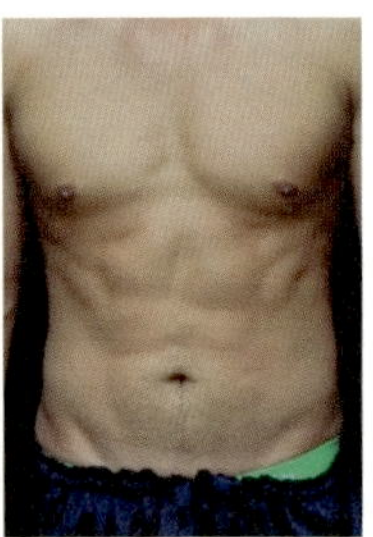

牙科医生5D体形雕刻术前 / 术后3个月图片

使用超声波检查仪器可正确观察脂肪层的厚度、显微组织、肌肉长相，脂肪层较厚的人也可以精巧设计。一般术后身上有各种药物和血液混杂，有恶臭味而难受。经过多方面研究后，开发出手术后可直接能让患者洗澡，清洗身体的手术方法，患者的满意度也非常高。

收到美国一位口腔科医生发来的邮件。Hidef手术在美国也很盛行，网上调查过程当中知道韩国也在做相似的手术，查看治疗前后对比照片，比美国的治疗效果更好，而发邮件询问的。来到韩国后这位经各种身体相关检查后，订好手术日期。术后这位看到自己腹部明显的"王"字，脸上泛起开心的笑容。

年龄已超过50岁，现在也每天做运动，不喝酒、不吸烟。术后3个月，回到美国的口腔医生发来短信，为了要参加韩国男子选拔赛"COOL GUY"而拍了宣传照片，将拍的片子发过来了。看了照片仿佛见到中年的李小龙。

利用六种吸脂设备进行手术

经研究，根据普通、偏瘦、肥胖体形，各种情况，可选择不同手术方案。偏瘦体形手术时，形状设计要求更加精巧，相反，肥胖体形手术时最关键的是恢复松弛皮肤的弹性。

当然，几乎失去皮肤弹性的状况，需要通过切开松弛多余皮肤，即腹部整形来回复平滑腹部。因此，根据各种情况使用的设备种类也有几种。目前主要利用六种不同的仪器进行吸脂。各台仪器都具有其特性，有些时候根据患者情况，同时使用这些仪器。要塑造完美身材的欲望激励我们的结果。内脏脂肪多或高度肥胖患者，手术后也需要并行身体锻炼，注意减肥，保持身材，才可以得到更好的效果。接受这些手术的患者，为保持完美身材，一定要注意饮食、注意身体锻炼。

腹部整形术

腹部整形术主要是通过手术去除经怀孕产子或肥胖导致的多余的松弛皮肤。一般在髋骨下方经过耻骨上方至对侧做切口，然后把腹直肌上松弛的组织肌肉向中线缝合以使腹壁拉紧，腰身变窄。

与吸脂配合进行效果更佳

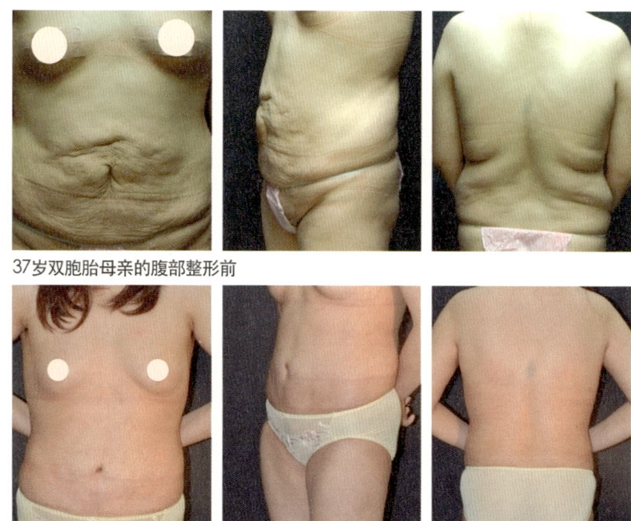

37岁双胞胎母亲的腹部整形前

37岁双胞胎母亲的腹部整形3个月后

腹部整形本身有可能较陌生，也有些人很容易混淆腹部整形和腹部吸脂。最近将腹壁整形和腹部吸脂、背部、腰部、腋下吸脂同时进行的情况较多。一般在髋骨下方经过耻骨上方至对侧做切口，然后把腹直肌上松弛的组织肌肉向中线缝合以使腹壁拉紧，腰身变窄。同时进行肚脐整形。

37岁，双胞胎的母亲，最大的烦恼就是松弛的腹部皮肤。经检查发现，她不但皮肤松弛严重，也有严重皮肤裂纹，也有很大程度凹凸不平。

经验不足的医生认为她是为吸脂失败后为了修复而来院。都不敢想象怀孕时她的腹部有多大。

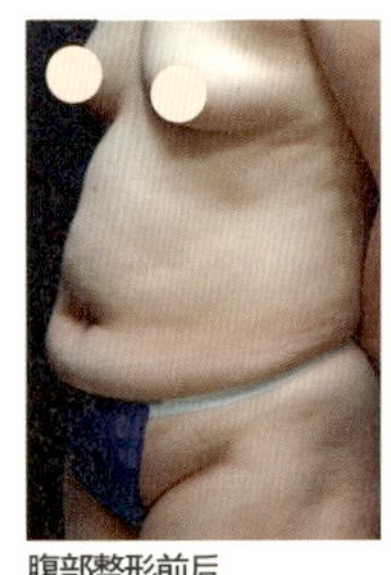 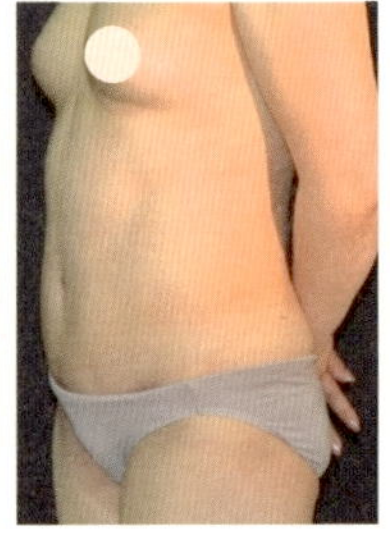 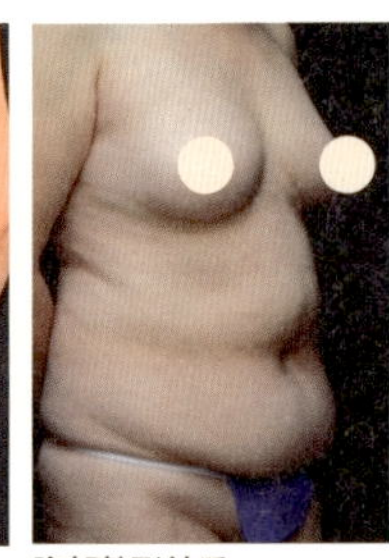 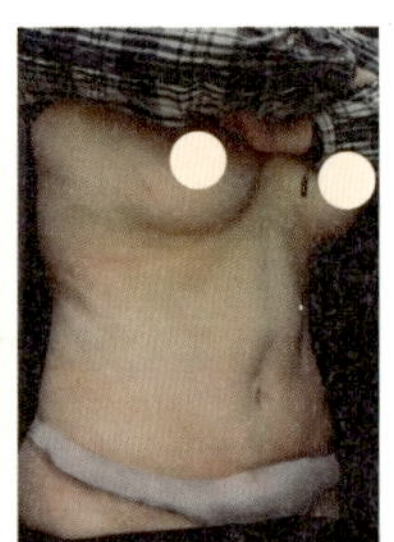

腹部整形前后　　　　　　　　腹部整形前后

面对不一样的自己，脸上泛起笑容

背部脂肪量较多，建议分两次手术。第一次抽取背部和腰部脂肪，一周后再进行腹部吸脂和腹壁整形术。腹部整形术后一周内腰部不方便挺直，行动不便。但是，该手术效果非常好，大部分患者都愿意付出，期待着恢复后的效果。

一般在髋骨下方经过耻骨上方至对侧做切口，疤痕会隐藏到内衣里面，不用担心疤痕暴露。反而因为可以挑战穿比基尼而高兴，手术前应该是没敢想象的。

这种手术给执刀的医疗团队予以很大的成就感。见到患者焕然一新的样子，也感到非常高兴。医生的责任并不仅仅是治疗疾病带来的痛苦，也可以治疗因身体缺陷感到自卑的人群，让这些人重获自信，这也是现代医学给人们带来的礼物。

"짧은 시간에 간편하고 비밀스럽게 젊어질 수는 없을까?"

"能不能在短时间内便捷而隐秘的 变回年轻呢?"

신체의 전체적인 조화와 각 개인의 장단점을 보완하여
아름다움과 젊음을 되돌려주는 지방이식.
새로운 성형트렌드로 자리 잡아 가고 있는 지방이식의 모든 것.

考虑身体整体和谐，确保个人有点，弥补缺点，还回美丽年轻态的脂肪移植，
立足为新时期整形趋势的脂肪移植的所有内容！

아이앤지성형외과의원(ING整形外科医院)

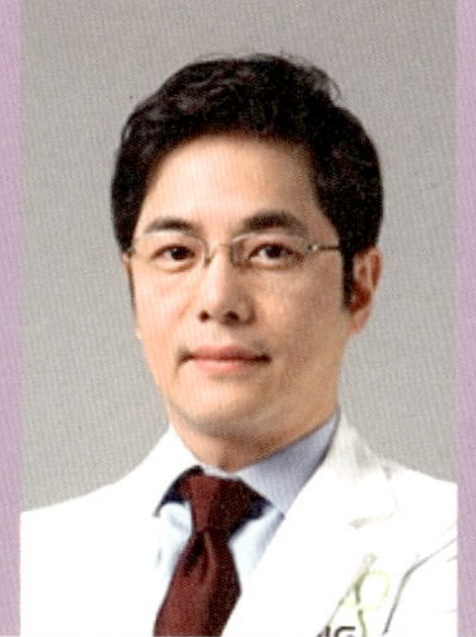

최재혁(崔在爀)

Profile
성형외과 전문의(整形外科專門医)
연세대학교 의과대학 대학원 졸업(延世大学医学院研究生院毕业)
대한성형외과학회 정회원(大韩整形外科学会正会员)
대한미용성형학회 정회원(大韩美容整形外科学会正会员)
국제성형외과학회 정회원(国际整形外科学会正会员)

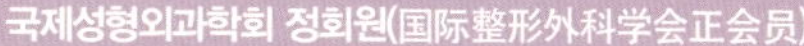

www.ingps.co.kr

10 몸매와 얼굴의 완벽한 조화!

자신감을 얻고 싶다면 이렇게

젊어지고 아름다워지고 싶은 욕망은 나이와 국경도 초월하여 남녀노소 모두의 공통적인 화두다. 최근에는 외모 콤플렉스를 극복하고, 살아가는데 자신감을 회복하여 행복지수를 높이기 위한 수많은 미용성형수술 또는 시술들이 시행되고 있다. 젊어 보이고 호감을 주는 외모는 본인의 경쟁력 향상뿐 아니라 행복지수 또한 높인다.

예전에는 눈, 코, 안면윤곽술 등 이목구비 각각의 수술이 많았으나 최근에는 과장되게 변화된 모습보다 자연스럽게 젊어진 얼굴을 선호하게 되어 이에 맞는 시술들이 행해지고 있다. 한 두 부위를 고치는 것이 아니라 신체의 전체적인 조화와 각 개인의 장단점을 보완하여 새로운 아름다움과 젊음을 되돌리는 방향으로 트렌드가 바뀌어가고 있다.

평균수명이 100세가 되고 외모가 경쟁력인 시대에 살아가면서 건강과 더불어 젊어 보이고 싶은 욕구는 자연스러운 현상이다. 그렇다면 짧은 시간 내에 간편하고 비밀스럽게 아름답고 젊어질 수는 없을까?

대표적인 것이 자가지방이식술이다. 많은 성형수술 중에 본인의 자가 세포인 지방세포를 이용하여 시행하는 지방이식술은 안전성이나 효과적인 측면 등을 고려할 때 최고의 동안시술이다. 신체의 지방세포를 활용하여 얼굴 전체의 볼륨감 및 입체감을 향상시켜 이상적인 얼굴형으로 개선시킬 수 있어서 안면윤곽술의 효과가 있다.

또한 피부재생 및 피부톤, 주름개선 등 나이가 어려 보이는 동안효과와 빠른 일상생활로 복귀가 가능하다. 여기에 불필요한 지방을 제거함으로써 체형교정의 효과까지 덤으로 얻을 수 있는 훌륭한 시술이다.

자가지방이식

자가지방이식술이란 불필요한 지방이 많이 축적된 허벅지, 복부 등의 부위에서 순수 지방만을 채취하여 얼굴 또는 신체 각 부위에 이식하는 시술이다.

생착률 높을수록 효과도 크다

자가지방이식은 허벅지, 복부 등의 지방조직에서 지방 채취를 하고 지방세포의 파괴를 줄이기 위해 최소의 압력으로 지방세포를 채취하고 최대한 공기노출을 줄이면서 적절한 시간과 분당회전율로 원심분리를 한 후 파괴된 지방세포나 혈액 지방세포에서 나오는 오일 등 불필요한 불순물로부터 순수 지방만을 분리한다.

이후 생착률을 높이기 위해 미세지방세포단위로 만들어 지방주입용 주사기를 이용하여 원하는 부위에 해부학적, 미적인 면을 고려하여 낮은 압력으로 서서히 주입한다. 생착률이란 조직이 다른 조직에 제대로 붙어서 살아남는 비율인데 생착률이 높아야 원하는 효과를 낼 수 있다.

자가지방이식술의 장점과 단점

장점

01_ 자기 자신의 조직이므로 면역 거부반응이나 이로 인한 부작용이 거의 없다.

02_ 지방세포를 채취하기가 비교적 용이하다.

03_ 절개흉터가 거의 없다.

04_ 원하는 모든 부위의 시술이 가능하다.(손, 다리, 선천적 후천적 결손 부위 등)

05_ 자연스럽고 주변에서 수술 여부를 알아보기 힘들다.

06_ 필요시 불필요한 지방조직을 제거함으로써 몸매교정 효과를 얻을 수 있다.

단점

01_ 흡수율, 즉 지방생착률의 개인차가 존재한다.

02_ 지방세포에 의한 색전증이 발생할 수 있다.

03_ 반복해서 시행할 수 있다.

04_ 생착률의 차이로 좌우 비대칭의 가능성이 있다.

효과를 높이기 위한 여러 종류의 지방이식

01_ 미세지방세포이식술

지방채취시 손상을 최소화하여 가장 작은 크기로 채취하며 원심분리기를 이용하여 섞여 있는 불순물을 제거한 후 미세지방세포를 추출한다. 이렇게 만들어진 미세 크기의 지방세포를 작은 크기의 주입관으로 이식하는 방법으로 지방이식 후 울퉁불퉁해질 가능성도 거의 없고 안전하다.

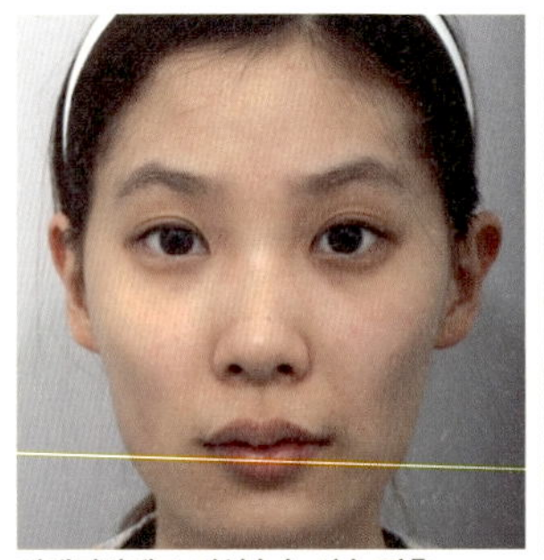
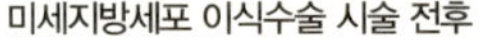
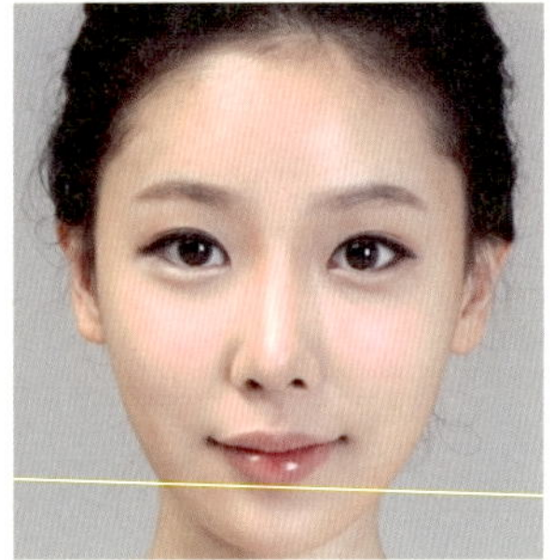

미세지방세포 이식수술 시술 전후

02_ PRP지방이식술

자신의 혈액에서 PRP(농축자가혈)를 추출하여 지방이식술시 함께 투여하는 방법이다. 혈소판이 많이 함유된 PRP에는 다량의 성장인자 등이 포함되어 있어 피부 내의 성체줄기세포를 촉진하고 상처 치유를 돕는다. 이런 원리를 이용하여 지방이식술시 피부재생과 생착률을 증가시켜 더욱 좋은 효과를 얻을 수 있어 많이 시행되고 있다.

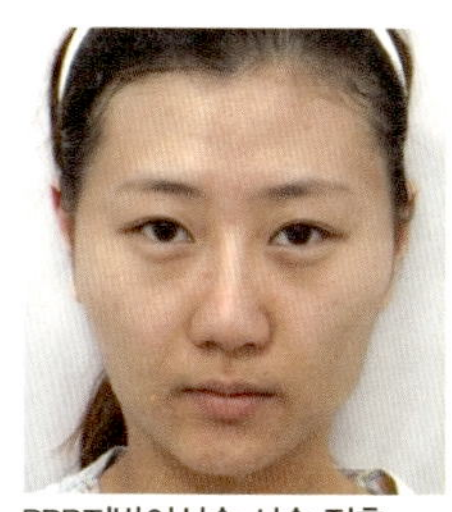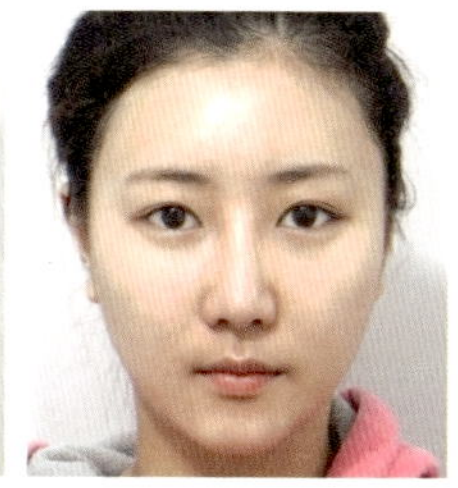

PRP지방이식술 시술 전후

03_ 줄기세포지방이식

줄기세포치료는 원래 손상된 조직이나 장기 등을 재생시키려는 치료용으로 연구가 진행되었는데 최근에는 추출한 줄기세포를 지방세포와 같이 주입함으로써 혈관생성 재생 분화능력이 높아져 자가지방이식의 생착률을 높이고 부작용을 최소화할 수 있는 것으로 알려져 새로운 시술법으로 각광받고 연구가 계속 되고 있다.

현재 줄기세포시술은 미용성형시장에서 다양하게 시도되고 있는데 줄기세포지방이식술 뿐 아니라 탈모치료, 피부재생, 흉터치료 등 줄기세포의 뛰어난 재생치유능력을 이용한 각종 안티에이징 치료가 시술되고 있다. 또한 성형 부작용으로 인한 재건수술 등 다양하게 사용되고 있지만 아직도 안전성이나 효과적인 면에서 많은 발전과 연구가 필요한 분야이다. 줄기세포지방성형술은 채취하는 과정에서 지방세포손상을 최소화하여 순수 지방세포만을 분리하는 기술, 추출된 줄기세포와 이식할 지방세포를 혼합하는 방법, 의료장비 등에 의해서 효과가 다양하게 나타날 수 있다. 그러므로 시술 경험이 풍부하고 테크닉이 뛰어난 전문의사와 최상의 줄기세포추출이 가능한 의료진과 최첨단 의료시설이 중요한 요소로 작용할 수 있다.

부위별 자가지방이식

자가지방이식술을 시행할 때 사람마다의 얼굴형, 이목구비의 비율 등 전체적인 조화를 고려하여 시행해야 한다. 하지만 부위별로 적용 대상을 생각해본다면 다음과 같다.

코

콧대가 낮거나 메부리코인 경우, 피부가 얇고 보형물이 비쳐 보이는 경우에 자연스럽고 부드러운 코라인으로 간편하고 빠른 교정이 가능하다.

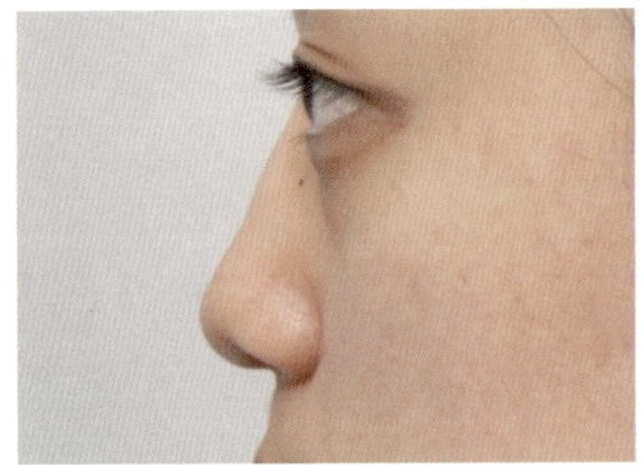
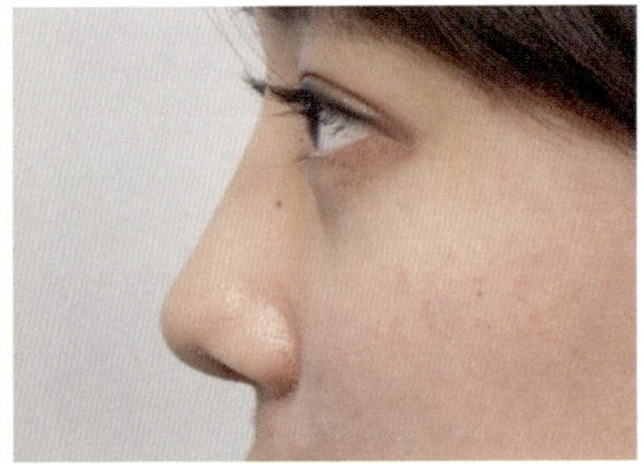

코 지가지방이식 시술 전후

팔자주름

팔자주름이 깊거나 콧방울 옆이 함몰 되어 있고 입이 돌출되어 보이는 경우, 시술 후 동안 효과와 동시에 이미지 개선에 효과적이다.

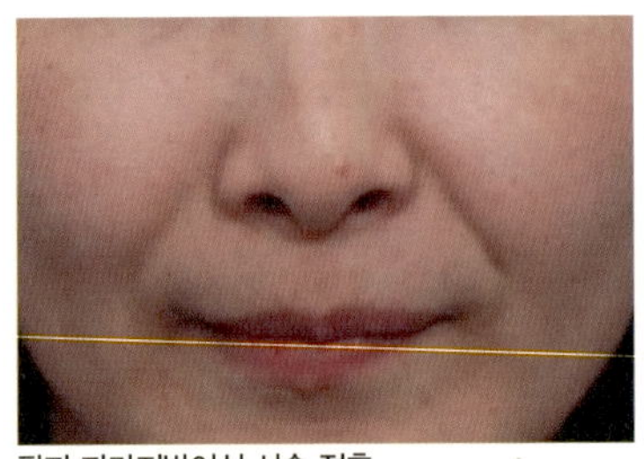
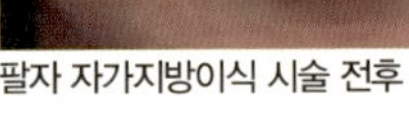
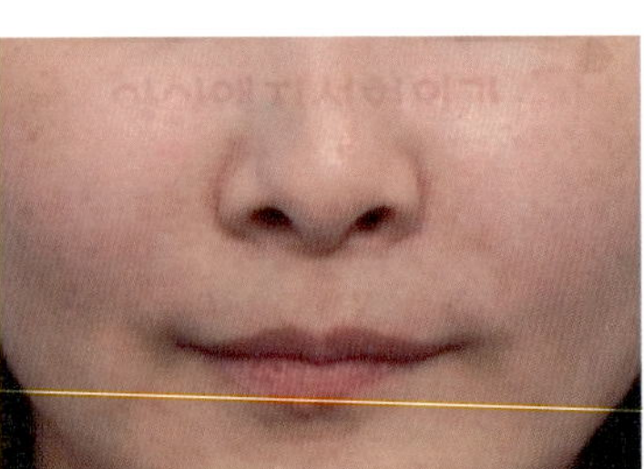

팔자 자가지방이식 시술 전후

이마

이마가 편평하거나 함몰 부위가 있고 밋밋한 경우에는 세련됨이 부족하고 나이도 들어 보일 수 있다. 시술 후 볼륨감이 증가되고 이목구비의 비율이 좋아 보여 세련미와 동안 효과를 얻을 수 있다.

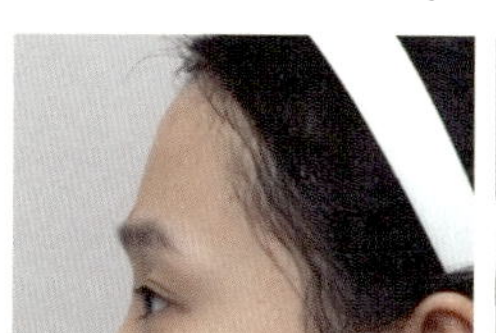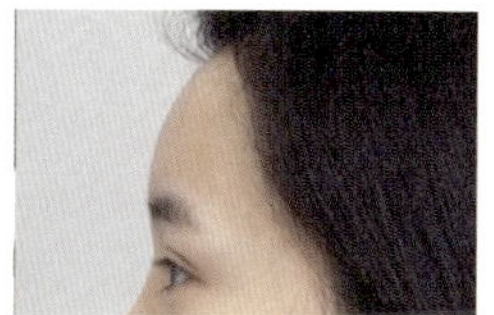

이마 자가이방이식 시술 전후

눈부위

위 눈꺼풀이 꺼져 있어 피곤해 보이거나 여러 겹 쌍꺼풀이 생기는 경우, 다크서클, 눈 주변으로 주름이 심하게 있는 경우, 눈밑애교살을 만들고 싶은 경우, 안구가 돌출되어 보이는 경우, 시술 후 주름 개선과 동안 효과로 건강한 이미지를 만들 수 있다.

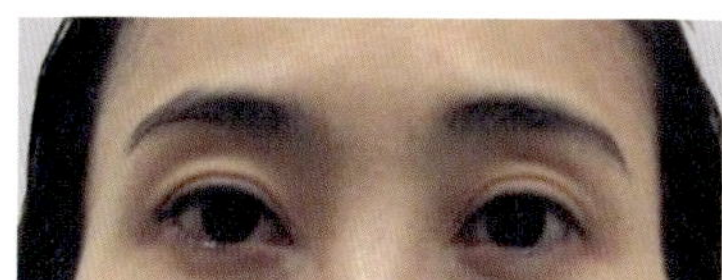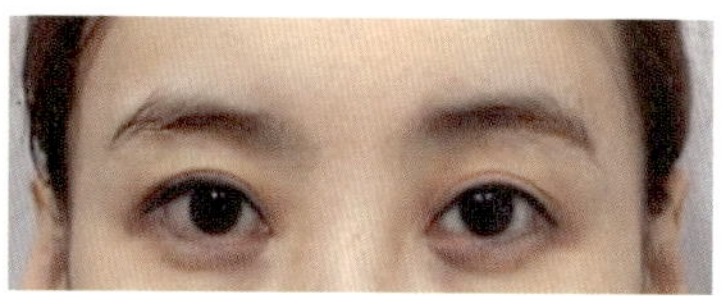

눈부위 자가지방이식 시술 전후

입술

입술이 너무 얇거나 잔주름이 많고 거친 경우, 볼륨감과 더불어 입술색의 개선 효과도 얻을 수 있다.

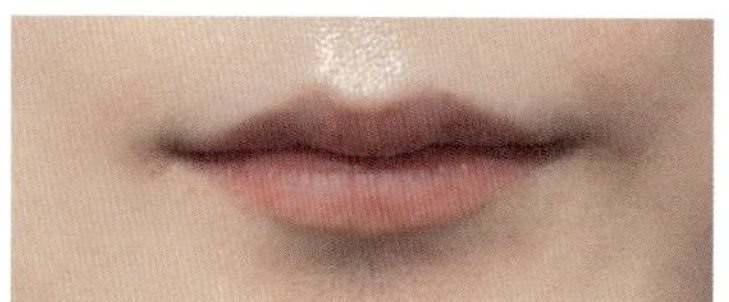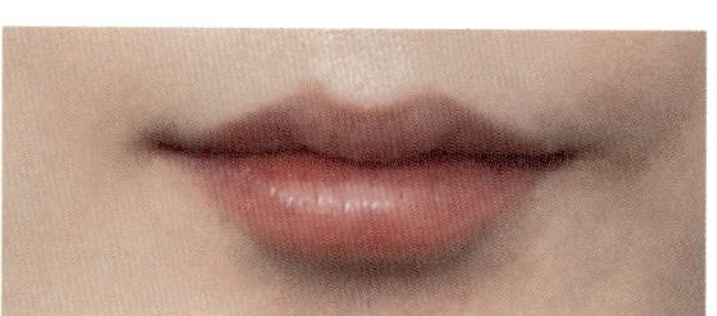

입술 자가지방이식 시술 전후

패여 있거나 납작하고 이마라인과 부드럽게 연결되어 있지 않은 경우, 광대가 나와 보이고 이로 인해 강해 보일 수 있는데 이 시술 후 부드러운 이마라인을 얻을 수 있다.

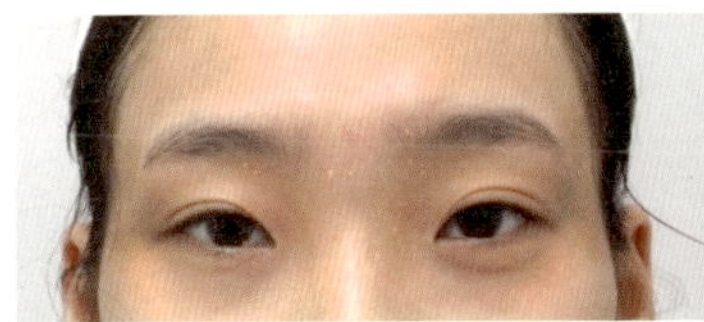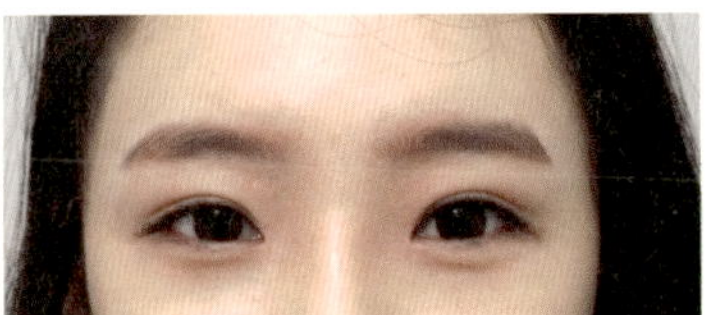

관자 부위 자가지방이식 시술 전후

볼

옆광대 아래 부위에 그림자가 지거나 꺼져 있고 야윈 경우, 광대가 많이 돌출되어 있거나 또는 너무 밋밋한 경우와 주름이 많은 경우,

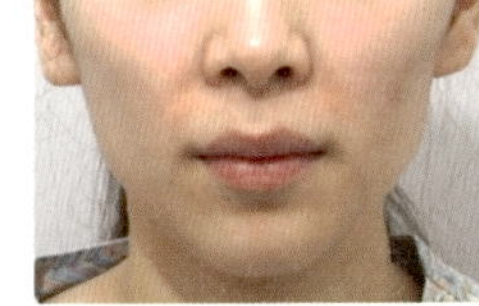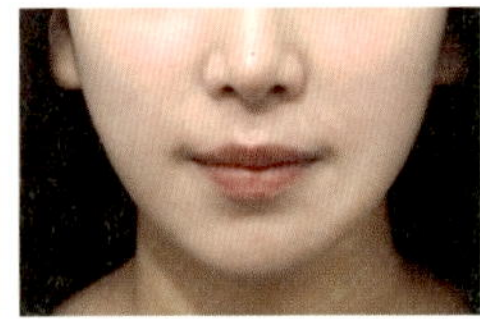

볼 자가지방이식 시술 전후

시술 후 동안 효과와 주름 개선 등 건강한 이미지로 바꿀 수 있다.

가슴

가슴이 비대칭이거나 빈약한 경우, 출산, 수유 등으로 탄력이 떨어지고 볼륨이 줄어든 경우, 보형물삽입 후 부분적인 볼륨감 교정이 필요한 경우, 보형물삽입에 의한 유방확대술이 꺼려지는 경우, 대량의 지방이식술을 통해 볼륨감과 탄력이 향상되고 유방확대술을 대체할 수 있다.

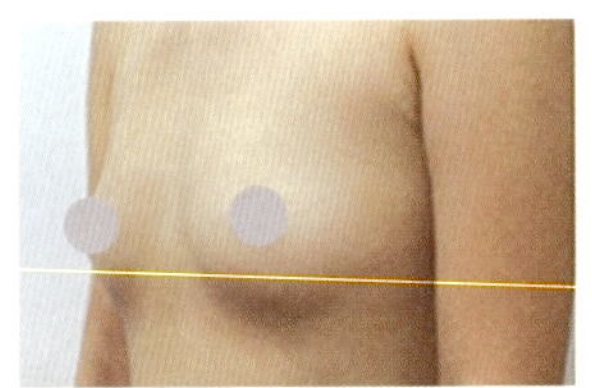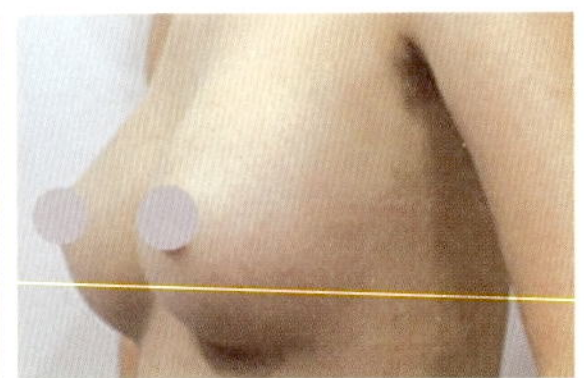

가슴 자가지방이식 시술 전후

무턱

입이 돌출되어 보이거나 비대칭인 경우, 길이가 짧은 경우, 시술 후 입이 들어가 보이고 얼굴형과 이목구비 비율을 개선하는 효과가 있다.

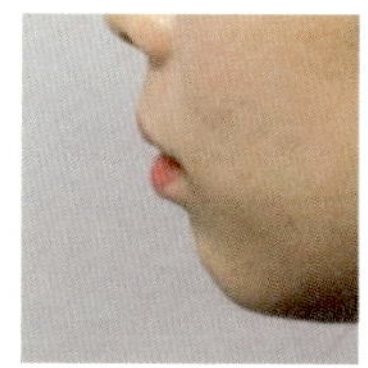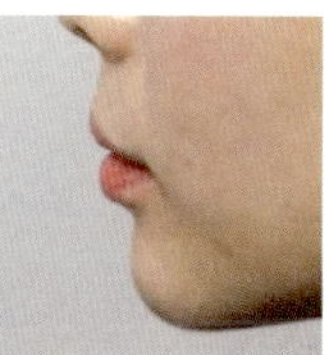

무턱 자가지방이식 시술 전후

엉덩이

볼륨감이 없거나 처져 있고 비대칭인 경우, 힙업의 효과와 볼륨감 향상으로 다리가 길어 보이는 효과까지 얻을 수 있다.

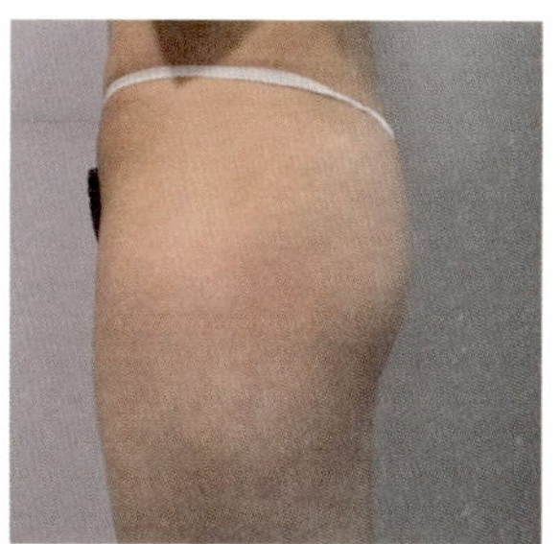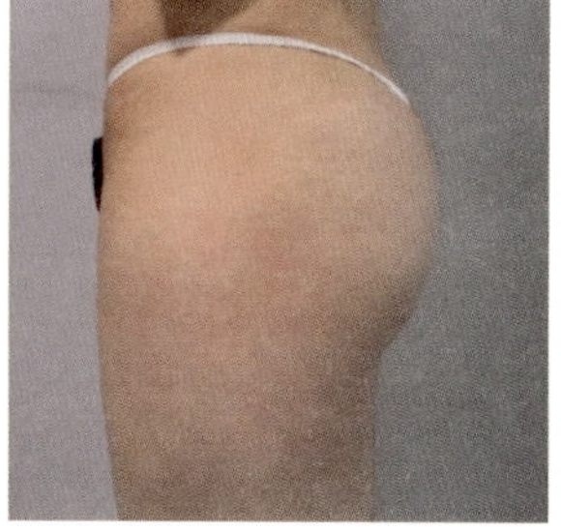

엉덩이 자가지방이식 시술 전후

신체 모든 부위에 시술가능

자가지방이식술은 위에 언급한 부위 외에도 선천적, 후천적으로 발생한 모든 결손 부위에 시술이 가능하고, 또한 손등과 귓불 등 자신이 생각하기에 콤플렉스로 느끼는 모든 신체 부위에도 시술이 가능하다. 수술 전 최소 3일은 금연을 하고 수술 당일에는 가벼운 목욕으로 몸을 청결하게 한다. 수술 4시간 전까지 금식이 필요하다.

10 身材和脸形的完美造化！

想得到自信要这么做

对年轻，美丽的欲望已成为超越年龄、国境，20岁至60多岁，男女老少的共同话题。最近施行很多为了克服外表缺陷，恢复自信，提高幸福指数的美容整形手术或施术。年轻美丽好感型外表不仅提高自己的竞争力，也会大大提高幸福指数。

以前有很多眼、鼻、颜面轮廓术等五官各项手术，最近很多人比那种夸张的变化，更喜欢自然年轻的面孔，因此盛行各种微创、微整形术。不是改善身体一两个部位，考虑身体的整体协调性，突出个人优点，弥补缺陷的方法来还回美丽和年轻的方法作为目前趋势而盛行。

平均寿命达到100岁，外表为竞争力的时代，想健康、年轻的欲望是人类一种自然现象。那么能不能在短时间内便捷而秘密的变回年轻呢？

最具代表性的就是自体脂肪移植术。众多整形手术中利用自己、自身的脂肪细胞做的自体脂肪移植术在考虑其安全性和效果方面是求美者首选的童颜手术。利用自身的脂肪细胞让脸部线条更加柔和、提升面部立体感，改善成理想的脸型，有改善颜面轮廓效果。

还有皮肤再生效果以及改善皮肤色泽、改善皱纹等童颜效果，恢复时间较短，可以很快恢复正常生活。而且将去除身体没必要、多余的脂肪，达到体形矫正效果，是一举两得的良好手术。

自体脂肪移植

自体脂肪移植术，是从自体脂肪堆积较多的大腿、腹部等部位抽取，并精心筛选出纯脂肪，将纯脂肪移植到面部或身体各部位的施术方法。

存活率越高效果越好

自体脂肪移植术是从大腿、腹部等部位的脂肪组织抽取脂肪细胞，为减少脂肪细胞破坏，提取时要用最小压力提取脂肪细胞，尽可能避免暴露在空气中，需要适当的时间和离心率通过过滤离心沉淀后，将受损脂肪细胞、血液、脂肪细胞释放出的油脂等不纯物中筛选提取脂肪细胞。之后为了提高存活率将微细脂肪细胞颗粒利用脂肪注射用注射器移植到需要填充的部位，注射时充分考虑填充部位解剖学结构、审美标准，用低压缓慢注入。存活率为一种组织在另一组织内适应并存活的比率，存活率越高其效果越好。

自体脂肪移植术优缺点

优点

01_ 作为自身组织，不会产生免疫排斥反应或以此带来的副作用。

02_ 脂肪细胞取材较容易。

03_ 微创技术，无疤痕。

04_ 需要填充的身体任何部位都可治疗(手，腿部，先天/后天缺损部位等)。

05_ 术后效果自然，其他人不易察觉。

06_ 可同时去除身体多余的堆积脂肪，有体形矫正效果。

缺点

01_ 吸收率，既脂肪存活率存在个体差异。

02_ 可能发生脂肪细胞栓塞症。

03_ 需反复治疗。

04_ 因存活率差异，可能发生左右不对称现象。

提高效果的各类脂肪移植

01_ 微细脂肪细胞移植术

提取脂肪时为脂肪细胞损伤降低到最小，分离脂肪细胞颗粒，利用圆心分离过滤不纯物质，提取纯粹脂肪细胞。如此提取的微细颗粒状脂肪细胞，用小型注入器移植，可有效降低移植部位凹凸不平的可能性，也非常安全。术后恢复时间快，有效改善皮肤皱纹，恢复童颜效果。

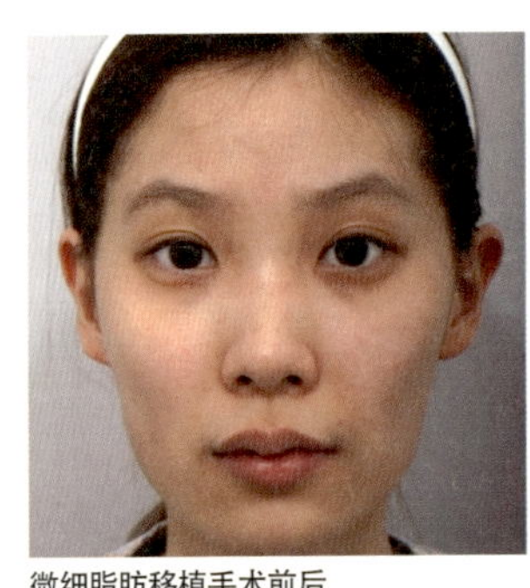
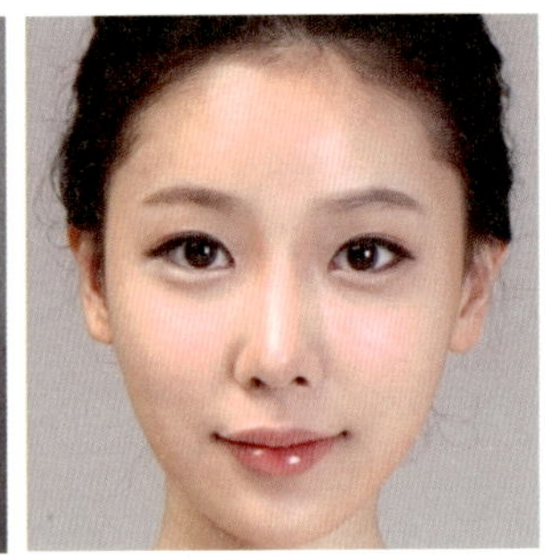

微细脂肪移植手术前后

02_ PRP脂肪移植术

自体血液中提取的PRP(浓缩自体血)和自体脂肪结合注入的治疗方式。富含浓缩血小板的PRP里面还含有大量生长因子，促进皮肤内成体干细胞分化能力，具有很大的再生效果和治愈能力。利用此原理脂肪移植时结合PRP，促进皮肤再生和提高存活率，达到更好的效果，因此目前广泛施行该技术。

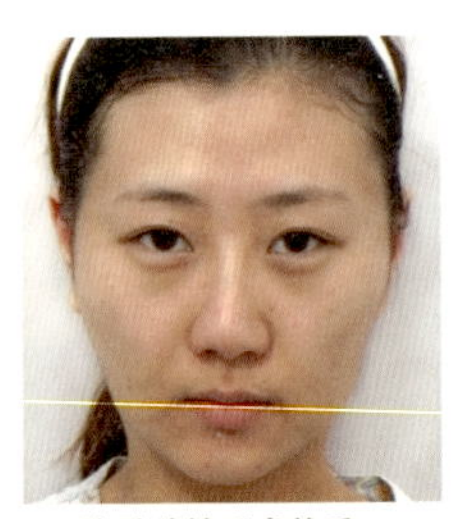
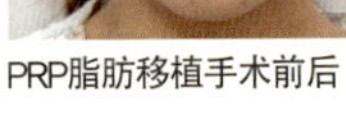
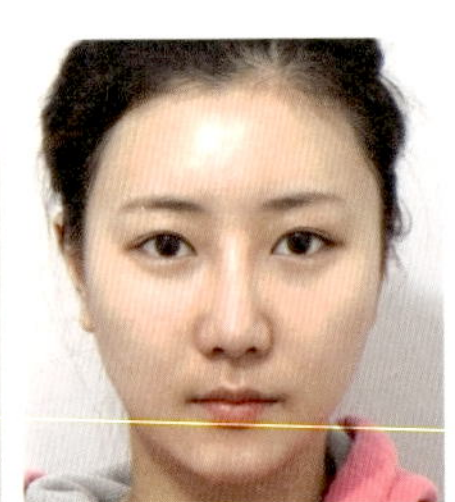

PRP脂肪移植手术前后

03_ 干细胞脂肪移植

干细胞治疗最初用于治疗受损组织或脏器等的研究，最近研究显示提取的干细胞与脂肪细胞混合注射来提高血管再生，提高再生分化能力，达到提高自体脂肪移植的存活率，使其副作用降低到最小，因此在业界都以新的操作技术得到很大关注并继续研究。

目前美容整形业界，试图研究多样性的干细胞研究，除脂肪干细胞移植外，作为抗老化，在脱发、皮肤再生、疤痕修复等治疗也广泛利用干细胞的再生自愈能力。整形副作用导致的再建手术也利用干细胞治疗，但其安全性和效果等方面有待更多研究及发展。

干细胞脂肪移植，脂肪干细胞提取过程，使脂肪细胞损伤降低到最小，分离出高纯度脂肪细胞，并从中提取干细胞的技术，干细胞和脂肪细胞混合方法，使用的医疗设备等因素，其效果呈多样性。因此拥有丰富治疗经验，有良好技术的专家和能提取最好最纯的干细胞的医疗团队以及高端医疗设备在干细胞脂肪移植术中都作为重要因素，起很大影响。

各部位自体脂肪移植

自体脂肪移植时要考虑每个人的脸型，五官比例等整体协调感，其身体各部位适用对象如下。

鼻部

鼻梁低或有驼峰，鼻部皮肤较薄，透出假体等情况，可便捷矫正鼻部线条，拥有自然而高挺的鼻子。

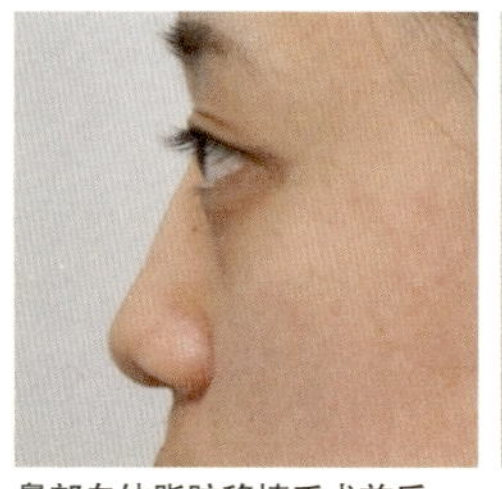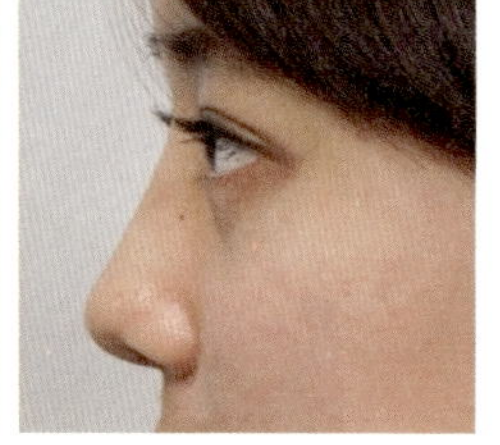

鼻部自体脂肪移植手术前后

鼻唇沟

八字纹较深或两侧鼻唇沟凹陷而导致显得嘴部突出，脂肪移植后改善面部轮廓，可达到明朗而年轻的效果。

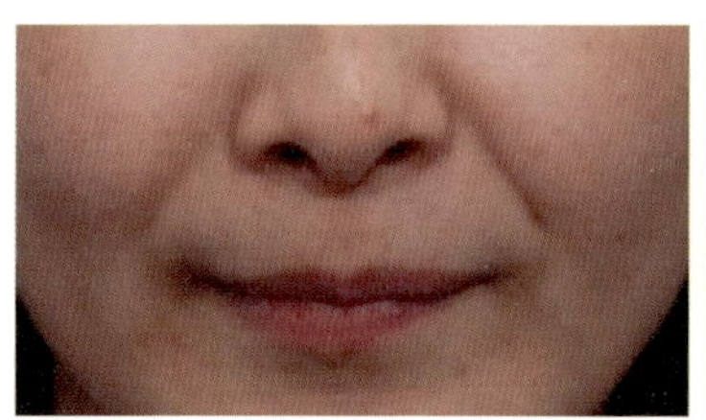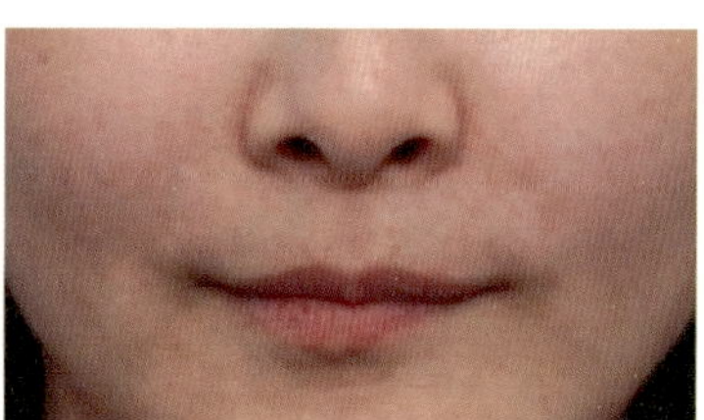

鼻唇沟脂肪移植手术前后

额部

额部比较扁平，有凹陷或轮廓不明显等情况，可能会显平庸、显老，可利用脂肪填充使额头更加饱满，使面部五官比例协调，整体给人年轻而干练的感觉。

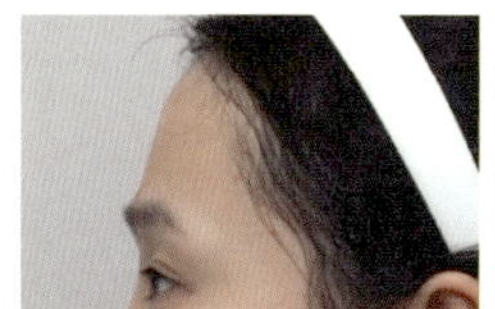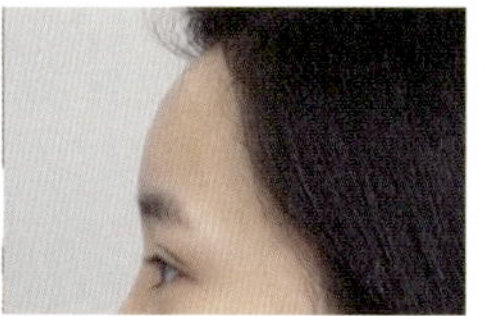

额部自体脂肪移植手术前后

眼部

上眼睑凹陷、显疲劳或多重双眼皮线条，黑眼圈，眼周皱纹较多，想做成眼底娇媚(卧蚕)，眼球突出等情况，脂肪填充后有改善皱纹，恢复童颜，回到健康年轻态。

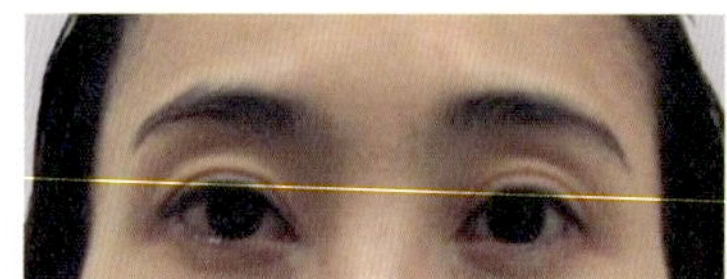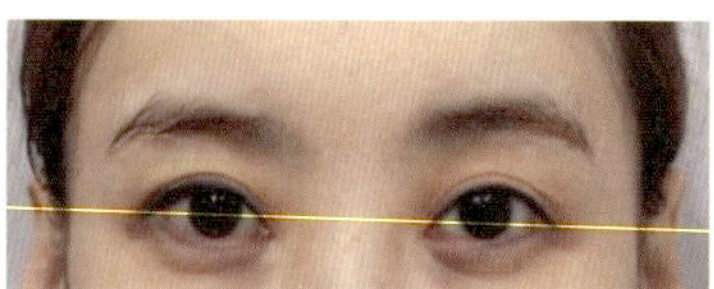

眼部自体脂肪移植手术前后

唇部

唇部较薄，有很多细纹或粗糙，可使唇部更加饱满，也改善唇色。

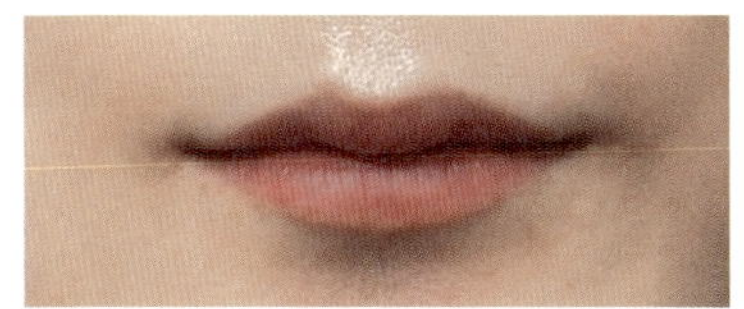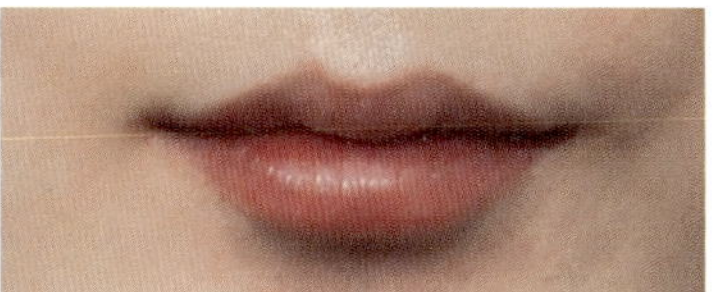

唇部自体脂肪移植手术前后

颞部(太阳穴)

颞部凹陷，较平，与额部线条不协调等情况，可显颧骨突出，给人较强硬的感觉，利用脂肪填充后可拥有圆润的额部曲线。

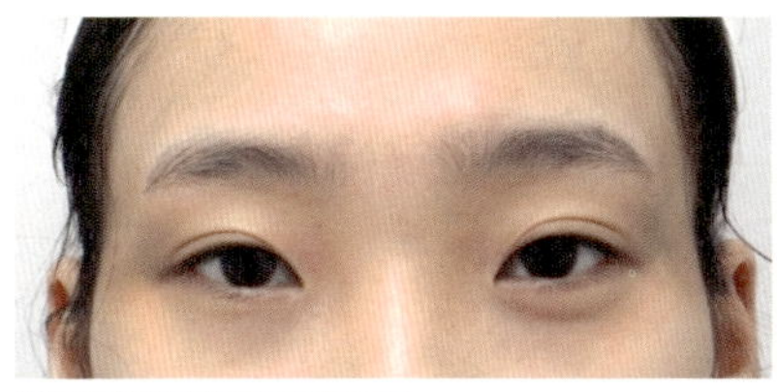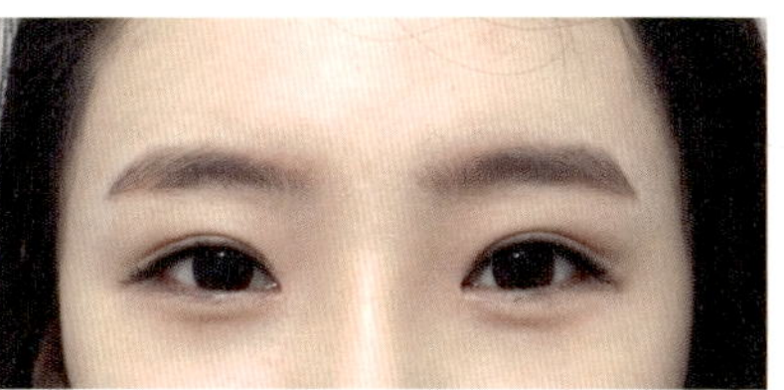

颞部自体脂肪移植手术前后

脸颊

两侧颧骨下方有阴影或有凹陷、消瘦，颧骨突出，或脸部较平有皱纹，脂肪填充后恢复童颜，改善面部皱纹，回到健康年轻的脸庞。

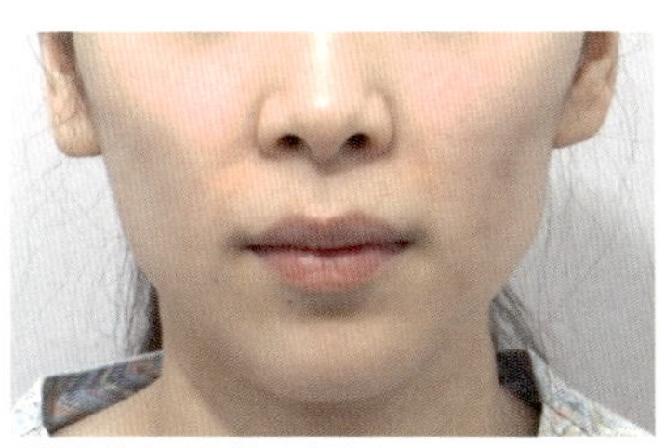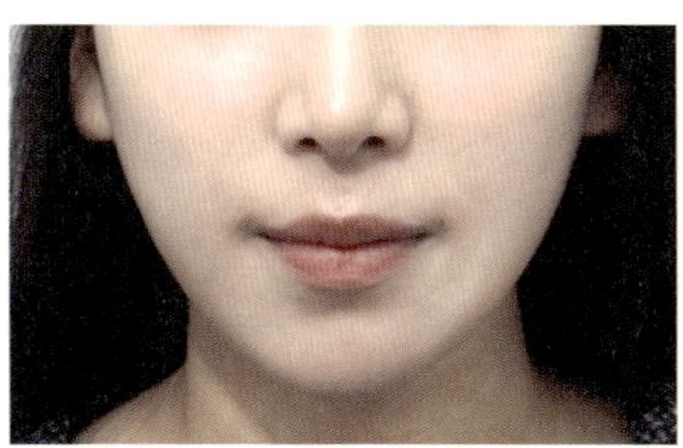

脸颊自体脂肪移植手术前后

胸部

胸部不对称或乳房较
小，产后母乳喂养导致
乳房弹力下降、下垂，
植入乳房假体后需矫正

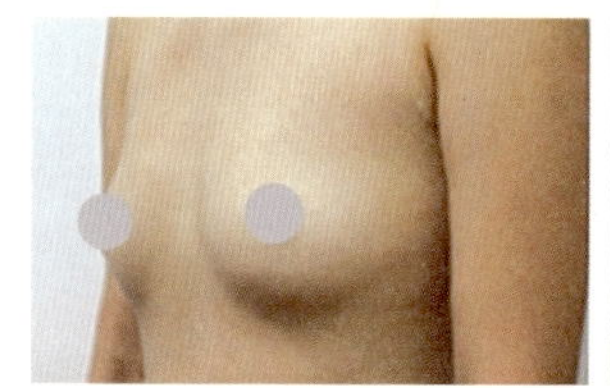
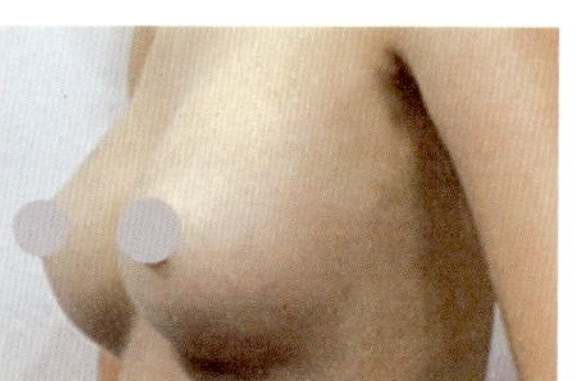

胸部自体脂肪移植前后

部分乳房轮廓或饱满度，排斥假体隆胸等情况，可通过大量脂肪移植，代替假体隆
胸，增加乳房弹力，拥有自然挺拔翘立的双乳。

下巴

嘴部突出或下巴轮廓不对称，下巴较短等情
况，自体脂肪填充后可改善脸部轮廓，使五官
更加协调而对称，从而拥有比例协调的脸庞。

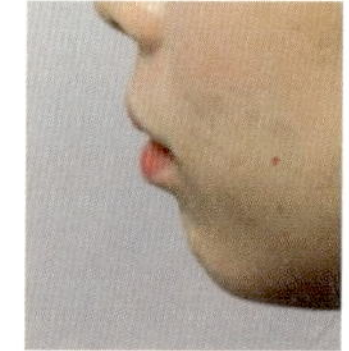
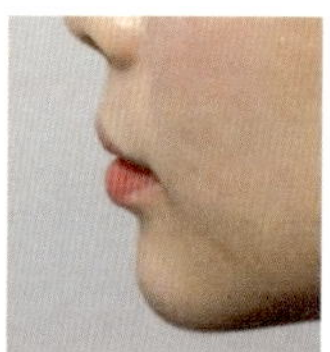

下巴自体脂肪移植前后

臀部

不够饱满、下垂、不对称情况，可达到提臀，线条圆润，拉长腿部的视觉效果。

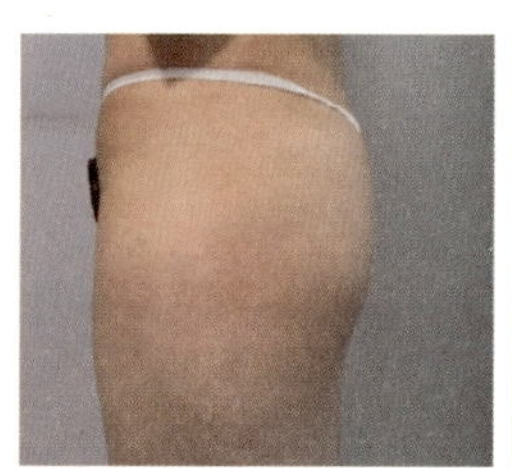
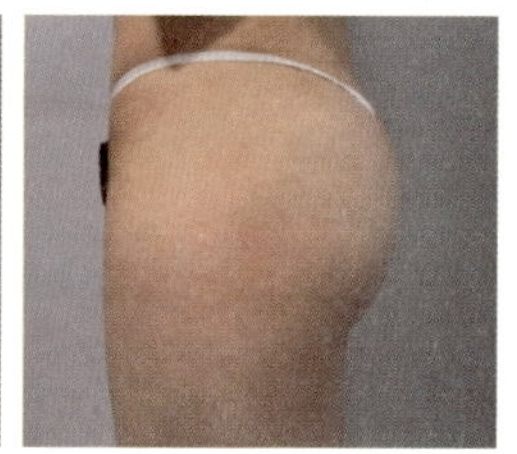

臀部自体脂肪移植前后

身体任何部位都可治疗

自体脂肪移植术除上述身体各部位填充以外，也可适用于先天/后天性缺损部位，
还有手背、耳垂等自己觉得不够完美或以此为困惑的身体任何部位都可做移植。术
前最少3天禁烟，手术当天清洗身体。术前4小时需要禁食。

"감추고 싶은 콤플렉스 짧은 시간 내 해결한다"

"短时间内帮您解决 想隐蔽的烦恼"

쁘띠성형은 칼을 대지 않고 주사나 실을 이용하는 성형시술이다.
인체에 안전과 효능이 검증된 약물 주입 또는 실에 인한 리프팅 방식을 따른다.

微整形是指不用刀，用注射或利用美容线的整形方式。
使用获得人体安全机能验证的药品注射或利用美容线提升的治疗方式。

굿필러클리닉(Goodfiller医院)

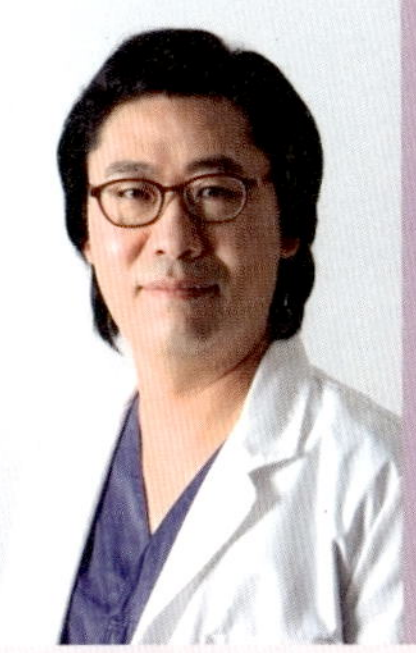

최철(崔哲)

Profile

분당 제생병원 전임의(盆唐济生医院医生)
대한미용외과학회 정회원(大韩美容外科学会正会员)
대한비만학회 정회원(大韩肥胖学会正会员)
앨러간사 보톡스, 쥬비덤 필러 시술 교육강사(爱力根肉毒素，乔雅登 注射填充教育讲师)
차바이오사 큐오필 필러 시술 교육강사(CHA BIO公司 Q.O Fill 教育讲师)

www.goodfiller.com

11 성형 생각 50% 이상 쁘띠성형하고 싶다

칼을 대지 않는 쁘띠성형

쁘띠(Petit)는 '조금, 작은, 약간'이라는 의미의 프랑스어다. 쁘띠성형은 칼을 대지 않고 주사나 실을 이용하는 성형시술이다. 병원에서 사용하는 주사바늘의 3분의 1정도 굵기의 얇은 바늘과 근조직을 끌어올려주는 실이 주로 사용된다.

대부분의 성형수술이 마취를 통한 절개, 박리, 이식 등을 해야 하는 반면 쁘띠성형은 위의 절차가 필요치 않으며 인체조직에 안전과 효능이 검증된 약물 주입 또는 실을 이용한 리프팅 방식을 따른다.

시술시간도 대부분이 10~30분을 넘지 않는 비교적 간단한 시술이다. 부기와 염증 발생이 거의 없고 시술방법에 따라 차이가 있으나 시간이 지나면 대부분 시술 전의 본모습으로 복귀하는 성형술이다. 짧은 시간 내 콤플렉스 해결과 자신감 고조 등을 이룰 수 있다. 현재 성형을 생각하는 사람들 중 50% 이상이 쁘띠성형을 고려하고 있다는 사실 하나만으로 그 가치를 확인할 수 있다.

필러(Filler)

주름이나 흉터 등에 주사하거나 삽입하는 보충 재료나 내용물로 콜라겐과 히알루론산 등이 있다. 대표적인 제품은 레스틸렌, 쥬비덤, 큐오필 등이다.

동안필러(코필러, 이마필러, 입술필러, 눈물고랑필러, 애교필러, 무턱필러, 미간, 눈썹필러)

코필러는 얼굴의 중심에 위치한 콧대, 코끝에 입체감을 주어서 정면, 측면의 전체적인 조화와 균형을 이루어 아름다운 라인을 편하게 만들 수 있는 시술이다. 입술필러는 윗입술과 아랫입술 볼륨과 윤곽을 선명하게 맞춤형 입술로 교정할 수 있다.

특히 아래 눈꺼풀에 꺼지고 피부톤이 어두어지는 다크서클은 피부 진피 밑에 미세한 볼륨과 수분을 유인하는 히알루론산 필러를 주입하여 개선시킬 수 있다. 그 외에 눈밑 애교살을 강조해서 어려 보이고 환해 보이는 애교필러와 턱끝의 볼륨이 적어서 전체 턱선이 V형이 안되고 얼굴이 사각으로 보일 때 무턱 필러시술로 효과를 볼 수 있다.

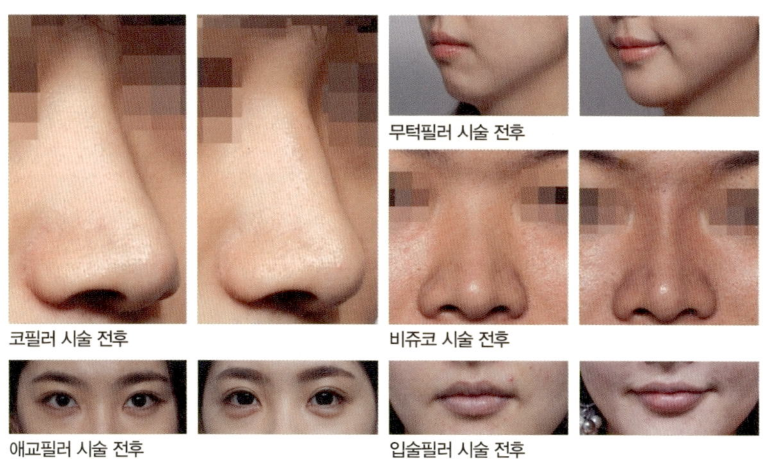

코필러 시술 전후

무턱필러 시술 전후

비쥬코 시술 전후

애교필러 시술 전후

입술필러 시술 전후

수술 없이 선명한 콧날과 오똑한 코끝 상승이 가능한 비쥬코

비쥬코(Vijuko) 시술은 콧대에 60가닥, 코끝과 코기둥에 걸쳐 40가닥, 총 100가닥 이상의 PDO(Polydioxanone)실이 삽입되고 필러시술이 더해져, 코 전체가 선명한 윤곽을 갖추면서 자연스러운 라인의 표현이 가능하고, 코끝을 입체적으로 상승시킬 수 있는 시

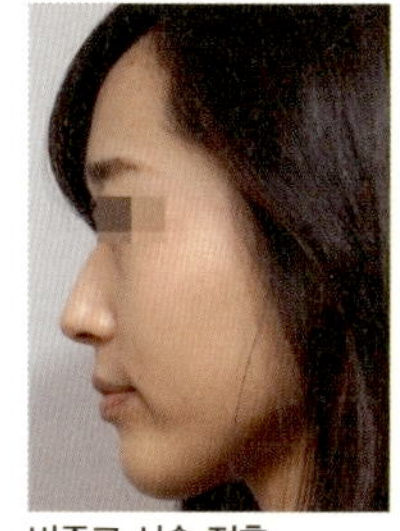
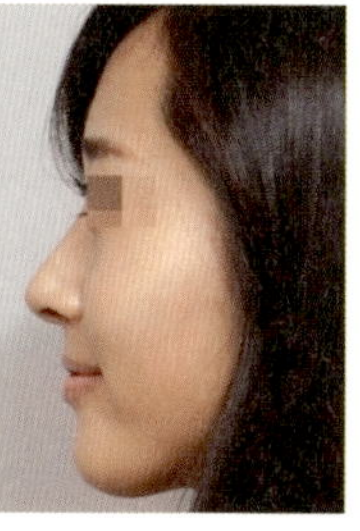

비쥬코 시술 전후

술이다. 기존 코필러 시술의 둥근 모양, 짧은 유지기간이라는 단점을 극복하면서, 크게 붓거나 고통이 심하지 않아서 생활의 지장이 없고 2년 이상 유지되는 비절개 시술이다. 또한 코성형수술 후 불만족스러운 결과로 재수술을 고려하는 환자에게 비쥬코 시술을 추가하여 부작용없이 코 윤곽을 획기적으로 개선시킬 수 있는 장점이 있다.

보톡스

의학적이나 미용목적으로 사용되는 보톡스(Botox)는 극히 미세한 양으로 부작용도 거의 유발하지 않는 전 세계에서 광범위하게 사용되는 주사약이다.

사각턱 축소 보톡스

사각턱은 씹는데 관여하는 저작근육(씹는 근육)의 발달로 생기는데 보톡스에 의해 저작근을 퇴축시켜서 턱선을 갸름하게 하는 효과를 낸다. 이를 꽉 다물었을 때 턱 뒤쪽 부위로 딱딱한 근육이 만져지는 사람이라면 좋은 효과를 볼 수 있다.

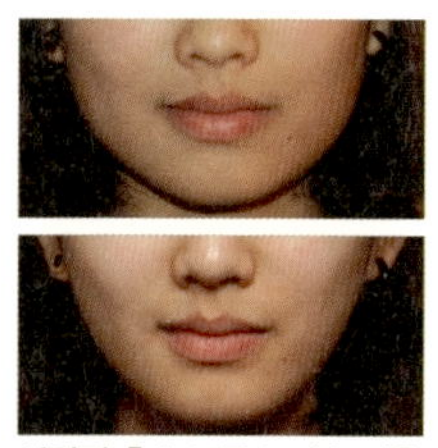

사각턱 축소 보톡스 시술 전후

표정주름 보톡스, 승모근, 종아리 축소 보톡스

주름 보톡스는 얼굴의 주름을 생기게 하는 표정 근육을 마비시켜 주름을 개선시키고,

주름이 깊어지는 것을 예방하는 시술이다. 선택적으로 주름을 제거할 수 있다. 승모근 보톡스는 승모근의 크기를 줄여서 여성스러운 어깨라인을 만드는 효과가 있다. 종아리 보톡스는 부작용없이 근육 퇴축을 유도, 다리라인을 매끈하게 만들어준다.

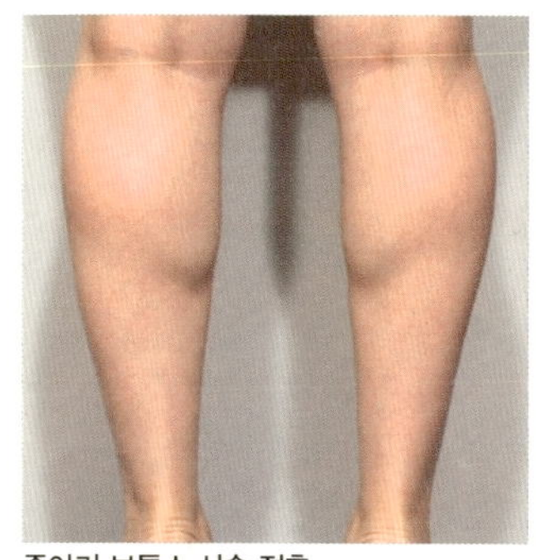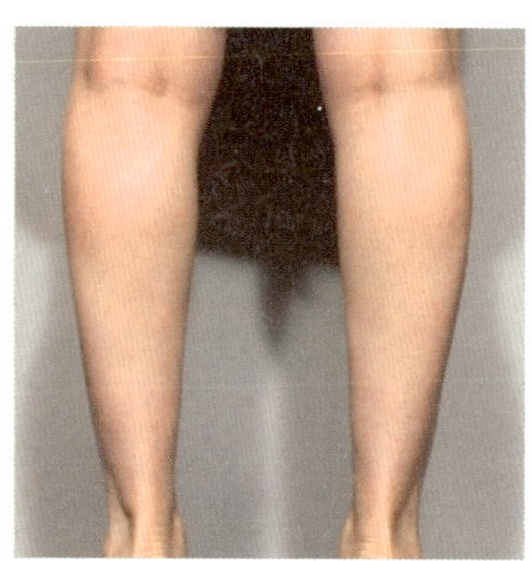

종아리 보톡스 시술 전후

더모톡신

더모톡신은 더모(Dermo), 즉 피부에 톡신(Toxin)을 합성했다는 뜻이다. 이 주사는 보톡스의 주성분을 이용한 치료지만 근육에 주사하던 톡신을 피부에 주사하는 것이다. 기존 보톡스 치료처럼 표정근육을 과도하게 마비시키지 않으므로 주름이 자연스럽게 좋아진다. 리프팅 효과도 있어서 얼굴선을 작고 갸름하게 만들어주고, 피부와 모공, 여드름 흉터 등을 교정할 수 있다.

더모톡신은 주름을 펴는 톡신의 기능에다가 피부의 기능을 향상시키는 기능까지 더해진 효과적 시술재료이다. 실제 동물실험 결과도 피부(진피층)의 탄력섬유가 증가한 사실이 보고되었다.

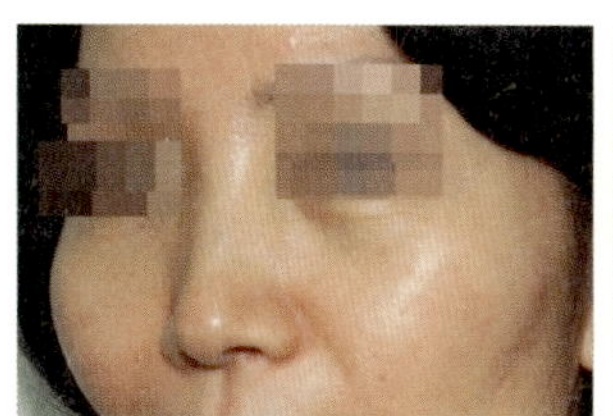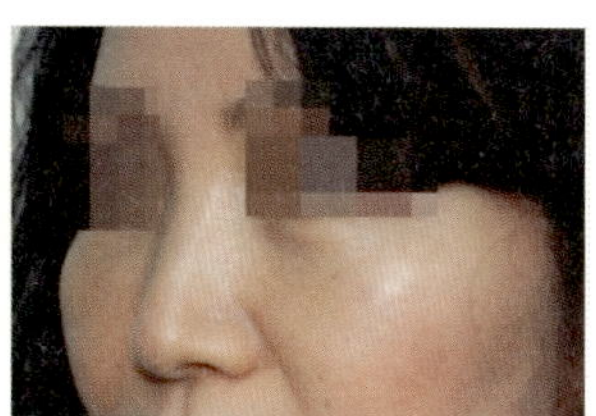

더모톡신 시술 전후

큐오필필러

큐오필 시술은 히알루론산 필러인 티슈필에 환자 혈액으로부터 분리한 혈액줄기세포를 분리 및 혼합하여 사용하는 혁신적인 신개념 복합필러이다.

지방이식을 대체하는 큐오필 풀페이스 필러(Q.O.Fill Total Face & Breast Augmentation)

얼굴 전체를 대상으로 조화롭게 볼륨을 증대하기 위한 성형 시술방법이다. 이마 부위가 좁거나 뒤로 드러누운 형태, 눈썹뼈가 튀어나온 형태, 꺼진 관자놀이 등에 정밀한 진단과 상담을 통해 이미지를 디자인한 후 동시에 시술된다.

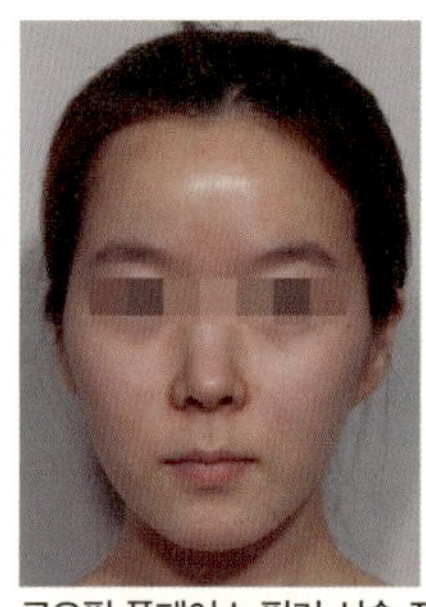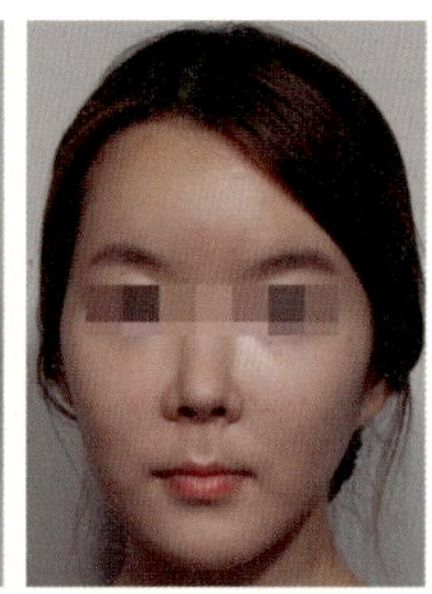

큐오필 풀페이스 필러 시술 전후

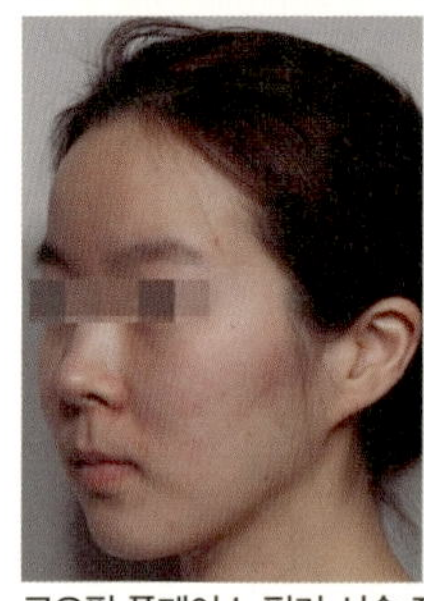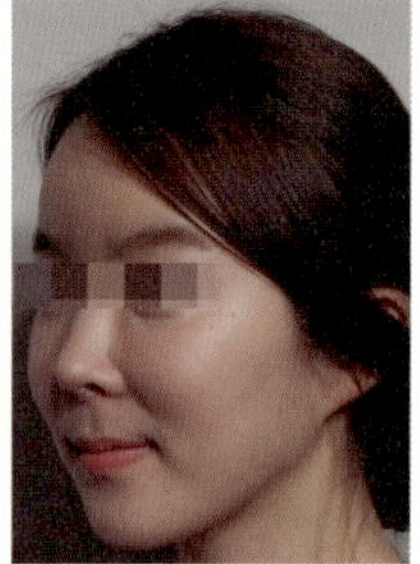

큐오필 풀페이스 필러 시술 전후

볼 부위는 꺼지고 야윈 형태와 앞광대가 편평한 경우, 옆광대 아래 함몰로 그림자가 지는 경우 등에 시술한다. 그 외에 코, 팔자주름, 무턱 등에 시술한다.

큐오필 시술은 히알루론산 필러인 티슈필에 환자 혈액으로부터 분리한 혈액줄기세포를 분리 및 혼합하여 사용하는 혁신적인 신개념 복합필러이다. 히알루론산 필러 안에서 혈액줄기세포로부터 생성된 콜라겐이 더해져 유지기간이 개선되고, 인체 동일성분으로 무해하고 자연스럽게 서서히 체내 흡수되기 때문에 안전한 필러(Filler)이다. 레스틸렌과 같은 단일 히알루론산 필러보다 2배 이상 오래 유지된다.

큐오필 가슴, 엉덩이 필러(Q.O.Fill Breast, Hip Augmentation)

티슈필은 볼륨 전용으로 개발된 히알루론산 필러로 바디 필러로 적합하며 자가혈액줄기세포를 혼합하여 유지기간을 늘리는 큐오필 시술을 통해 유방확대에 효과적이다. 시술 후 바로 일상생활로 복귀가 가능하고 시술 후 마사지나 운동제한 등의 후관리가 필요없다. 기존 지방이식 가슴성형과 보형물 가슴성형의 단점을 보완한 신개념 시술법이다. 큐오필 가슴필러(Q.O.Fill Breast Augmentation)는 대용량 주입시 볼륨감을 자연스럽게 표현하고 촉감이 자연스러운 장점이 있다.

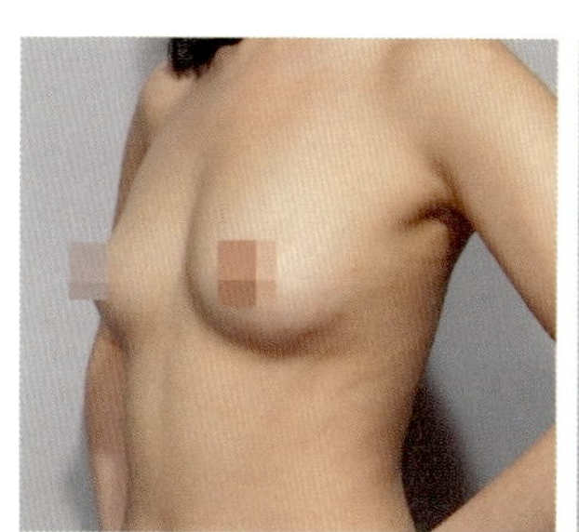
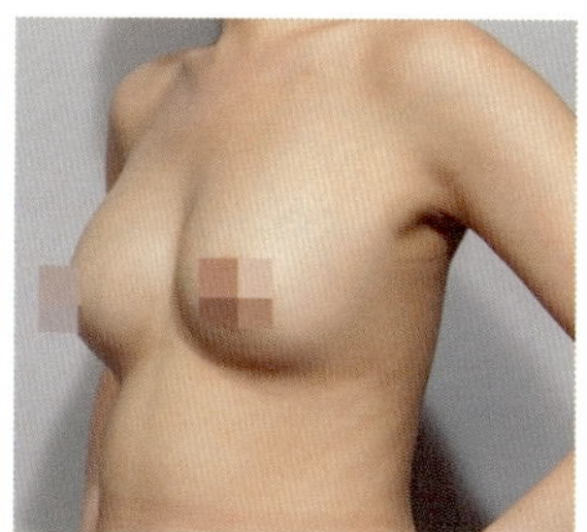

큐오필 가슴필러 시술 전후

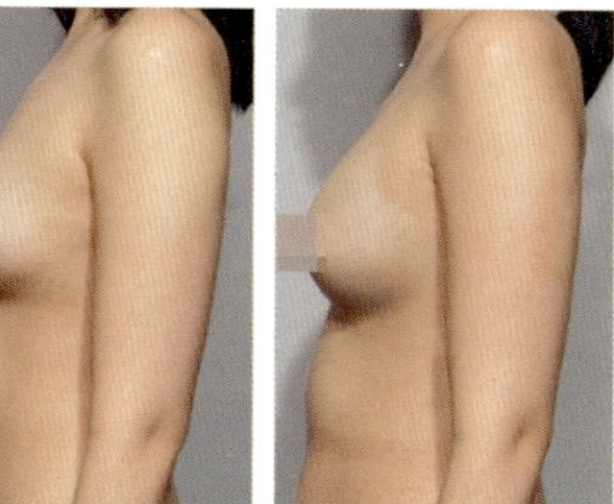

큐오필 가슴필러 시술 전후

큐오리프팅(Q.O.Lifting)

V-Loc돌기실, PDO실, 금실 등을 각각 단독 혹은 병합시술하여 처진 피부를 당겨주고, 얼굴 윤곽을 V형으로 변신시키는 얼굴리프팅이며, 윤기 있고 생기 있는 피부결도 만드는 시술이다.

실을 이용한 얼굴리프팅의 세 가지 방법

01_ V-Loc 돌기실

깊은 피하지방층 혹은 SMAS 근막층에 삽입되며 지금까지 사용된 어떤 실보다 강력한 리프팅 효과를 가진 돌기(가시)가 달린 녹는 실을 이용하는 리프팅 방법이다. 안정성이 입증된 미국 코비디엔(Covidien)사의 실은 돌기실 중에 유일하게 미국 FDA와 한국 KFDA의 승인을 모두 받았다. V-Loc실에는 기존의 실보다 돌기가 많아 리프팅 효과가 뛰어나다. 기존 실이 한 줄로 돌기가 달려 있는데 반해 360도 모든 면에 돌기가 존재하여 리프팅시 실 둘레가 모두 딸려오기 때문에 피부 굴곡이 생기지 않는다.

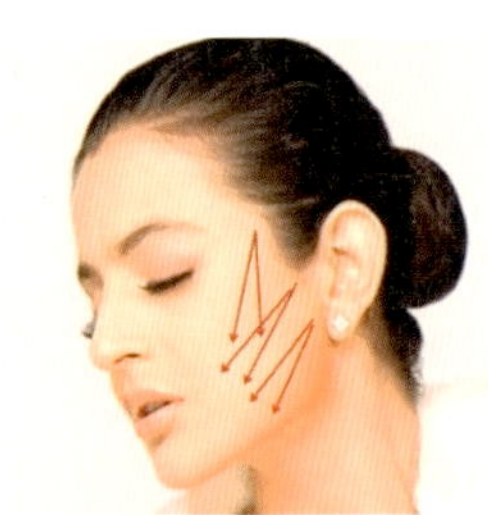

V-loc 시술 디자인

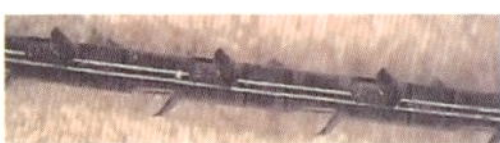

V-loc 확대(360도 돌기)

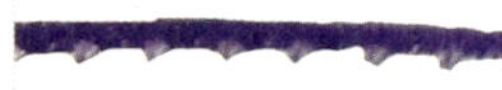

기존 돌기실(한 방향 돌기)

기존 돌기실이 굵고 뻣뻣하여 두피 절개 후 근막 등에 삽입하여 고정하였지만, 이 실은 가늘고 유연하여 절개없이 바늘 창에 두 개의 실을 V형태로 삽입 후 서로 당겨 리프팅 후, 실끼리의 매듭으로 고정한다. 신체조직에 손상을 주지 않아서 붓지 않고, 정밀하게 당기는 방향을 조정할 수 있어서 눈밑, 팔자, 광대, 군턱, 턱선, 턱밑, 목 부위 등에 부위별로 선택하여 당길 수 있는 리프팅실이다.

뼈를 깎거나, 귀 주변에 크게 절개를 하는 안면윤곽, 거상성형수술이 부담스럽고 얼굴이 처져 네모꼴로 되어가고, 팔자주름이 심해지고, 입가로 군턱이 생길 때, 광대가 작게 보이고 싶을 때, 처지진 않았어도 갸름한 턱선과 함께 입체적인 V형 얼굴 형태를 원할 때, 일상생활에 지장이 적으면서도 강력한 리프팅이 가능한 시술이다. 또한 리프팅 시술 중 유일하게 턱밑과 목 처짐을 당길 수 있는 시술이기도 하다.

02_ PDO(Polydioxanone)실

PDO(Polydioxanone)실은 부작용 사례가 없는 흡수성 실로 30여 년 전부터 제품화되어 안정성을 입증 받아 봉합사로 널리 쓰여 왔으며, 미용시술에는 몇 년전부터 사용되었다. 머리카락 굵기의 가는 실로 피부 또는 피부 하층에 쉽게 시술되며 가는 주름 개선, 피부 콜라겐 증가로 피부 탄력이 증대된다.

03_ 금실(Gold Coating PDO)

PDO실에 순도 99.9%의 순금을 나노 코팅하여 탁월한 효과와 높은 안정성을 인정받았다. 과거 금실에서 보이는 알러지 반응, 시술 후 실이 돌출되어 나오는 부작용이 적다. 이온 작용으로 혈액순환 촉진, 신진대사 활성화로 미백, 피부톤 개선, 색소침착 제거, 기미 개선 효과가 있다.

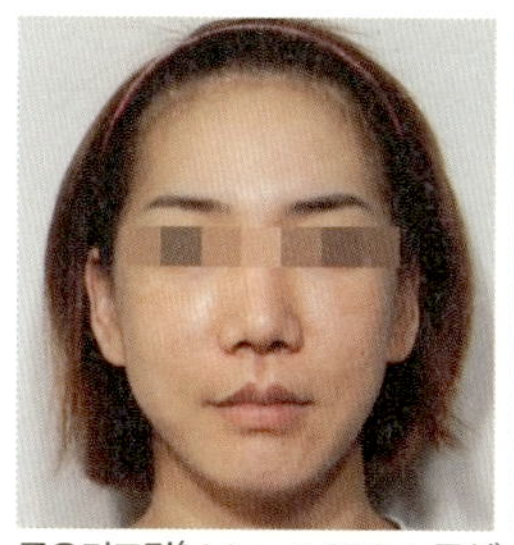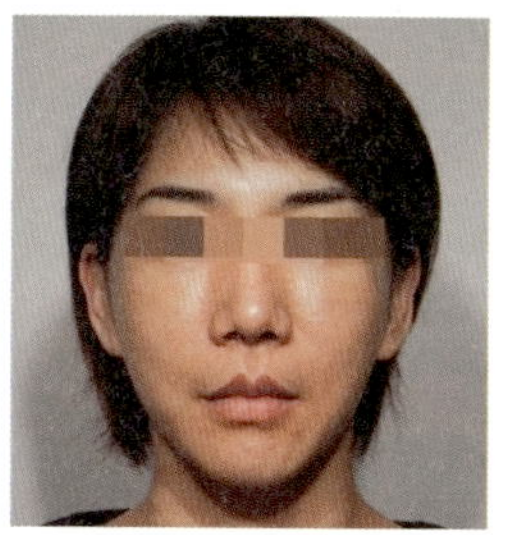

큐오리프팅(V-Loc + PDO + 금실) 시술 전후

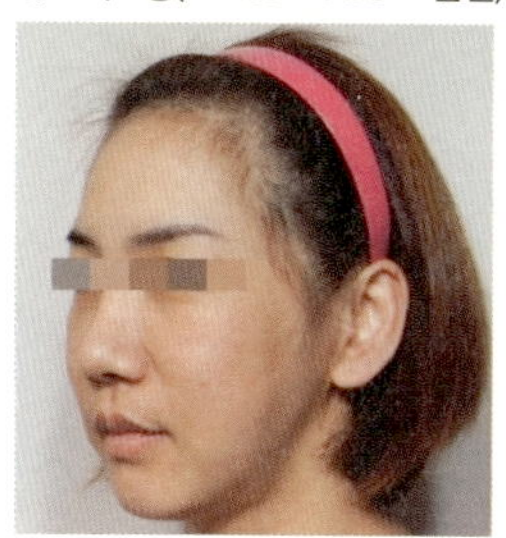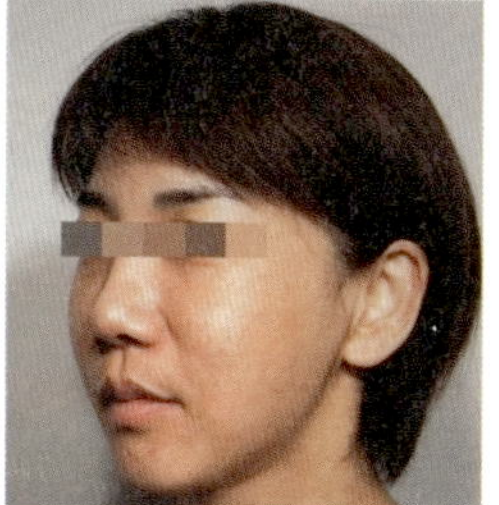

큐오리프팅(V-Loc + PDO + 금실) 시술 전후

11 欲整形人群的50%以上
首先考虑微整形

无需用刀的微整形

Petit在法语的意思为"一点，少量，略微"。微整形是不用刀，利用注射或美容线进行的整形方式。在医院主要使用的提升组织的线只有一半针头的三分之一粗细。

大部分整形手术为麻醉后切开，剥离，移植等方式进行，但微整形不需要上述环节，只用注射获得安全验证的药物或埋线提升方式进行。

治疗时间也一般只需10~30分钟就可，方法较简单。一般很少有肿胀和炎症发生，根据手术方法，其维持时间不同，过一定时间后基本回复到原来的样子。这种治疗方法可在短时间内解决患者苦衷和提高自信心。目前欲做整形的人群中，超过50%的人员首先考虑微整形，这一事实也充分证明它的价值。

美容整形高手之 Advice_01 》

注射填充 (Filler)

在皱纹和疤痕处注射或注入的的填充材料主要为胶原蛋白和透明质酸制剂等。代表性产品有瑞蓝、乔雅登、Q.O. FILL等。

童颜注射（鼻部、额部、口唇、泪沟、眼底卧蚕、短下巴、眉间、眉弓填充）
鼻部填充主要是给处在面部中心位置的鼻梁，鼻尖注射，增加立体感，其正面和侧面线条更加协调，塑造柔和曲线的治疗方式。唇部注射为上唇和下唇注射，增加立体感，轮廓鲜明，矫正至上下唇更加协调。

还有眼袋有凹陷，肤色较暗情况，可在皮肤真皮下方注射富有亲水性的透明质酸，改善细纹和皮肤干燥。除此以外，可强调眼底娇媚，重获年轻靓丽脸庞，也可在短下巴处注射填充，将圆下巴和方形脸改善成V形脸或鹅蛋脸。

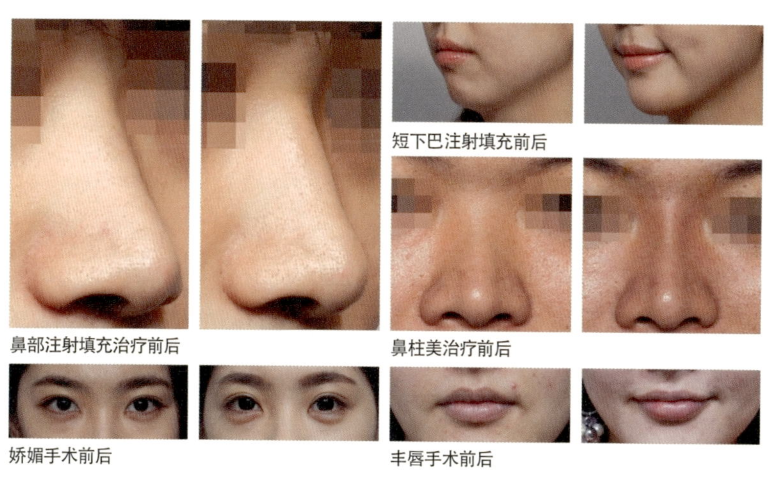

鼻部注射填充治疗前后

短下巴注射填充前后

鼻柱美治疗前后

娇媚手术前后

丰唇手术前后

美柱鼻，不开刀，可获得高挺的鼻子

美柱鼻(Vijuko)治疗为鼻梁处植入60根，经鼻柱、鼻尖植入40根，一共植入100跟以上的PDO(Polydioxanone)线，结合注射填充，赋予鼻子更高更鲜明的轮廓，其线条柔和自然，鼻尖上翘，更有立体感。是非手术治疗，有效改善单纯注射填充引起的鼻梁

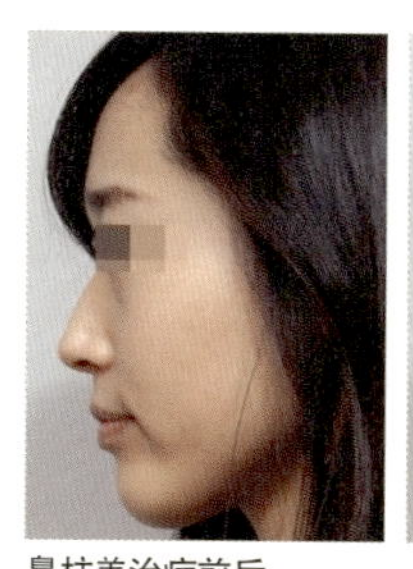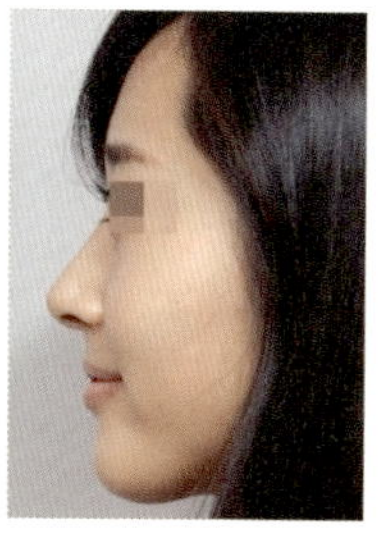

鼻柱美治疗前后

填充物外扩现象和维持时间短的缺点，术后肿胀较轻，无痛苦，日常生活不受影响，效果能维持2年以上。而且鼻部整手术后效果不满意而考虑修复的患者也可通过鼻柱美治疗，有效改善鼻部轮廓。

肉毒素

治疗或美容目的而使用的肉毒素(Botox)微量使用，基本无副作用，在全世界广泛被使用的注射针剂。

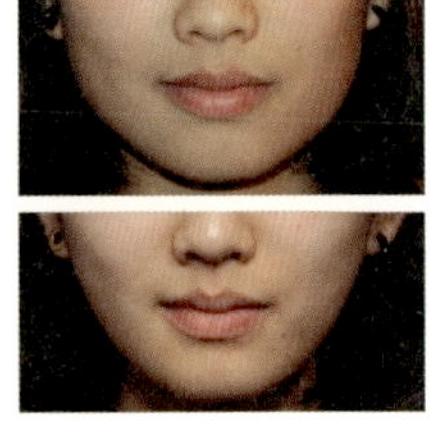
肉毒素瘦脸术前后

肉毒素瘦脸

俗称方脸，多由咀嚼肌(咬肌)发达而导致，可用肉毒素注射，退缩咀嚼肌，达到瘦脸，塑造脸部线条。咬合状态下能摸到较硬肌肉，注射肉毒素瘦脸效果佳。

表情纹, 肩肌, 瘦小腿

肉毒素能麻痹表情肌，去除表情纹，并预防皱纹加深。可选择性除皱。肉毒素注射肩肌，可使肩肌萎缩，获得女性柔和的颈肩部线条。小腿注射肉毒素，可让小腿肌肉萎缩松弛，使小腿显修长。

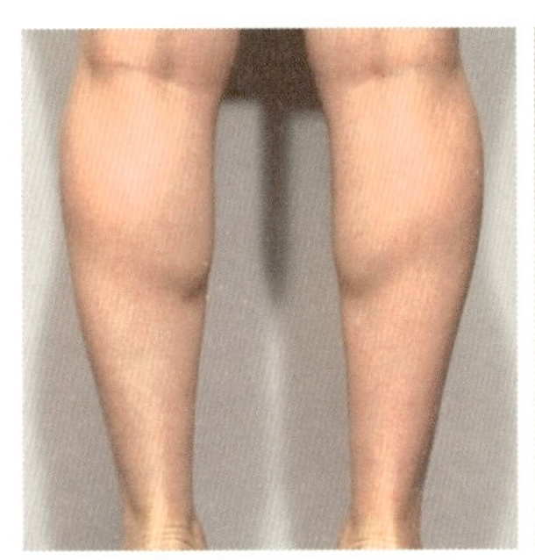 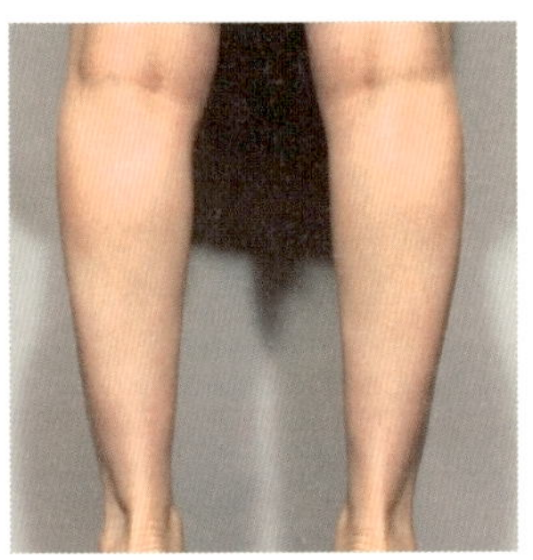
肉毒素瘦腿前后

Dermotoxin

是Dermo上加Toxin，即皮肤上加肉毒素的意思，该针剂主要利用肉毒素主原料，注射于皮肤。注射后不会过度麻痹表情肌，自然改善皮肤皱纹。也有皮肤紧致效果，可塑造美丽脸部线条，成为瓜子脸，也可矫正毛孔，痘印等。

Dermotoxin由除皱功能的toxin附加提高肤质的功能，是良好的治疗药物。实际动物实验结果报告显示，皮肤(真皮层)的弹力纤维明显增加。

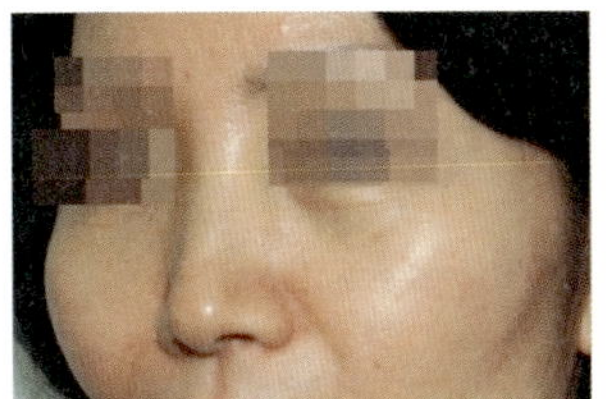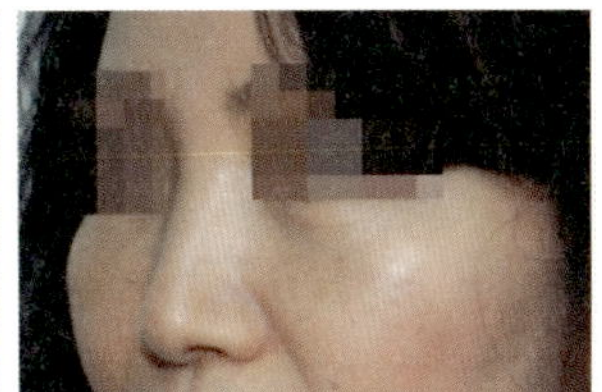

Dermotoxin注射前后

Q.O.FILL

Q.O.FILL是将透明质酸和自己血液提取的血液干细胞生长因子混合而成的新概念混合填充制剂。

Q.O.FILL全脸填充，替代脂肪移植(Q.O. Fill Total Face & Breast Augmentation)

Q.O.FILL全脸填充是实现两部整体协调的同时自然的增加脸部立体感的治疗方式。前额较窄或较平，眉弓高凸，颞部凹陷等情况，通过详细诊断和咨询，经精细设计后进行治疗。面颊部凹陷，颧骨较低，颧弓下凹陷处阴影等也可通过该治疗改善。也可用于塌鼻梁、八字纹、短下巴等的治疗。

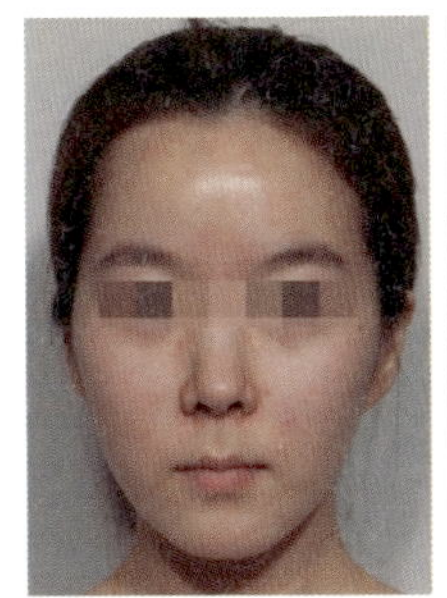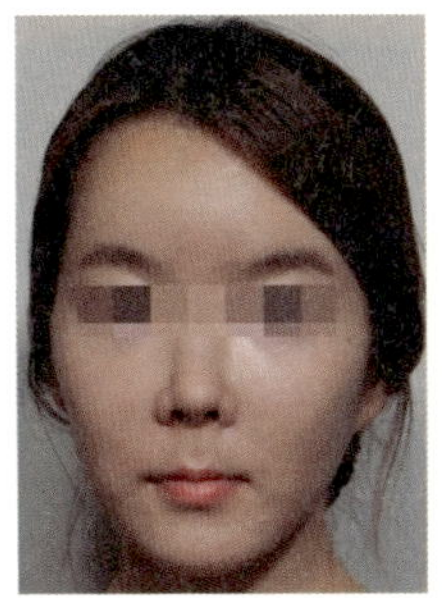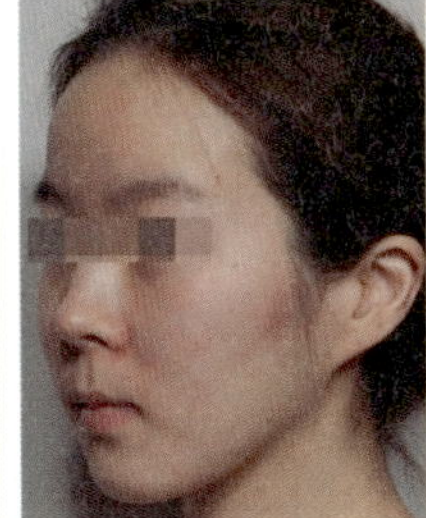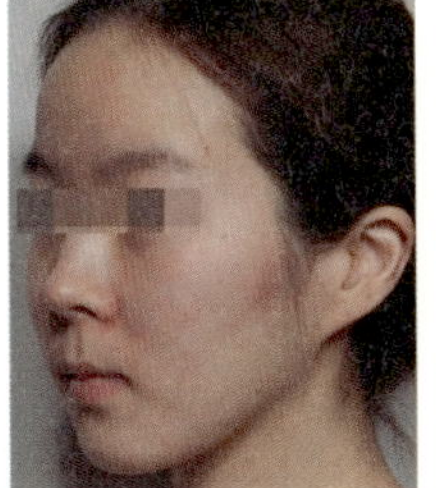

Q.O FILL圈梁填充治疗前后　　Q.O FILL圈梁填充治疗前后

Q.O. FILL是将透明质酸和自己血液提取的血液干细胞生长因子混合而成的新概念混合填充制剂。透明质酸和干细胞混合制剂诱导产生的胶原蛋白，与体内胶原蛋白是相同成分，可被人体慢慢吸收，比较安全。和瑞蓝等单纯注射玻尿酸相比，其维持时间可延长至两倍或以上。

Q.O. FILL注射丰胸、丰臀(Q.O. Fill Breast Hip Augmentation)

Tissuefill为专门用为填充的透明质酸制剂，适合注射身体填充，可与自己血液干细胞混合注射而有效延长维持时间，尤其对丰胸有良好效果。治疗后可直接恢复日常生活，术后无特殊禁忌症和无需特殊护理。是改善之前的脂肪移植丰胸和假体隆胸的缺点而开发的新概念治疗方法。Q.O. FILL丰胸(Q.O. Fill Breast Augmentation)注射可达到自然丰胸效果，触感也非常自然。

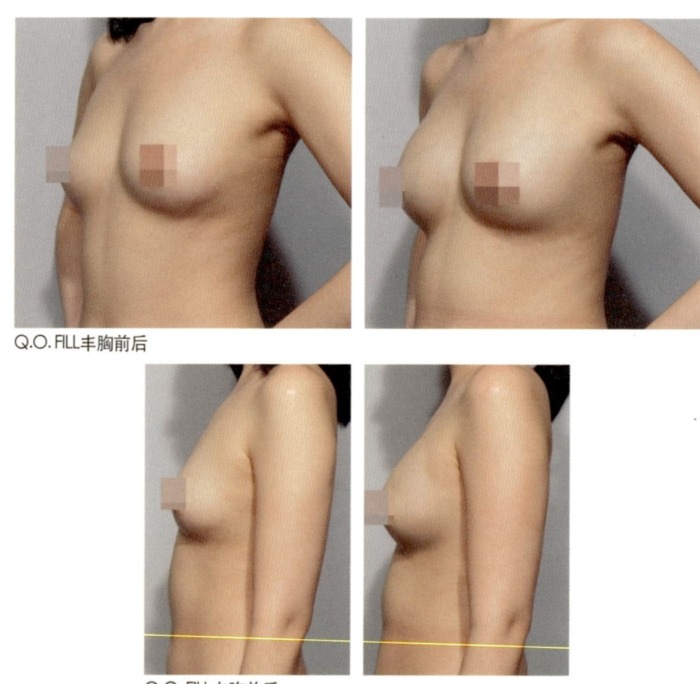

Q.O. FILL丰胸前后

Q.O. FILL丰胸前后

Q.O. Lifting

V-Loc线，PDO线，金线等利用特殊美容线，此类线单独使用或结合使用，提升下垂皮肤，实现面部塑形，达到V字脸型，同时也改善皮肤色泽，皮肤更加细嫩光亮。

面部埋线提升的三种方法

01_ V-Loc™棘突线

主要埋入深部皮下脂肪层或SMAS筋膜层，其提升效果比至今为止使用过的任何一种提升线都有强有力的提升效果，线上有360度均匀分布的棘突，此类线可被人体吸收。美国Covidien公司供应的V-Loc™棘突线，其安全性得到认证，在国内普遍使用的锯齿线中唯一同时获得美国FDA认证和韩国KFDA认证，V-Loc™线上均匀分布棘突，提升效果佳。其他锯齿线棘突普遍为成条状，在锯齿线的一侧线型分布，V-Loc™线的棘突在线的360度各方向均匀分布，提升时刻均匀提升线周围的组织，皮肤提升均匀，不会发生皮肤皱褶。

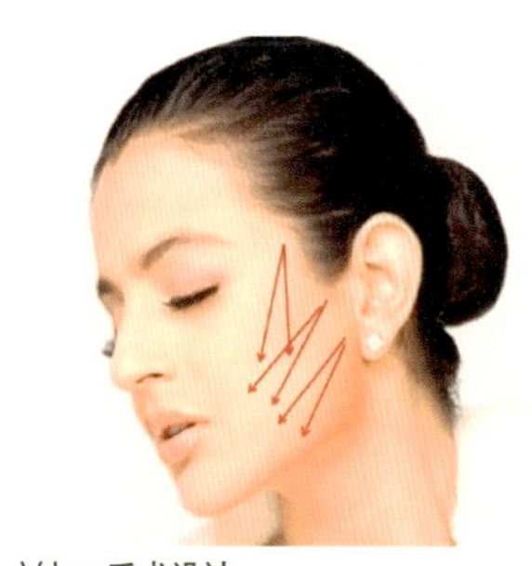

V-Loc手术设计

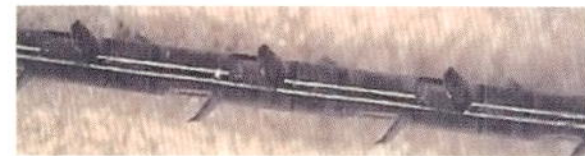

V-Loc线扩大(360度棘突)

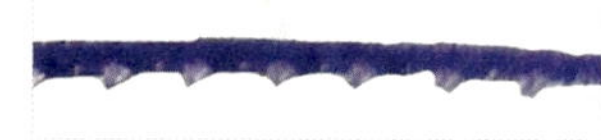

普通锯齿线(单侧棘突)

之前使用的锯齿线硬度较高，手术时需要切开头皮筋膜固定，V-Loc™线细而软，无需切开，将两条线通过一个针眼埋入后拉紧提升并打结固定。不开刀，对身体组织损伤少，肿胀轻，可根据患者情况调整提升角度，将眼底、鼻唇沟、颧骨、双下巴、下巴线条，颈部等部位按具体情况选择部位提升。

对截骨，面部拉皮手术有负担，面部下垂、鼻唇沟变深、有双下巴、颧骨较宽、大饼脸等情况，可简单改善成鹅蛋脸，有明显的提升和瘦脸效果，也不会影响日常生活。且在众多锯齿线中唯一能有效改善双下巴和颈部皮肤下垂的治疗方式。

02_ PDO(Polydioxanone)线

PDO(Polydioxanone)线　副作用少，可被人体所吸收，30年前已经开始制作使用，其安全性能也得到认证，广泛使用于组织缝合，使用在整形美容已有几年历史。蛋白线粗细与发丝相似，可用于皮肤层或皮肤下层有效改善皮肤皱纹，诱导胶原蛋白生成，增加皮肤弹性。

03_ 金线(Gold Coating PDO)

蛋白线(PDO)上用纯度99.9%的纯金，利用纳米技术覆膜，其良好的治疗效果和安全性能已得到验证。可有效降低以前单纯金线导致的过敏反应、术后金线突出的副作用的可能性。术后可有效促进血液循环，提高新陈代谢，有美白、皮肤色泽提亮、改善色素沉着、淡化斑点等效果。

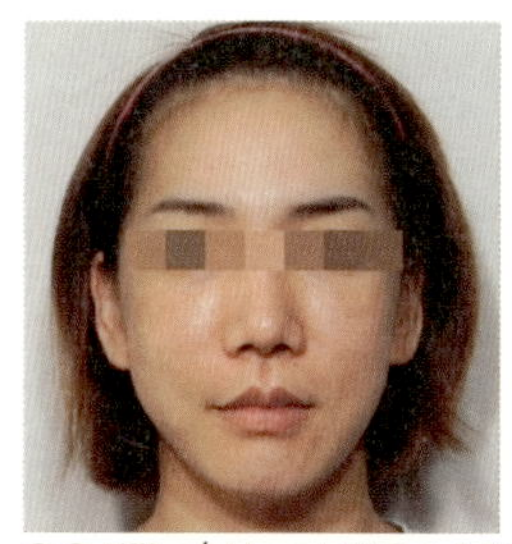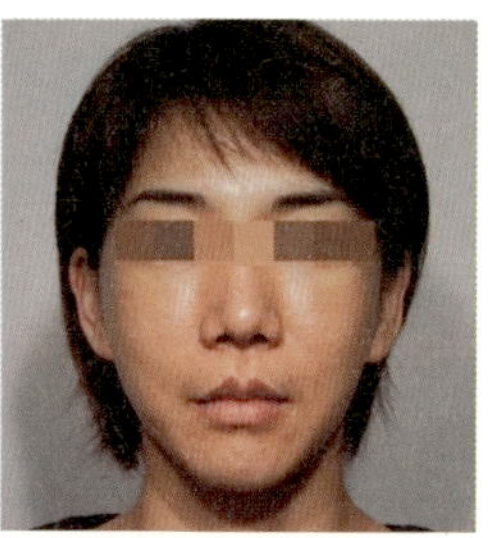

Q.O. Lifting(V-Loc＋PDO＋金线)治疗前后

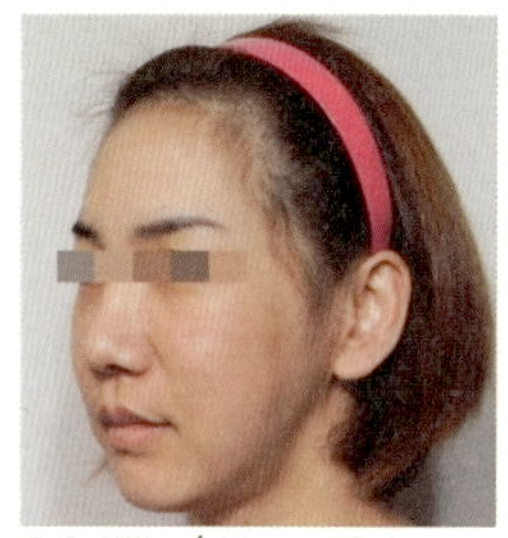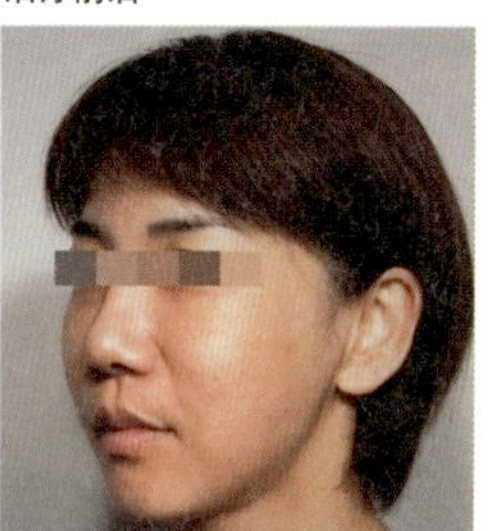

Q.O. Lifting(V-Loc＋PDO＋金线)治疗前后

치아성형(牙齿整形)

임플란트(种植牙)
치아 상태에 맞춘 5가지 임플란트
(适合牙齿状态的五种种植牙)
심미보철(审美口腔修复)

"치아성형으로 되찾는 치아건강과 아름다운 미소"

"牙齿整形找回 牙齿健康和灿烂笑容"

치아에 대한 기준은 변하지 않는다. 건강하며 하얗고, 가지런한 치아는 언제나 미의 기준으로, 그리고 건강한 아름다움의 상징으로 자리해왔다.

对牙齿的审美标准从不改变。健康、美白、整齐的牙齿是永远的审美标准，也是健康美丽的象征。

신치과의원(華特齒科医院)

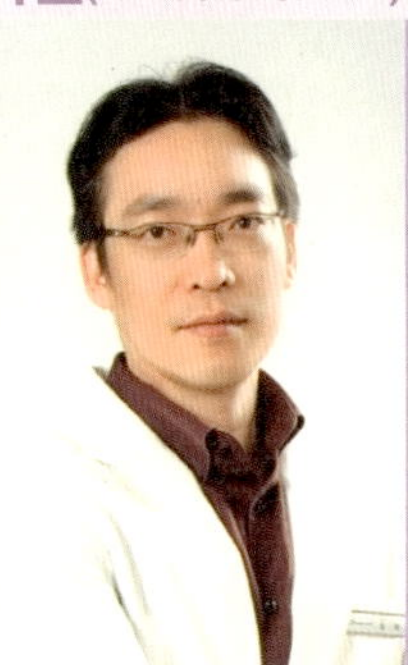

임태중(任泰重)

Profile

스웨덴 오세오 인테그레이션 센터 연수(瑞典Osseointegration center研修)
일본 악교합협회 정회원(日本顎咬合协会正会员)
스포츠 치의학과 정회원(体育牙医学科正会员)
대한보철학회 정회원(大韩口腔修复学会正会员)
이동주 교정연구회(李东柱矫正研究会)

www.trustshin.com

12 치아가 좋은 것은 오복(五福) 중 최고!

건강한 치아와 아름다운 미소가 왜 필요할까?

동양의 전통사회에서는 치아가 좋은 것을 오복(五福) 중에서도 최고로 쳤다. 건강하고 가지런한 치아가 주는 아름다움은 물론 나이가 들면서 발생하는 심한 치통이나 상실된 치아로 인한 불편함까지 고려된 결과라고 이해할 수 있다. 서양에서도 건강한 치아와 아름다운 치아를 중요하게 여긴다. 그들이 생각하는 '미의 기준'을 통해서도 알 수 있다. 시대에 따라 얼굴 부위에 적용되는 미의 기준은 계속해서 변화하지만, 치아에 대한 기준은 변하지 않고 그대로 유지되고 있다. 건강하며 하얗고, 가지런한 치아는 언제나 미의 기준으로 건강한 아름다움의 상징으로 자리해왔다.

현대에서는 특히 치아관리의 중요성이 강조되고 있다. 그 중에서도 노인들의 향후 삶의 질을 크게 좌우하는 것이 바로 치아건강이다. 100세까지 평균수명이 늘어나면서 치아건강이 노후준비의 필수 아이템으로 새롭게 인식되고 있다.

임플란트수술을 원하는 환자들이 우리나라를 비롯하여 세계적으로 꾸준히 증가하고 있는 이유 또한 여기에서 찾을 수 있다. 이전에는 불가능한 것으로 여겨졌던 잇몸뼈가 부족한 환자들이나 치과치료에 대한 공포까지도 이제는 모두 해결이 가능하다. 반대로 잘못된 치료방식의 선택이나 낙후된 장비의 사용은 치아건강을 오히려 해칠 수도 있다. 첨단기술과 숙련된 의료진, 검증된 성과를 누적해온 곳을 선택해야만 향후 수십 년간 당신의 삶을 행복하게 만들어줄 치아를 가질 수 있다.

임플란트

본래 임플란트는 인체조직이 상실되었을 때 이를 복원시켜주는 대체물을 의미하지만 치과에서는 인공 치아이식을 말한다.

임플란트 사전검사 및 준비과정

임플란트 시술을 위해서는 안전에 대한 엄격한 검사시스템이 있어야 한다. 정밀검사 후 3단계 분야별 전문의의 소견을 통해 수술방식을 설정하면, 위험요소를 없애고 수술효과를 극대화할 수 있다. 정확한 검사결과를 얻기 위해 최소 2회 이상의 검사와 전문의에 의한 진단이 이루어진다.

검사시스템

1단계_ 환자 정보 수집을 위해 3D CT, 파노라마 촬영

2단계_ 특정된 자료를 통해 환자의 치조골 상태, 골 밀도 등을 확인하여 수술방법을 진단

3단계_ 시뮬레이션-3차원 모의 임플란트 수술 진행

4단계_ 치조골의 상태 체크, 튼튼한 잇몸뼈 확인, 임플란트가 삽입될 위치와 경사도, 깊이 등을 완벽하게 파악

특히 모의 임플란트수술은 숙련된 전문의의 조언과 컴퓨터시뮬레이션을 이용해 안정적인 데이터와 환자의 상태 정보를 제공하므로 안전하고 정확한 수술이 가능하다.

노벨가이드 임플란트 및 시술과정

기존 임플란트보다 월등한 성과를 가진 시술방법이 노벨가이드 임플란트다. 이 시술을 받은 환자의 90% 이상이 시술결과에 큰 만족을 표하고 있다. 환자들의 높은 만족도는 내원환자 중 80% 이상이 기존환자의 소개를 통해 치과를 찾아온다는 조사결과를 통해서도 확인할 수 있다.

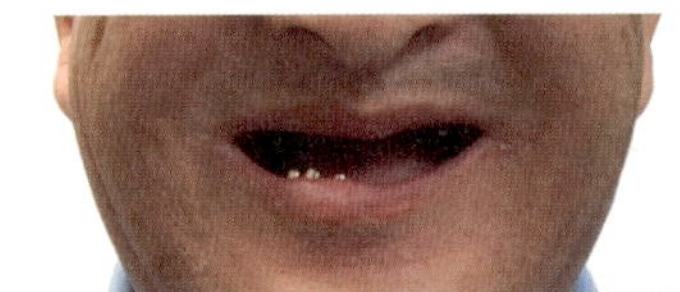
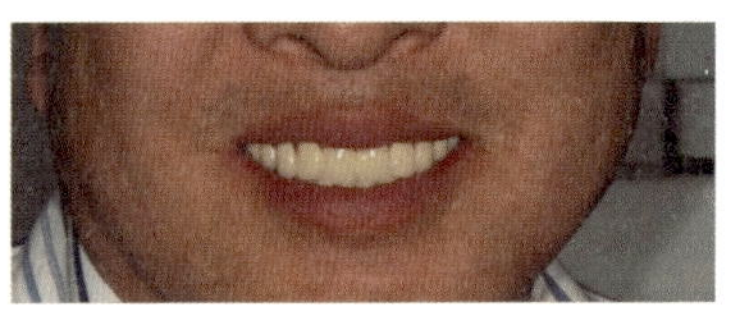

노벨가이드 임플란트 시술받은 환자의 전후 모습

노벨가이드 임플란트에서 가장 중요하게 활용되고 있는 것은 초정밀 CT촬영장비와 수술설계용 컴퓨터 소프트웨어다. CT를 통해 얻은 정보는 노벨가이드 전용 소프트웨어를 통해 컴퓨터 영상으로 변환되며 환자의 잇몸 모델을 만드는데 쓰인다. 실제와 똑같이 재현된 환자의 잇몸 모델을 컴퓨터를 통해 가상 임플란트수술을 시뮬레이션할 수 있다. 환자에게 꼭 맞는 인공치아를 제작할 수 있으며 실제 수술시 인공치아를 심을 정확한 위치를 파악할 수 있다.

노벨가이드 임플란트수술은 환자의 잇몸뼈 상태가 충분하고 양호하다면 수술 직후 바로 만들어둔 인공치아(영구보철물)를 결합시킬 수 있다. 시뮬레이션을 통한 결과가 이미 준비되어 있기 때문에 여러 개의 임플란트를 시술해도 필요한 시간이 크게 늘어나지 않는다. 환자가 수술대에 오른 즉시 고민 없이 수술이 가능하다. 빠르게 끝나는 시술 후에는 바로 일상으로의 복귀가 가능하며, 음식을 씹고 섭취하는 것 또한 즉시 가능하다.

노벨가이드의 특징과 장점

잇몸 절개수술에 따른 출혈, 수술 후의 통증과 염증, 상처가 아물기까지의 기간 등 환자에게 고통과 위험부담을 주던 기존 임플란트의 요소들이 노벨가이드를 통해 많이 줄어들었다. 노벨가이드는 일반적인 임플란트 시술로 적용이 어려웠던 고혈압, 당뇨 환자 및 고령자에게도 수술이 가능하다. 특히 치아가 거의 없는 환자에게도 많이 효과적인 임플란트수술이 가능하다는 점은 노인 환자들에게 큰 희망을 주고 있다.

미용성형고수의 Advice_ 02 》

치아 상태에 맞춘 5가지 임플란트

임플란트는 자신의 치아 상태에 맞춰야 그 빛을 발해 아름답고 건강한 치아가 된다. 심미 임플란트를 비롯해 잇몸뼈 이식 등 5가지 임플란트를 알아본다.

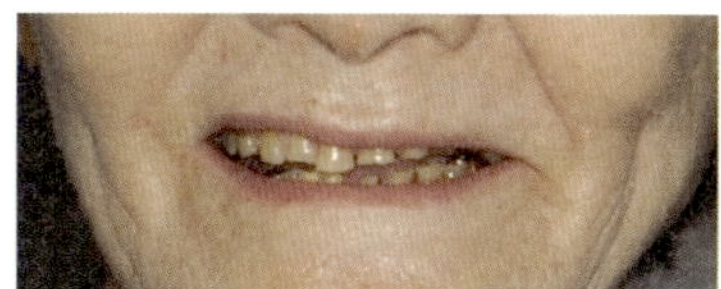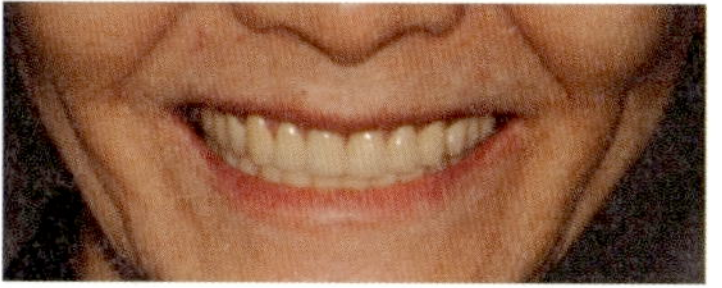

노벨가이드 임플란트 시술받은 환자의 전후 모습

심미 임플란트

심미 임플란트는 예술적, 창의적 능력을 요구하는 시술방법이다. 전치부의 치아상실 후 임플란트 식립은 기능적인 회복도 중요하지만, 밖으로 보이는 심미적인 요소가 더 중요할 수밖에 없다. 이에 단순 보철과는 다른 심미적인 기술을 요하는 치료방법이 필요하다. 의료진의 기계적인 능력뿐 아니라 예술적이고 창의적인 능력까지 갖추어야 한다.

잇몸뼈 이식 임플란트

치아를 뺀 후 여러 가지 원인에 의해 골이 흡수되어 부분적으로 혹은 전제적으로 골이 부족한 경우에는 부족한 골을 보충하기 위해 별도로 골 이식수술을 시행한다. 결손 부위가 작을 경우에는 임플란트수술과 동시에 골을 이식하기도 하고, 광범위할 때는 이식된 골이 유착된 후에 임플란트를 식립하는 것이 적합하다. 오랫동안 틀니를 사용하면 뼈가 많이 흡수되어 수술에 필요한 뼈가 부족한 경우가 많다. 하지만 뼈 이식수술의 발전으로 통증 없이 뼈를 보충할 수 있게 돼 임플란트 수술이 가능하다.

임플란트 틀니

모든 치아가 상실되고 골 흡수가 상당히 진행된 경우에는 상실된 치조골을 보충해야 안모가 정상적으로 회복된다. 흡수로 상실된 조직을 대체하기 위해서는 틀니와 유사하게 보철물에 잇몸과 같은 색을 첨가해 잇몸부위를 형성해 주는 치료가 필요하다.

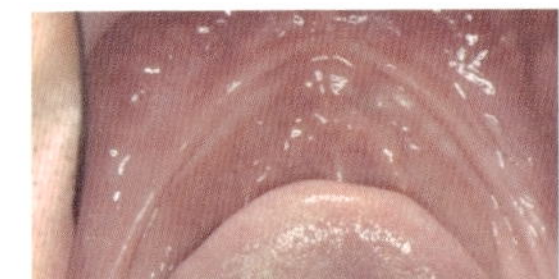
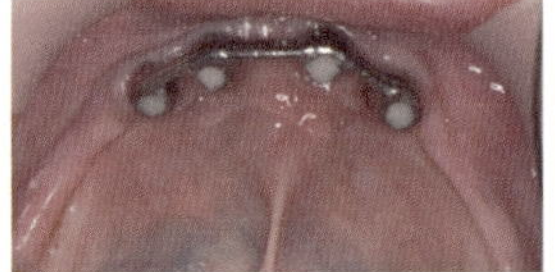
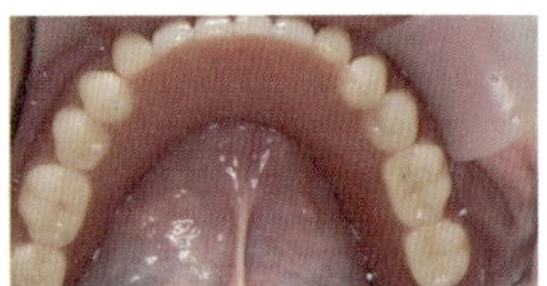

임플란트 틀니의 시술 전후 과정 모습

노년층 임플란트

정확함과 정밀함이 중요한 노년층을 위한 임플란트는 안전하고 통증을 완화시키는 수술법이 필요하다. 노년층 임플란트는 위 잇몸에 5~7개의 임플란트를 심고, 아래에는 4~6개를 심은 후 임플란트가 고정되면 이를 이용해 보철을 해주는 방식이 좋다. 환자의 치아를 본뜬 후 CT

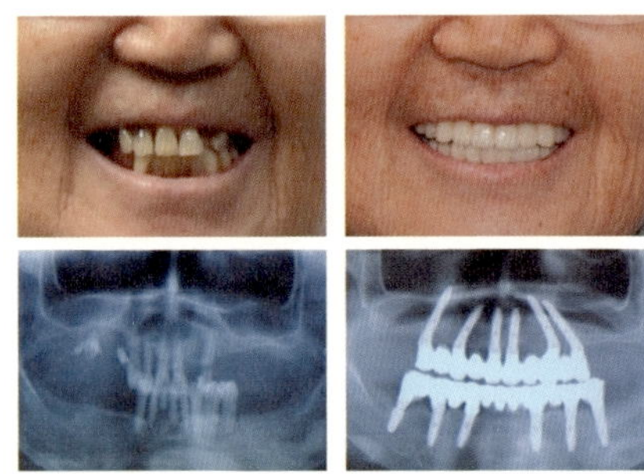

노년층을 위한 임플란트 시술 전후 모습 및 CT촬영

촬영 → CT데이터를 활용해 컴퓨터 정밀 시뮬레이션 → 수술가이드인 정밀유도장치를 통해 통증 완화 수술 → 수술 회복 후 고정식 보철물 장착의 과정을 거치게 된다.

즉시 임플란트

즉시 임플란트는 기존 임플란트의 장점은 그대로 유지하면서 치료기간을 획기적으로 단축시킨 수술법이다. 짧게는 몇 시간, 길어도 2일만에 임플란트 치료과정을 모두 마칠 수 있다.

기존 수술법으로는 6개월 정도가 걸렸던 치료기간을 치조골의 상태에 따라 하중 조절법을 적용하면서 크게 단축시켰다. 즉시 임플란트는 치료기간의 단축이 가장 큰 장점이지만 그 효과 또한 상당하다. 치아를 뺀 후 바로 임플란트를 심어 치조골이 흡수되는 양이 적기 때문에 보다 자연스러운 안모를 얻을 수 있으며, 남게 되는 잇몸의 양이 적절해 잇몸라인이 자연스럽다.

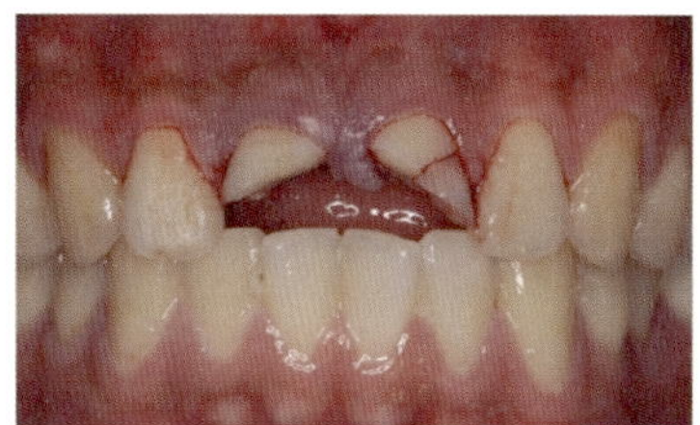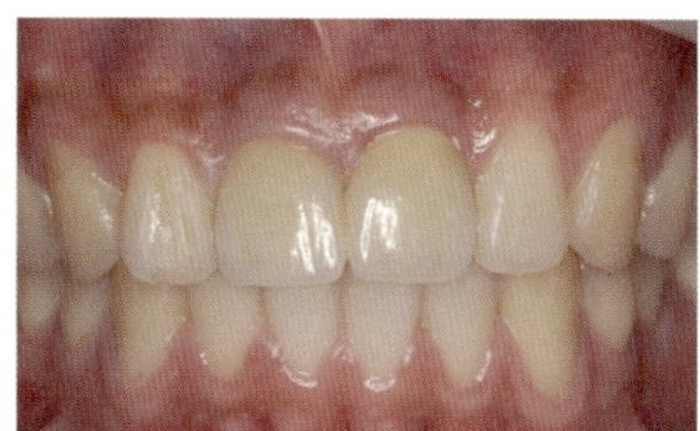

즉시 임플란트 시술을 받은 환자의 전후 모습

심미보철

불만족스러운 치아의 배열과 크기, 색 등을 수정하는 것이 심미치과치료이다. 통증과 긴 치료기간이 필요하지만 보철수복을 통해 이러한 문제점들을 해결하였다.

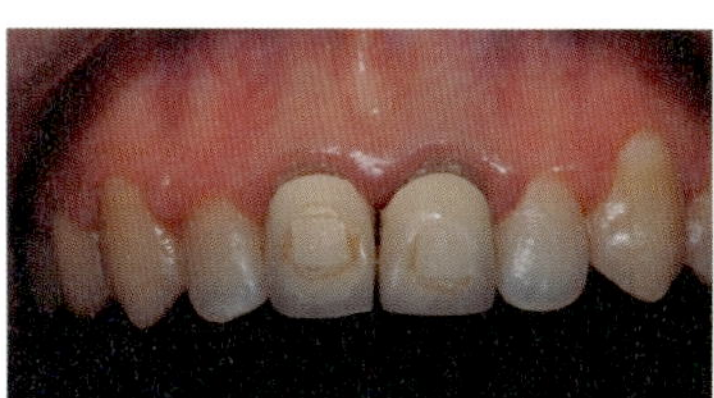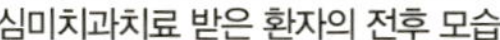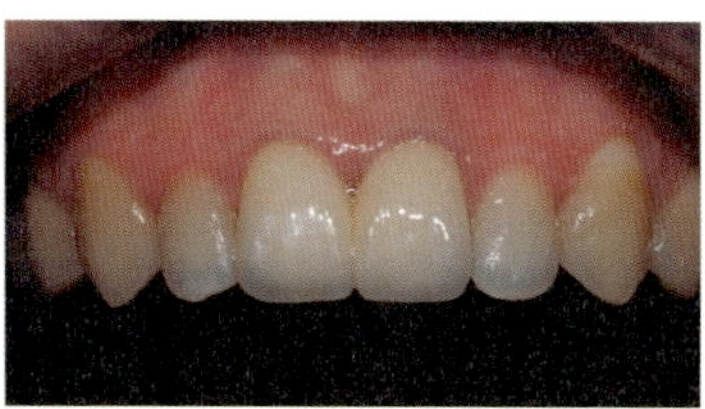

심미치과치료 받은 환자의 전후 모습

라미네이트

라미네이트란 미관상의 목적으로 앞니의 가장 바깥 부분의 에나멜질 순면 표면만 최소한으로 삭제하여 도재 기공물을 만든 후 접착제로 접착시키는 치과 보철의 한 과정이다. 치아의 상한 부분을 제거하는 기존 보철물과는 달리 치아 면에 붙여 예쁜 앞니를 만들 수 있다. 라미네이트는 심미적인 개선 쪽에 더 의미가 있다.

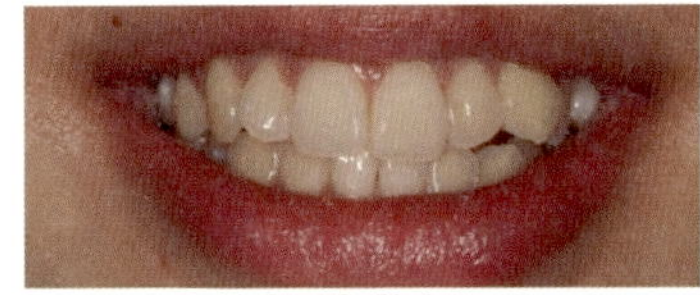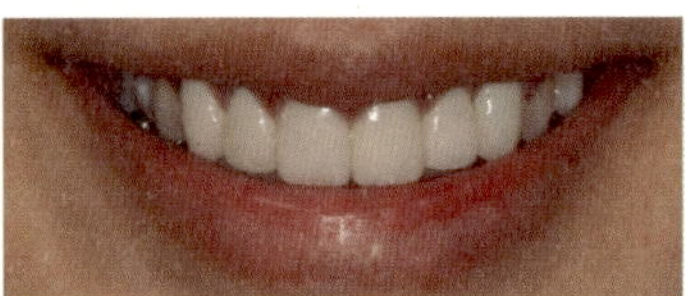

라미네이트 시술을 받은 환자의 전후 모습

올 세라믹(크라운)

치아 위치 이상이나 색의 부조화 정도가 심한 치아에 필요한 치료다. 심한 충치로 인해 근관치료(신경치료)를 한 치아, 외상으로 인해 보철수복이 필요한 치아의 경우에 주로 선택하는 치료방법이다. 기존의 불량 보철물 혹은 과거에 금속 도재관으로 치료받은 앞니의 경우 잇몸과 보철물 경계 부위가 검게 보이는 현상이 종종 발생하는데 이런 부분을 재치료할 때 사용되며 자연치아와 유사한 결과를 얻을 수 있다.

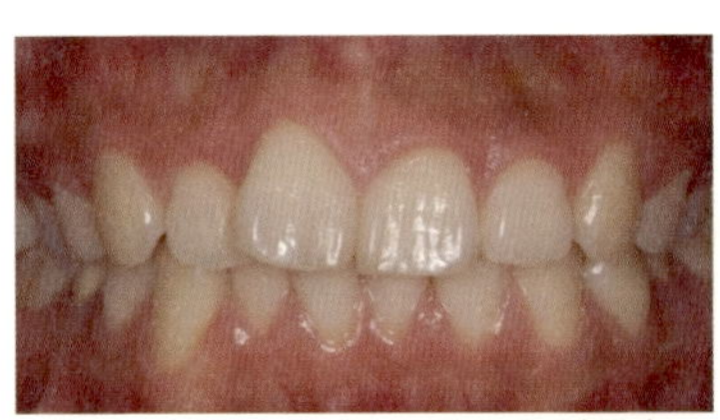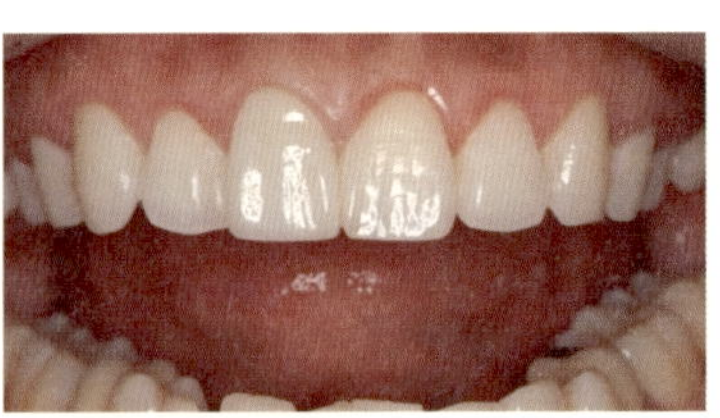

올 세라믹 시술을 받은 환자의 전후 모습(정면)

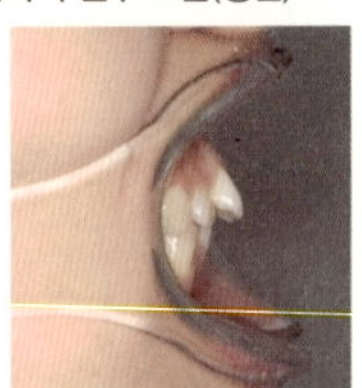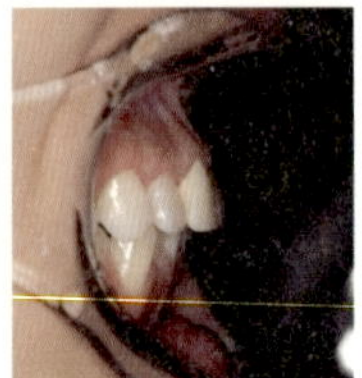

올 세라믹 시술을 받은 환자의 전후 모습(옆면)

잇몸성형/잇몸라인성형술

잇몸이 퉁퉁하거나 치아를 많이 덮고 있으면 답답해 보이는 인상을 주기 쉽다. 잇몸라인성형술로 잇몸을 날씬하게 하거나 치아가 조금 더 드러나 보이도록 할 수 있다. 잇몸과 치아가 만나는 잇몸라인성형은 지적인 이미지를 만드는데 도움을 준다.

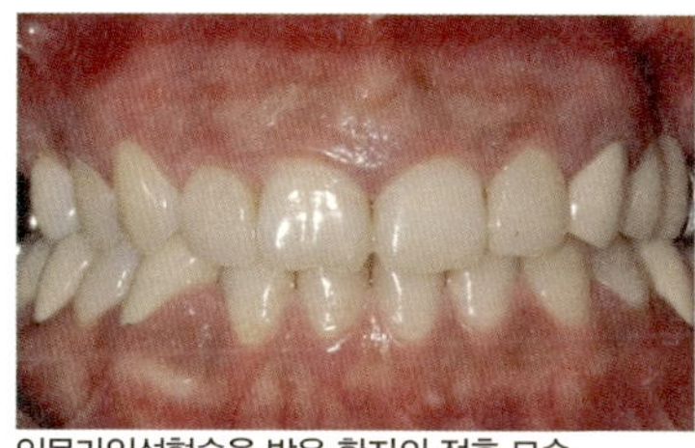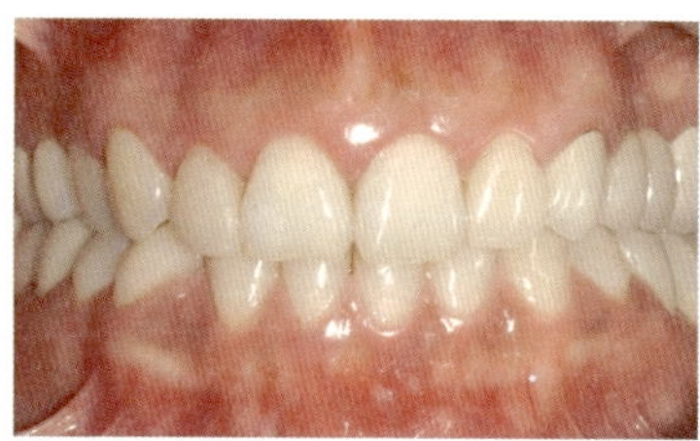

잇몸라인성형술을 받은 환자의 전후 모습

치아미백

치아미백은 깨끗하고 호감 가는 첫인상을 만드는 비법이다. 특수 설계된 LED램프에서 나오는 부드러운 빛으로 미백시 사용되는 브라이트 젤(Brite Gel)을 활성화하여 보다 확실한 미백효과를 보장한다. 이 램프는 또 치열구조에 맞게 한 번에 전체적으로 미백할 수 있어 고르고 자연스러운 미소라인을 만들어준다. 브라이트 젤은 치아건조를 방지하기 위한 글리세린과 미네랄워터를 함유하고 있다.

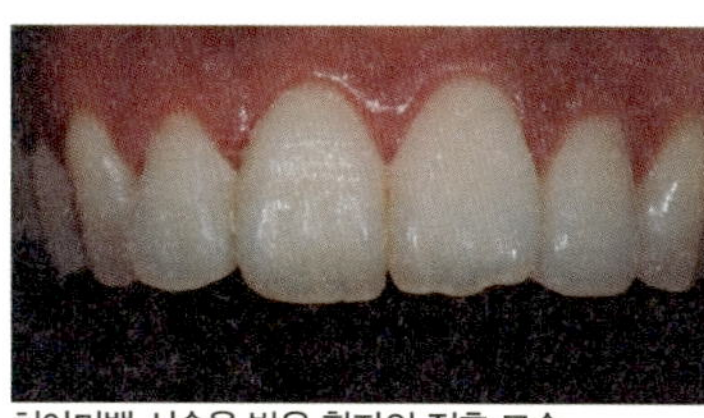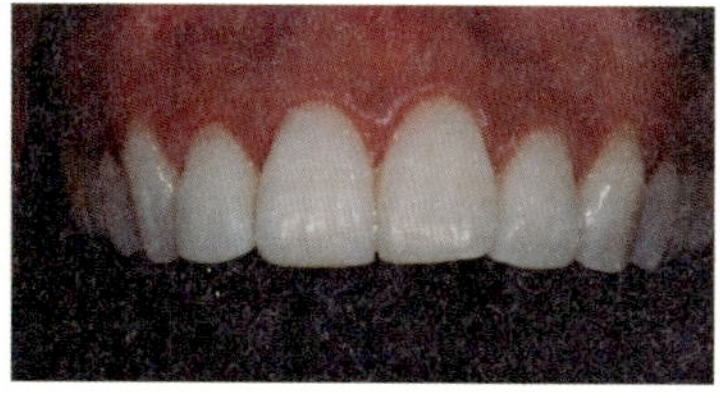

치아미백 시술을 받은 환자의 전후 모습

12 牙齿健康是五福之最！

为何需要健康牙齿和灿烂笑容？

在东方传统社会，健康牙齿被视为五福之最。这是与健康整齐牙齿给人带来美丽的印象及因牙疼或牙齿缺损带来的不便息息相关。

在西方社会，健康牙齿和美丽牙齿的重要性不言而喻。从西方人的"审美标准"中可知它的重要性。随着时间的推移，在脸部的美丽标准产生变化，但对牙齿的标准从不改变。健康、美白、整齐的牙齿是永远的审美标准，也是健康美丽的象征。

现代社会特别强调牙齿护理的重要性。尤其，老年人的令人满意的生活取决于牙齿健康。在人均寿命达到一百岁的时代，健康牙齿是准备老年生活的重要因素，这样人们逐渐重视牙齿的重要性。

在全球范围内想接受种植牙治疗的患者人数逐渐增加的原因也在此。牙槽骨不够的患者或怕接受牙科治疗人们也都能够得到解决。但，错误的治疗方法或落后的设备反而对牙齿健康有害。只要选具有尖端设备、经验丰富的专家和许多良好术后结果的医院，才能拥有让生活更加美丽幸福的健康的牙齿。

种植牙

种植牙本来意味着丧失人体组织时修复的代替物，但在牙科指的种植牙是人工牙齿移植。

种植牙事先检查及准备过程

在进行种植牙治疗时，为安全进行的严格检查程序是不可缺少的。在进行精密检查后，通过三个阶段，根据每领域专家的意见，决定手术方式的话，可消除危险因素，也可确保手术效果最大化。为得到精确检查结果，要进行最低两次以上的检查和专家的诊断。

检查程序

第一阶段_ 为收集患者信息拍摄3D CT和X线

第二阶段_ 通过特定资料，确认患者的牙槽骨状态和骨密度等后，诊断手术方法

第三阶段_ 模拟手术-三维模拟种植牙手术

第四阶段_ 确认牙槽骨状态和坚固齿龈骨，彻底把握插入种植牙的位置、倾斜度和深度等。

通过经验丰富的种植牙手术专家的执教和电脑模拟手术，提供稳定数据和患者状态信息，能够保障安全并精确手术。

诺贝尔导板种植牙及手术过程

诺贝尔导板种植牙的效果远高于现有种植牙方法。在接受此手术的患者中超过90%的人表示，非常满意术后结果。超过80%的来医院的患者表示，听其他患者的介绍后访问牙科。从中可知患者对此手术方法的满意度。

在诺贝尔导板种植牙，最重要的设备为超精密CT摄影设备和手术设计专用电脑软件。从CT获得的信息通过诺贝尔导板专用软件转换为电脑影像，用于制造患者齿龈

模型。通过电脑，对患者齿龈模型可进行模拟种植牙手术。不仅如此，可制造适合患者的人工牙齿，在进行实际手术时，也可把握种人工牙齿的精确位置。

如果患者的齿龈状态良好的话，可结合术后制造的人工牙齿(永久性假牙)。已经准备好通过模拟手术的结果，所以进行多个种植牙手术也不需要太长的时间。一患者躺在手术床就可直接进行手术，不需要考虑。同时，快速结束手术后，可直接回到日常生活，可咀嚼食物，也可摄取食物。

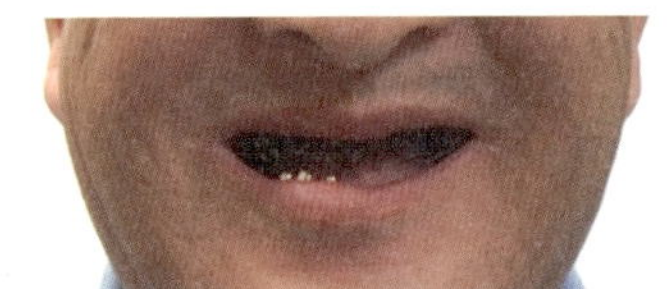
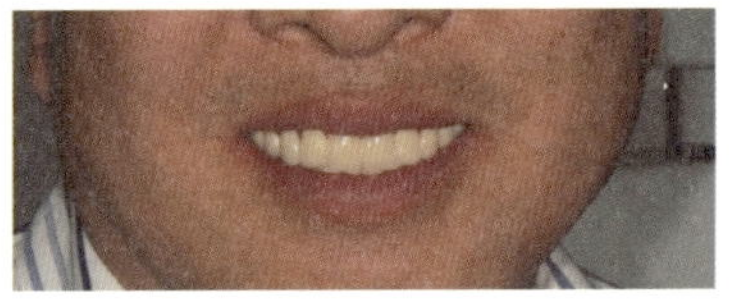

诺贝尔导板种植牙治疗前后

诺贝尔导板的特点及优点

诺贝尔导板大大减少现有种植牙带来的危险因素，如，切开齿龈后出血现象、术后疼痛和发炎、伤口愈合时间等患者的痛苦和危险因素。以前难以接受一般种植牙手术的高血压、糖尿病患者和老龄人也能够接受该手术。尤其，对几乎没有牙齿的患者也可进行有效种植牙手术，给老人患者带来希望。

适合牙齿状态的五种种植牙

只要种植牙适合自己牙齿状态，才能获得美丽健康的牙齿。下面介绍包括审美种植牙和齿龈骨移植在内的种植牙。

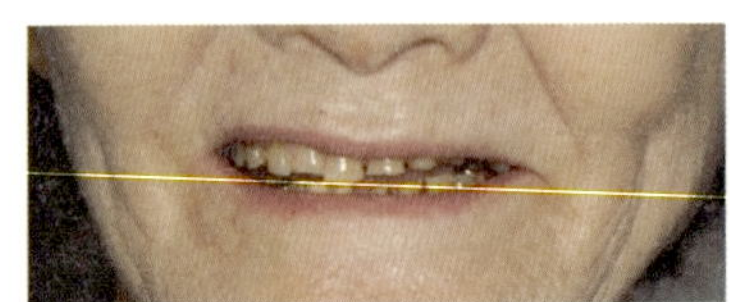
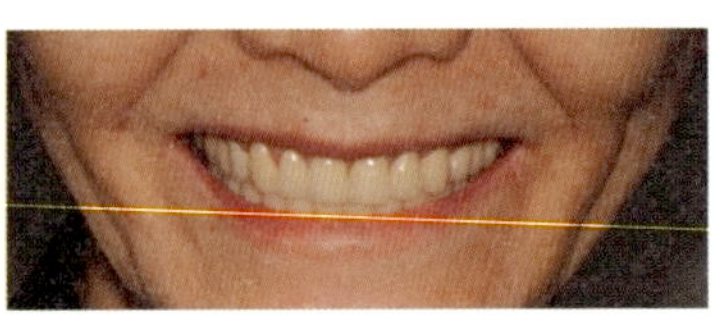

诺贝尔导板种植牙治疗前后

审美种植牙

进行审美种植牙手术时，需要艺术性和创意性。功能性的恢复也很重要，但审美因素更加重要。因此，现在需要的是不同于单纯口腔修复的、拥有审美技术的治疗方法。除了专家的操作技术以外，还需要艺术性和创意性。

齿龈骨移植种植牙

拔牙后，因受到一些影响而出现骨吸收现象，在部分或整体上，不够骨的话，进行额外的骨移植手术，以便补充不够的骨缺损。如果缺损部位较小的话，在进行种植牙手术的同时，同步进行骨移植。如果缺损较大的话，移植的骨粘连后进行种植牙手术为好。长期使用假牙，骨吸收较多，往往出现为接受手术需要的骨缺损现象。但随着骨移植手术的发展，可无痛补充骨缺损，所以可进行种植牙手术。

种植假牙

所有牙齿缺损，骨吸收的比率也很高的话，只要补充缺损的牙槽骨，才能正常恢复脸型。为代替因吸收缺损的组织，需要对修复体添加与齿龈相似的颜色，形成齿龈部位。

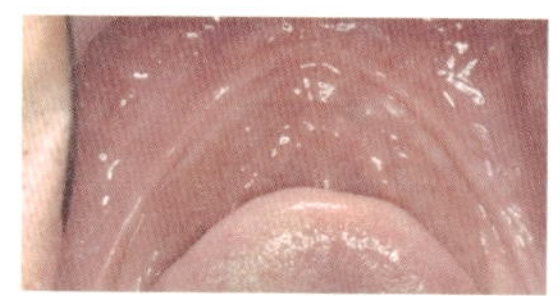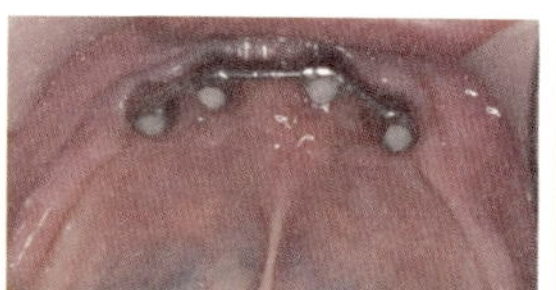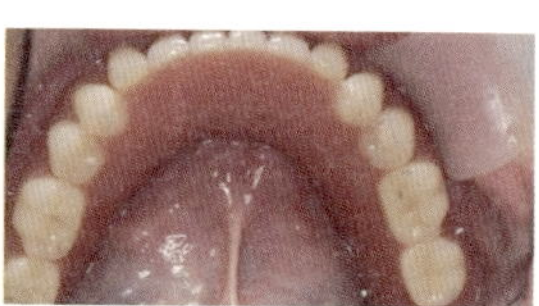

种植假牙前后图片

植假牙

对需要精确性和精密性的老年人而言，安全并降低疼痛的种植牙手术是必不可少的。老年人种植牙一般上齿龈有五至

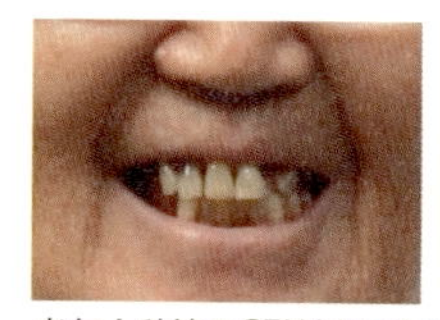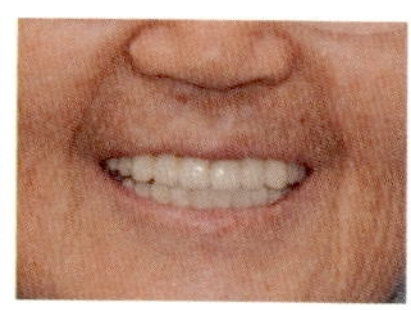

老年人种植牙CT拍摄及治疗前后图片

七个，下齿龈有四至六个，种植后加固好的话，进行修复。其治疗过程如下。仿造

患者牙齿后拍摄CT → 通过CT数据进行电脑精密模拟手术 → 通过精密诱导装置，进行减轻疼痛手术 → 恢复后安装固定式修复体。

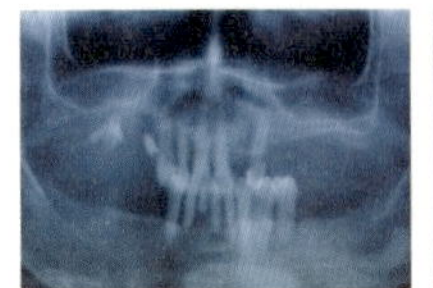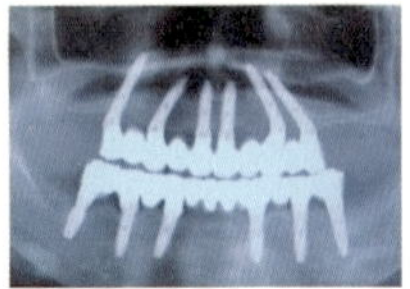

老年人种植牙CT拍摄及治疗前后图片

即刻种植

即刻种植拥有现有种植的优点，在此基础上大大缩短治疗时间。其种植治疗过程短则几个小时，长则两天。通过现有手术法需要六个月左右，但按照牙槽骨的状态，适用调整负荷法，大大缩短其治疗时间。即刻种植的最大优点就是缩短治疗时间，术后效果也很明显。拔牙后，即刻种种植体，吸收的牙槽骨量不多，可显现自然美丽的脸型，剩下的齿龈量也较恰当，齿龈线也显得自然。

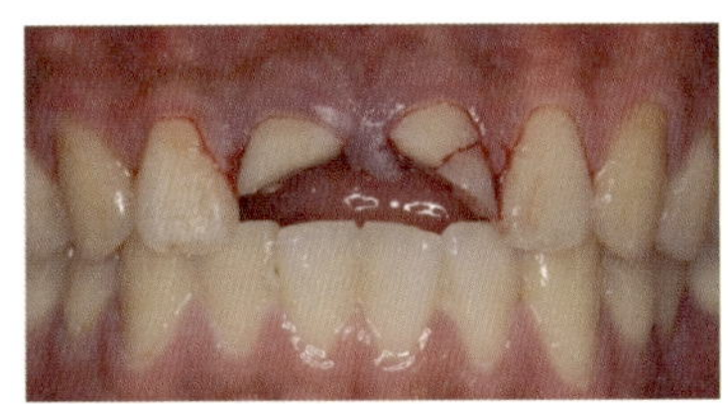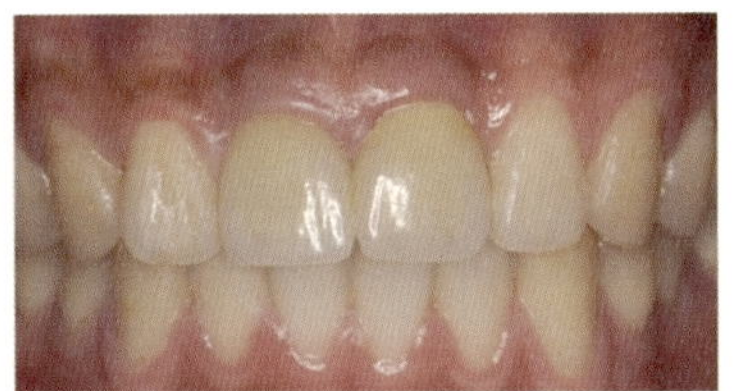

即刻种植治疗患者前后图片

审美口腔修复

将修正齿排、大小和颜色等的行为叫做审美牙科治疗。虽然需要较长的时间也要忍耐疼痛，但通过审美口腔修复科解决这些问题。

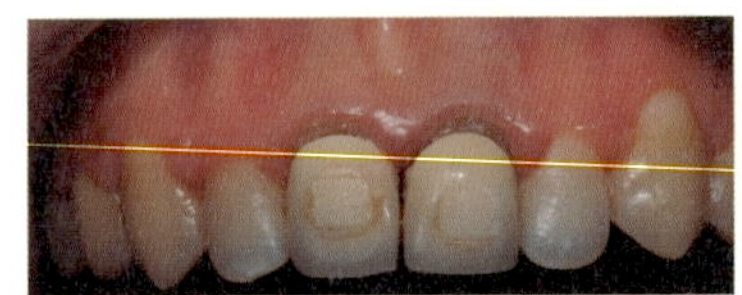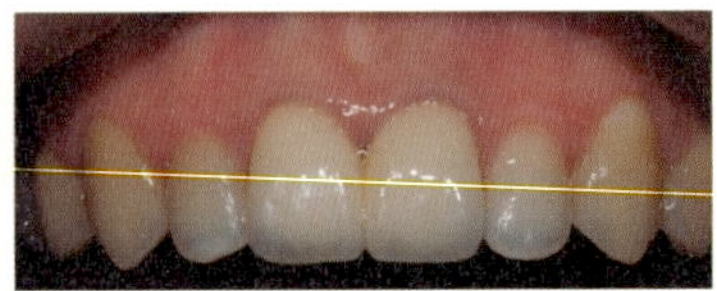

审美牙科治疗患者前后图片

烤瓷牙

烤瓷牙是指以美观为目的只消除门牙最外面的牙釉质表面，造出修复材料后，用胶合剂粘贴的牙科修复的一种过程。与消除牙齿受损部分的现有修复体不同，贴在牙齿面，能够造出好看的门牙。牙贴面在改善美观方面更有深刻的意义。

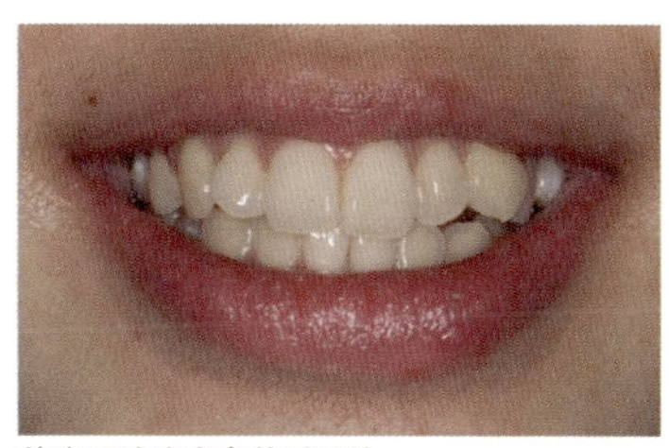
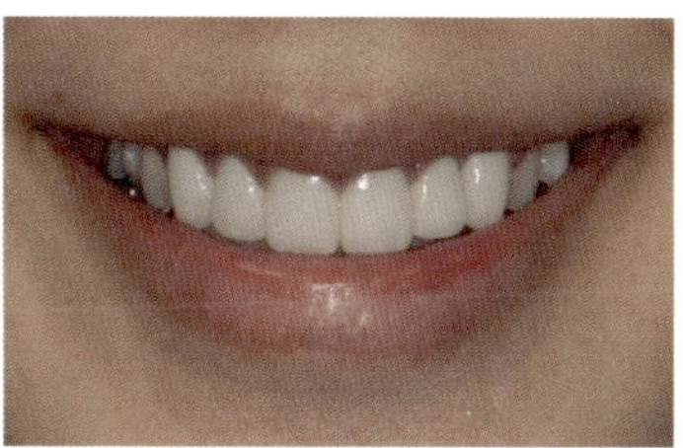

烤瓷牙治疗患者前后图片

全瓷牙(Crown)

在牙齿位置异常或颜色不协调程度严重时，需要接受全瓷牙治疗。主要用于因严重龋齿而接受根管治疗的牙齿、因外伤而需要接受口腔修复等情况。用有毛病的材料或金属全冠来进行门牙治疗的话，往往会出现齿龈和材料的界线部分显出变黑的现象。对此重新进行治疗时使用全瓷牙，可获得与自然牙齿相似的结果。

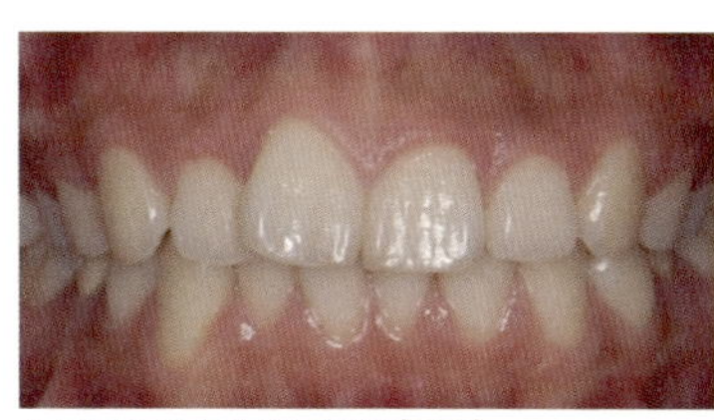

全瓷牙治疗患者前后图片(正面)

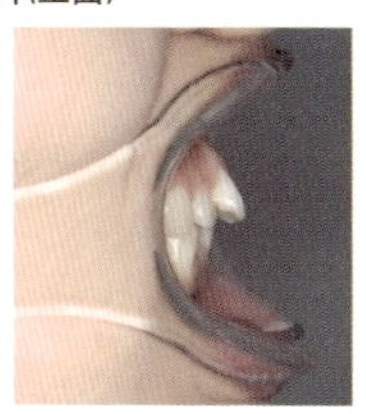
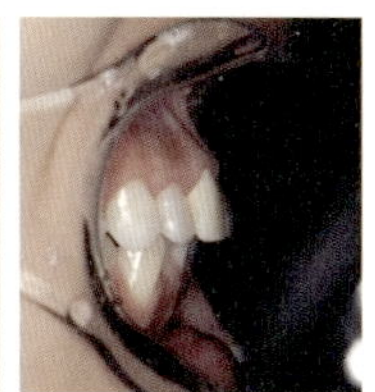

全瓷牙治疗患者前后图片(侧面)

齿龈整形/齿龈线整形术

齿龈太厚或覆盖太多牙齿的话给人带来很闷的印象。通过齿龈线整形，能够让齿龈变得适当薄，显出更大的牙齿面积。齿龈和牙齿相结合的齿龈线整形有助于给人成熟而干练的印象。

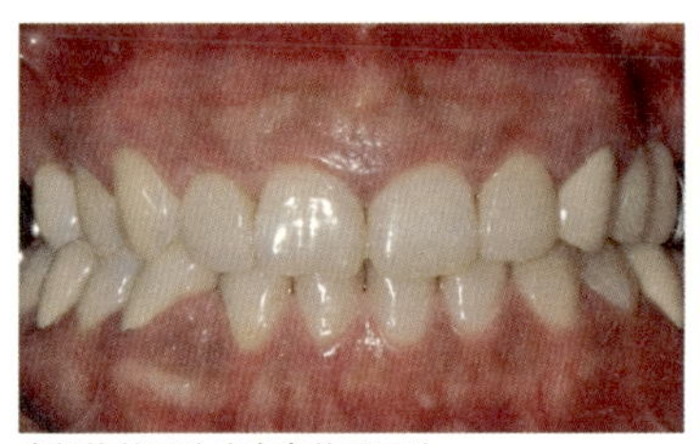
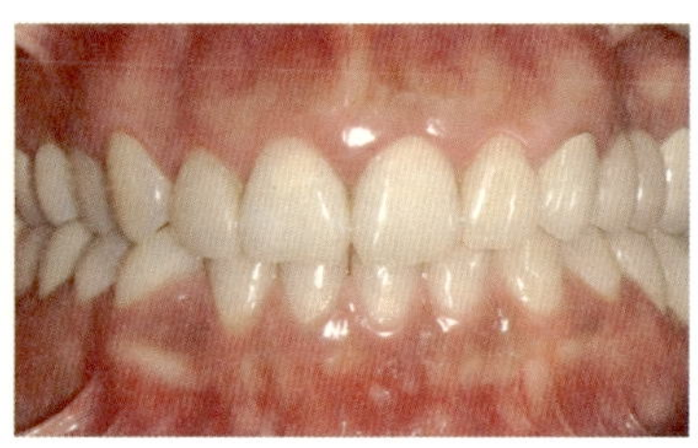

齿龈线整形治疗患者前后图片

牙齿美白

美白牙齿给人干净美丽的第一印象。用特别设计的LED灯光照射，激活在美白过程使用的Brite Gel，可获很好的美白效果。该LED灯按齿排结构用一次可对整个牙齿进行美白，塑造出整齐并自然的微笑线。Brite Gel含有防止牙齿干燥的丙三醇和矿物质水。

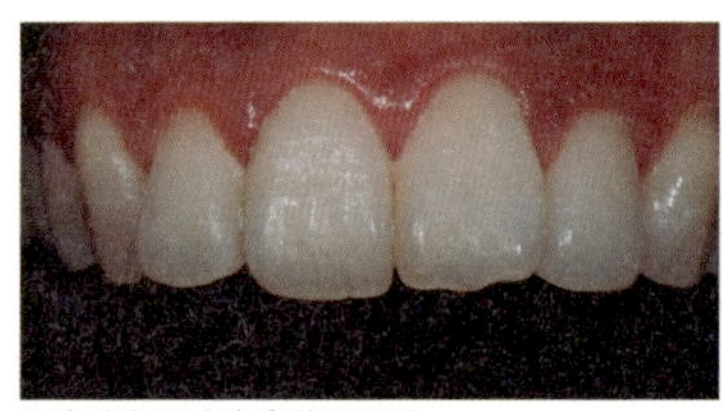
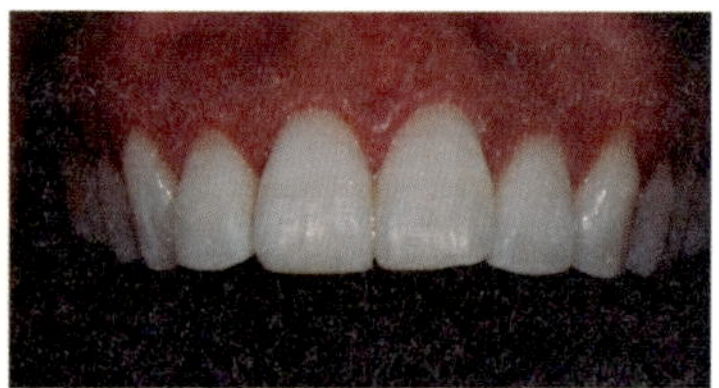

牙齿美白治疗患者前后图片

" 신뢰감과 호감을 전해주는
희고 가지런한 치아 "

" 洁白整齐的牙齿
传递信赖感和好感 "

아름다운 미소를 위한 첫 번째 조건이 바로 치아이다.
얼굴이 아무리 예쁘더라도 치아가 예쁘지 않다면 미인에 속하지 못한다.

美丽微笑的第一条件就是牙齿。
无论拥有多么美丽的脸庞，如果牙齿不漂亮，也不能称之为美人。

YK콜럼비아치과의원(YK哥伦比亚牙科医院)

윤우성(尹宇城)

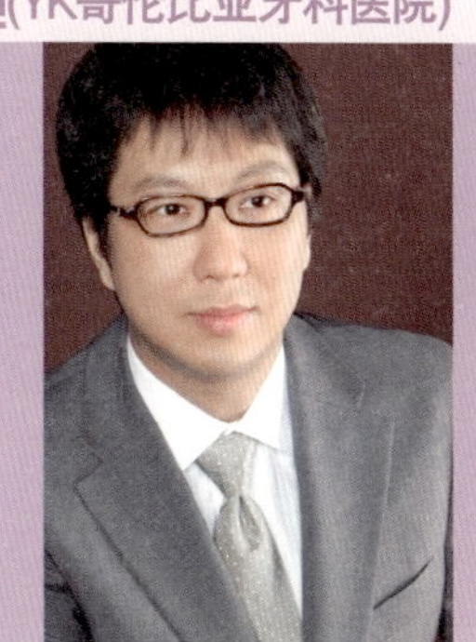

Profile
콜럼비아대학 치과교정의(哥伦比亚大学牙齿矫正医)
미국교정학회 정회원(美国矫正学会正会员)
대한치과교정학회 국제위원회위원(大韩牙科矫正学会国际委员会委员)
미군 치과자문의(美军牙科咨询医)
포천중문의과대학 치과외래 조교수(抱川中门医科大学牙科外聘助教授)

www.cdental.co.kr

13 사랑스러운 미소, 당당한 첫인상을 만든다

아름다운 미소를 위한 첫 번째 조건

사람이 웃을 때 그 미소의 아름다움을 결정하는 것은 여러 가지 문제가 연관되어 있다. 입이 좀 크다 싶은 줄리아 로버츠는 시원하게 웃는 모습으로 유명한데 그녀의 웃는 모습을 자세히 들여다보면 몇 가지 중요한 사실을 알게 된다. 먼저 입꼬리의 위치인데 자연스럽게 위쪽으로 향하고 있음을 알 수 있다. 또 하나는 희고 가지런한 치아인데 너무 튀어나오지 않고 반듯하며 각각의 치아들이 적당히 조화를 이루고 있다. 중요한 것은 앞쪽의 치아뿐만 아니라 어금니를 포함하는 뒤쪽의 이들이 가지런하다는 점이다. 대부분 앞쪽의 이들이 사람들이 보는 전부라고 생각하지만 실제로 사람들이 웃을 때 송곳니 뒤쪽의 작은 어금니까지 드러나는 경우가 많다. 잡지의 표지를 장식하는 모델들의 대부분이 뒤쪽 어금니를 드러내면서 시원한 미소를 짓는다.

사람들의 입 모양새나 치아 배열 등을 유심히 보는 교정치과의사로서 조금만 신경 쓴다면 '모델들이나 배우 못지않은 부드럽고 아름다운 미소를 가질 수 있을 텐데…'라는 안타까운 생각을 수시로 가지게 된다. 이런 문제는 본인이 자각하는 것과 남들이 느끼는 것과는 많은 차이가 있다. 남의 이목에 너무 신경을 쓴 나머지 자기가 가지고 있는 문제가 치료가 가능하고 실제로 그리 큰 문제가 아니라는 사실을 잘 모르고 넘어가는 경우가 많다.

희고 가지런한 치아는 상대방으로 하여금 신뢰감과 호감을 주지만, 고르지 못하거나 변색된 치아는 기능뿐만 아니라 심미적인 면에서 긍정적이지 못한 이미지를 주게 된다. 이처럼 치아는 그 사람의 인상에 적지 않은 영향을 미치므로 아름다운 미소를 위한 조건의 첫째로 치아에 관심을 가져야 함을 강조하고 싶다.

치아교정

배열이 가지런하지 못한 치아, 부정교합인 치아를 교정장치 등을 이용해서 고르게 만들어주는 시술을 일컫는다. 교정을 통해 가지런한 치아를 가질 수 있다.

좋지 않은 이의 맞물림 바로잡기

치아교정은 음식물을 씹는 기능을 회복시키는 기능적 목적과, 치열을 고르게 해서 아름다움을 찾게 하는 심미적 목적을 가지고 시술한다. 대부분 '부정교합' 즉 '이의 맞물림이 좋지 않은 상태'를 바로 잡는다. 여러 가지 교정장치를 이용하여 치아와 입, 턱뼈 등을 움직여 적당한 제자리를 찾아 주어 얼굴을 조화롭게 만든다.

비뚤어진 치열, 잘못된 치아 교합을 그대로 갖고 오랜 기간 생활하다보면 깨끗한 구강 상태를 유지하기 힘들어 충치, 치주질환, 치주염 등 나쁜 치과질환의 원인이 된다. 또한 칫솔질과 잇몸관리를 어렵게 만들어 비정상적인 치아의 마모와 치주, 치아 주변의 조직에 과도한 압력을 가함으로서 목과 얼굴의 만성통증의 원인이 되기도 한다.

치아교정을 하면 '치아나 잇몸이 약해진다' '치아 뿌리가 녹아내린다'거나 '이를 뽑으면 아프지 않나?' 등 잘못된 상식으로 인해 교정치료를 받지 않는 사람이 의외로 많다. 그러나 결론은 '아니다'가 정답이다.

교정 전에 세밀한 진단을 받고 치료계획을 세우면 매우 안전하고 통증을 최소화해서 교정을 받을 수 있다. 오히려 잘못된 상식으로 인해 장기간 방치하면 충치와 치주 질환이 생긴다. 치과질환, 만성통증을 예방하고 매력적인 미소로 자신감을 갖기 위해서 치아교정이 무엇보다 중요하다.

돌출입교정

돌출입의 자가진단법은 입술이 두꺼워 보이고 자주 트거나 입을 다물기 어려워 무의식중에 입을 벌리고 있는 경우가 많을 때, 화난 인상이나 퉁명스러워 보일 때, 웃을 때 잇몸이 드러나 보여서 입을 가릴 경우 등이다.

잇몸뼈 자체의 돌출이 심할 경우를 제외하고는 대개의 경우 송곳니 뒤 작은 어금니를 발치하고 이 공간(7~8mm)으로 앞니를 후방 이동시켜 돌출 정도를 완화시킨다. 1년 반의 치료기간이 필요하고 덧니 등의 증상이 함께 해결될 수 있다.

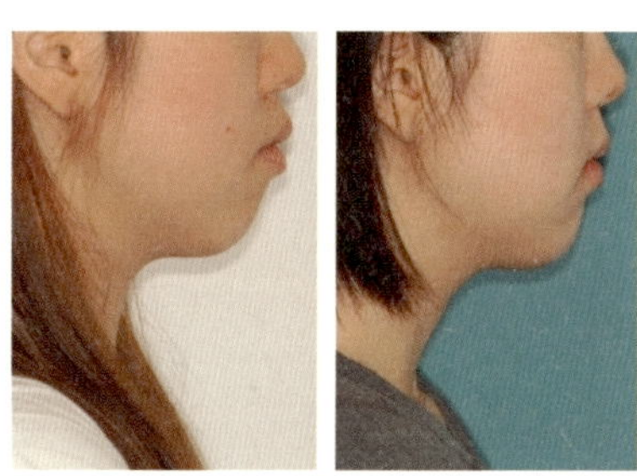

돌출입 교정을 받은 환자 전후 모습

투명교정

교정을 하고 싶어도 철사로 된 교정틀이 부담스러워 교정치료를 미루는 사람들이 많다. 대인관계가 많은 사회인이나 남의 시선에 한창 예민한 청소년의 경우 더욱 그렇다. 교정기간 동안 자꾸만 사람 만나는 것을 꺼리게 되어 자칫 인간관계가 잘못 될 수도 있다.

남이 모르게 티 나지 않게 치아교정을 할 수 있는 방법이 투명교정이다. 보이지 않는 특수강화 플라스틱으로 치아 전체 이동이 가능하며 모든 부정교합에 적용할 수 있다. 교정장치를 치아에 부착하지 않으므로 찔리거나 불편함이 없고 위생적인 면에서도 일반 교정장치와 차별된다. 탈부착이 자유로워서 칫솔질을 자유롭게 할 수 있고 충치, 잇몸질환 등의 위생관리에도 부담이 없다.

또한 일반 교정장치는 입에 부착하므로 입이 튀어나와 넘어질 경우 앞니가 부러지거나 손상될 위험이 있어 항상 조심해야 하지만 투명교정은 그럴 염려가 없다. 하지만 투명교정을 모두가 다 할 수 있는 것은 아니다. 부정교합이 심하거나 주걱턱과 합죽이 같은 골격적인 문제가 있을 경우에는 적용할 수 없다. 또한 투명교정장치는 탈착이 가능해 편리하지만 장치를 착용해야만 효과가 있으므로 식사와 양치질을 제외하곤 하루 20시간 이상 사용을 해야 한다.

급속교정

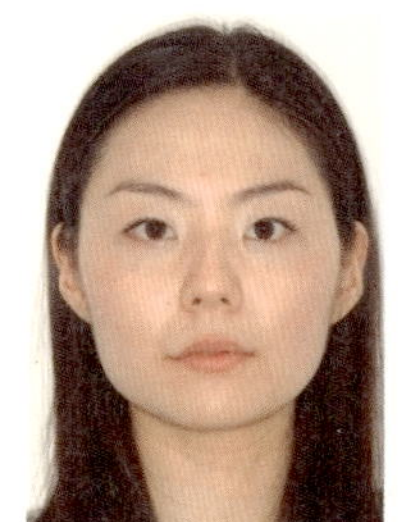

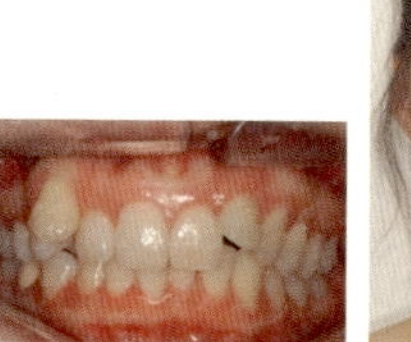

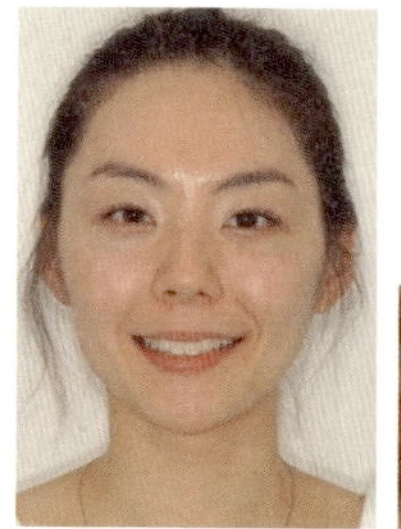

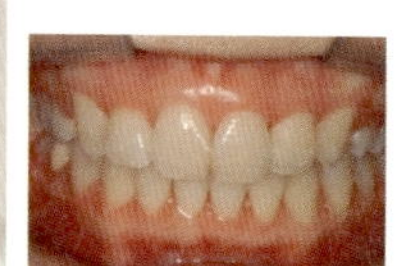

급속교정 전 모습

치료기간 6개월 경과 후 모습

치아교정치료는 치료기간이 일반 충치치료에 비해 긴 것이 사실이다. 따라서 많은 환자들이 오랜 기간 장치를 부착하고 생활하는 것에 많은 부담을 느끼게 된다. 자가결찰브라켓(Self-ligating Bracket)은 작은 마찰력으로 치아이동을 용이하게 하고, 미니 스크류(Mini-screw, 특허품)는 임플란트의 작은 형태로 특수 나사 조립체를 사용하여 최대의 효과를 이끈다. 또한 저출력 레이저를 이용한 생체자극(Biostimulation)으로 조직의 빠른 재생을 유도하고 외과적 처치 및 수술 등의 방법으로 기간을 최대로 줄일 수 있다.

세라믹교정

도자기 재질로 만든 교정장치로 치아와 같은 투명한 느낌의 장치로서 언뜻 보면 철사만 보이며 금속 교정장치에 비해 매우 심미적이다. 재질상 딱딱한 음식으로 인해 장치가 깨질 가능성이 있으나 눈에 덜 띄는 것이 장점이다.

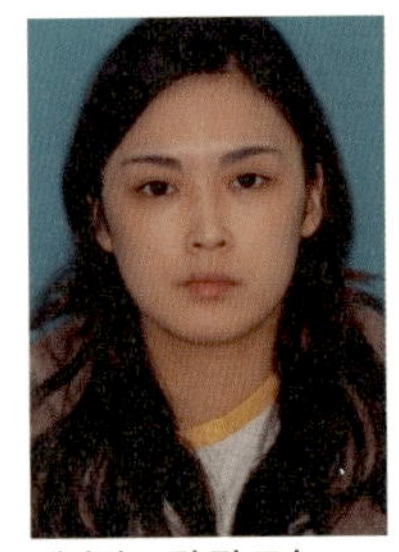
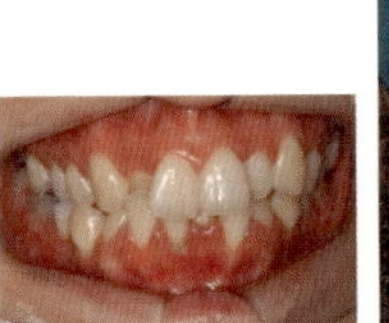

세라믹 교정 전 모습

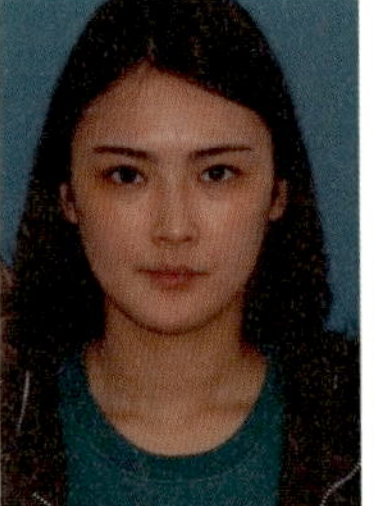
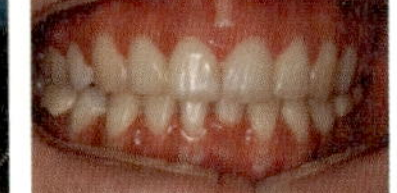

세라믹 교정 후 모습

설측교정

아무도 모르게 치아의 안쪽에 교정장치를 부착하여 고르지 못한 치열을 치료하는 방법이다. 브라켓이라는 교정장치와 교정용 철사를 이용해 튀어나온 치아는 밀어 넣고 들어간 치아는 끌어내 치아 배열을 가지런하게 하는 것이 기본 원리이다. 치아 하나하나의 형태와 특성에 맞게 맞춤제작이 이루어져야 하므로 숙련된 교정에 대한 이해와 기술이 필요하다.

이 장치는 구강 연 조직의 불편함, 발음적응 등을 위해서 약 일 주일의 적응기가 필요하다. 때로는 기존 철사를 이용한 교정은 아랫니, 설측교정은 윗니에 사용해서 경제적으로나 심미적으로도 효과를 볼 수도 있다.

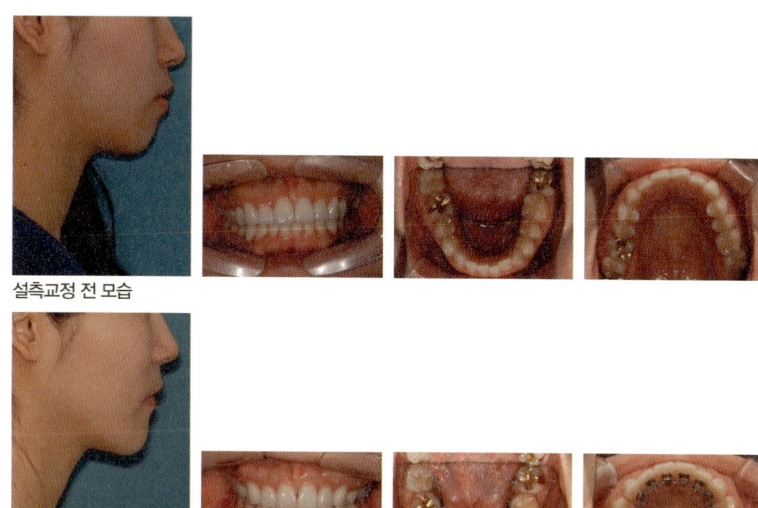

설측교정 전 모습

설측교정 후 모습

주걱턱교정

동양인들 특히 한국인에게 흔한 주걱턱의 대부분은 상대적으로 위턱이 아래턱보다 작다. 아랫니가 윗니보다 앞쪽으로 밀려나와서 부정교합을 만들고 실생활중 국수나 갈비를 앞니로 자르지 못하게 된다. 얼굴의 옆모습을 보았을 때 전체적으로 접시형이 된다. 미관, 외모, 외형상 좋지 않고 자신감에 지대한 영향을 미친다. 부정교합으로 인해 턱관절 통증과 딱딱거리는 관절음이 들리는 등의 장애를 일으키게 된다.

주걱턱은 교정만으로 치료 가능한 경우와, 교정과 외과적 수술이 병행되어야 하는 경우가 있다. 아래턱이 많이 크지 않고 상대적으로 위턱이 작은 경우는 위턱을 장치를 이용해서 크게 하고, 아래턱은 치아를 뽑는다든지 하는 방법으로 뒤쪽으로 밀어 넣는 방법이 있다.

골격적인 근본 치료가 필요한 경우 교정장치를 부착해서 6개월~1년 정도 교합을 잡아주고, 외과적인 수술을 거친 후 다시 6개월~1년동안의 마무리 교정치료를 한다. 환자의 상태에 따라 수술의 방법, 수술의 위치 등이 결정된다. 심한 주걱턱의 경우 완전한 입술의 위치나 얼굴 모양으로 교정시키기 위해서는 필수적으로 교정치료와 외과적 턱수술이 병행되어야 한다. 그 이유는 교정치료만으로 완전한 얼굴 윤곽의 개선을 기대하기 어렵고 외과적 수술만으로도 부정교합의 개선을 얻을 수 없기 때문이다.

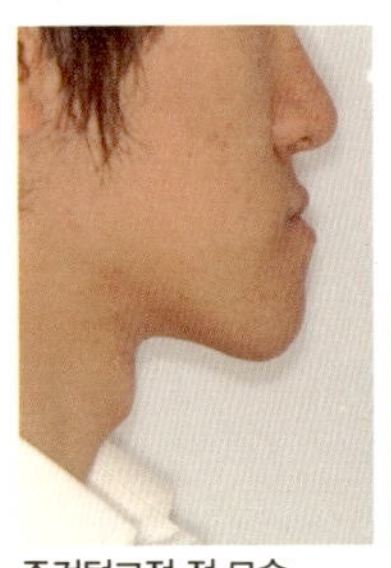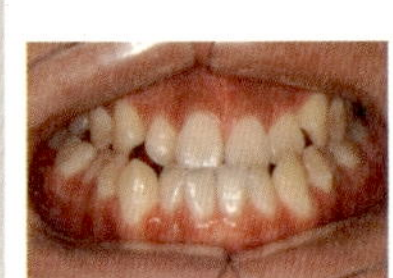

주걱턱교정 전 모습

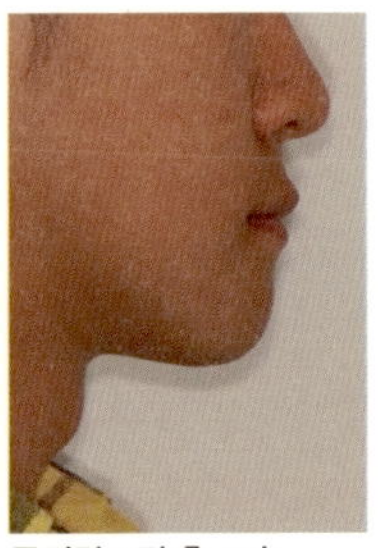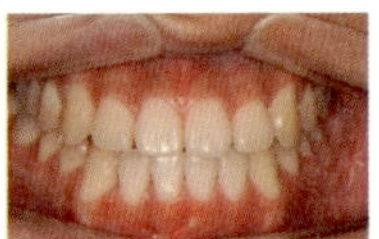

주걱턱교정 후 모습

무턱교정

사람들의 옆모습 중 아래턱이 위턱보다 작고 뒤로 들어가 입이 튀어나와 보이는 것이 무턱의 증상이다. 성장중인 경우에는 교정장치를 이용하여 아래턱의 성장을 도와서 그 정도를 줄일 수 있고 성장이 완전히 끝난 후에는 외과적인 교정이 병행되어 교정한다.

치아미백

단아한 외모와 깨끗한 피부를 가지고 있지만 치아색이 누렇다면 어떨까? 치아에 손상을 주지 않고 치아를 희고 밝게 회복시켜주는 시술이 치아미백이다.

붉은 입술과 하얀 이

예로부터 하얀 치아는 미인의 기본요건으로 여겨왔으며 오늘날도 치아는 사람의 인상에 영향을 준다. 치아미백은 치아에 손상을 주지 않으며 치아를 희고 밝게 회복시켜주는 시술이다. 활성화 산소를 이용하여 치아 사이의 미세한 조직에 끼어 있는 여러 이물질들을 밖으로 밀어내어 제거한다.

보통 치아변색은 치아 형성중 자체에서 발생하는 성분의 변화에 의한 선천적인 원인보다 커피, 콜라, 담배, 유색소 음료 등 일상생활에서 섭취하는 음료나 식품의 색소물질에 의해 일어나는 경우가 많다. 또는 노화로 인하여 치아 변색이 두드러지기도 한다. 이처럼 어린이나 성인 누구에게나 치아변색은 일어날 수 있으며 이를 치료하거나 예방하기 위해서는 미백관리가 필요하다. 미백치료는 치아를 삭제하는 치아손상이 없으며 치아표면만 간단하게 치료하기 때문에 치료기간이 짧다.

라미네이트

치아의 겉 부분을 약간 삭제한 다음 치아색과 유사한 재질의 보철물을 씌우거나 붙이는 방법으로 시술이 이루어진다. 인조치아의 색이나 모양이 원래의 것처럼 자연스럽다.

색이나 모양이 원래의 것처럼 자연스러운 인조치아

라미네이트는 치아의 겉 부분을 약간 삭제한 다음 치아색과 유사한 재질의 보철물을 씌우거나 붙이는 방법으로 시술이 이루어지는데 인조치아의 색이나 모양이 원래의 것처럼 자연스럽다. 치아 사이가 벌어져 있는 경우, 앞니가 깨진 경우, 치아가 변색된 경우, 치아 마모가 심한 경우 등에 효과적이다. 치아의 균형적인 배열은 물론 콤플렉스가 되는 부분만 쉽고 간편하게 치료할 수 있다.

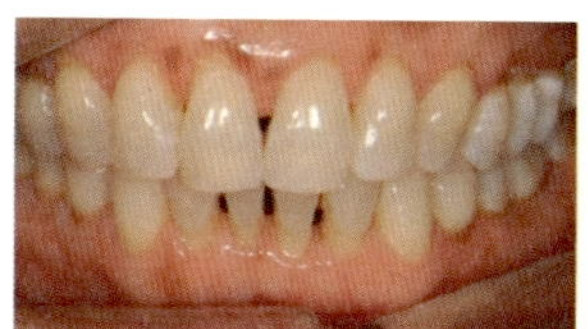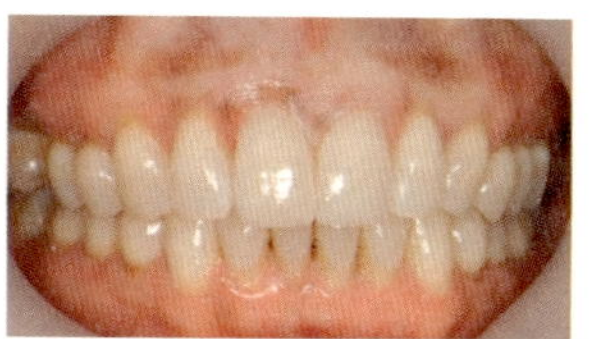

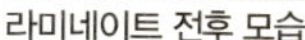
라미네이트 전후 모습

13

创造可爱的微笑，富有自信的第一印象

美丽微笑的首位条件

人在微笑时，多种复合问题影响微笑的美丽。嘴部较大的茱莉亚·罗伯茨以爽朗微笑的形象而闻名，如果仔细观察她的笑容，就会发现几点重要事实。首先，嘴角的位置自然向上。另外就是洁白整齐的牙齿，牙齿不特别向外突出且端庄，每颗牙齿适当的组合在一起。

不仅是前面的牙齿较为重要，包括臼齿在内的后侧牙齿也非常整齐。大部分人都认为人们只能看到前面的牙齿，但实际上人们微笑时，很多情况下可以看到尖牙后面的臼齿。杂志封面上的模特们大部分一边露出后面的臼齿一边露出爽朗的笑容。

作为留意观察人们的嘴部模样或牙齿排列等的牙齿矫正医生，认为只要稍加用心，"便能拥有不次于模特或演员的温柔、美丽的笑容"。这种问题与自己自觉和别人的感受有很大不同。过于在乎别人的耳目之后才治疗剩余的问题，很多人都认识不到这是个大问题。

洁白、整齐的牙齿给对方带来信赖感和好感，但是不漂亮或变色的牙齿不仅影响牙

齿功能，而且在心理方面也无法带来积极的形象。牙齿对人们的形象有很大影响，因此，美丽微笑的首要条件就是关注牙齿。

牙齿矫正

利用矫正设备矫正排列不整齐的牙齿、咬合不正的牙齿等而实施的手术。通过矫正拥有整齐的齿排。

矫正咬合不正

牙齿矫正是以恢复咀嚼食物功能的功能性目的，使齿排均匀，寻找美丽的审美目的的手术。矫正大部分"咬合不正"，即，"咬合不良的状态"。利用各种矫正设备，移动牙齿和嘴、颊骨等，寻找适当的位置，协调地塑造脸部。

如果长久持续倾斜的齿排、错误的牙齿咬合状态，则很难保持干净的口腔状态，它是龋齿、牙周疾病、牙周炎等严重的牙齿疾病的原因。另外，很难刷牙和进行牙龈管理，向异常的牙齿磨损和牙周、牙齿周边的组织施加过大压力，它也是颈部和面部慢性痛症的原因。

进行牙齿矫正时，因带有"牙齿或牙龈会变得脆弱"、"牙根软化"或"拔牙很痛"等错误常识，没有接受矫正治疗的人超出想象的多。但结论是"不是"。

矫正前接受精密的诊断，制定治疗计划，便可安全无痛苦进行矫正治疗。反而因错误的常识长期搁置而产生龋齿和牙周疾患。为了预防牙齿疾患、慢性疼痛，用魅力笑容拥有自信心，牙齿矫正至关重要。

双颌前突矫正

双颌前突自我诊断法为嘴唇看起来很厚，经常裂开或嘴很难闭合，无意识的张开嘴，看起来生气时、微笑时因露出牙龈而捂嘴等。

牙槽骨严重突出时，大部分情况下拔掉犬齿后面的小臼齿，将门牙向后移动

(7~8mm)，改善突出程度。治疗期间为1年半，可以同时解决重牙等症状。

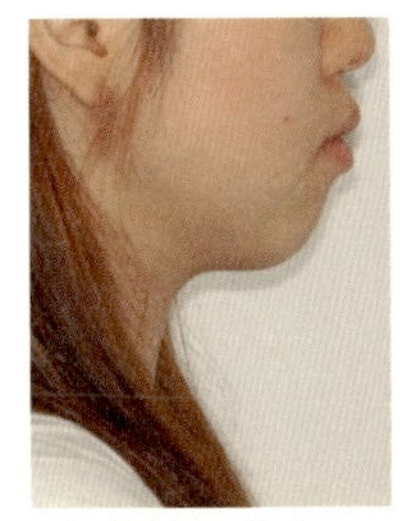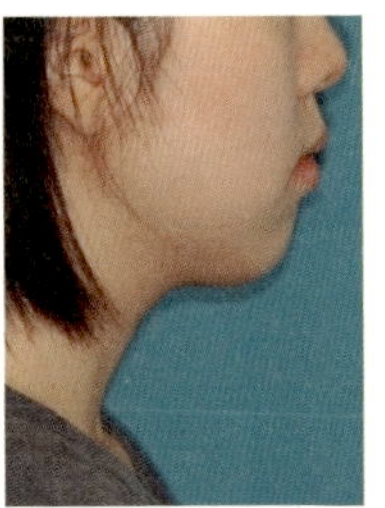

双颌前突矫正前后

透明矫正(隐形矫正)

即使想要进行矫正，也有很多人对铁丝矫正架感到有负担而延迟接受矫正治疗。社交较多的社会人或对他人视线敏感的青少年更是如此。在矫正期间经常忌讳见人，待人关系恶劣。

不被别人发觉的牙齿矫正方法就是隐形矫正。利用看不见的特殊强化塑料可以移动整个牙齿，作用于所有咬合不正。不在牙齿上安装矫正设备，因此没有被刺痛或不便感，在卫生方面也不同于普通的矫正设备。因可自由拆卸，可以自由刷牙，在龋齿、牙龈疾患等卫生管理上也没有负担。

另外，普通的矫正设备是附着在嘴上的，因此，嘴部突出或向下时，门牙存在断裂或受损的危险，需要时刻小心，而隐形矫正则没有这些顾虑。但是，不是所有人都可以进行隐形矫正。咬合不正严重或下颌前突和歪曲等存在骨架问题时，则不适合。另外，隐形矫正设备可脱附，虽然很方便，但只有使用设备才具有效果，除了用餐和刷牙之外，一天平均需要使用20个小时以上。

极速正畸

牙齿矫正治疗的治疗期间与普通的龋齿治疗相比较长。因此，很多患者对长期附着设备生活很有负担。自锁托槽(Self-ligating Bracket)因摩擦力小可轻易移动牙齿，Mini-screw(专利产品)使用特殊螺丝组装形成种植牙的小形态，使效果达到最大。另外，

利用低功率激光的生物刺激(Biostimulation)引导组织快速再生，利用外科处置及手术
等方法最大限度减少恢复期间。

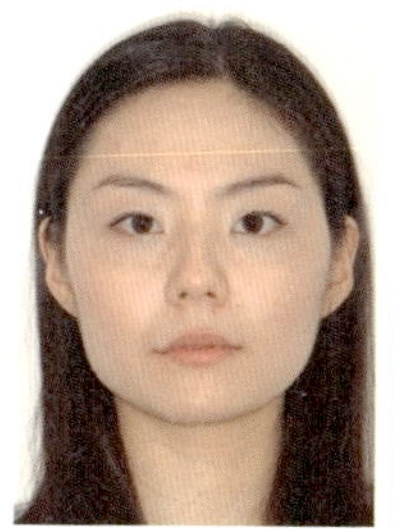
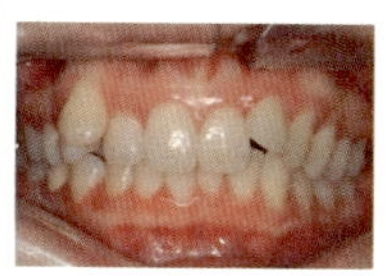

极速正畸前

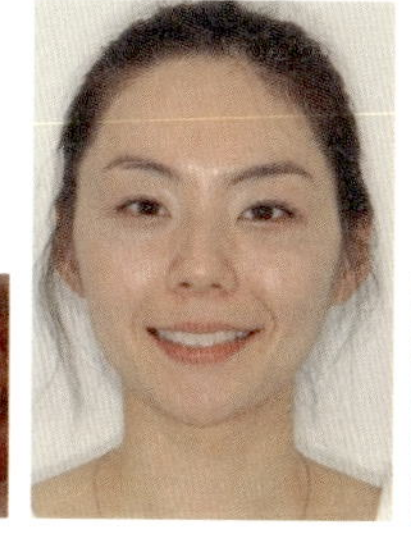
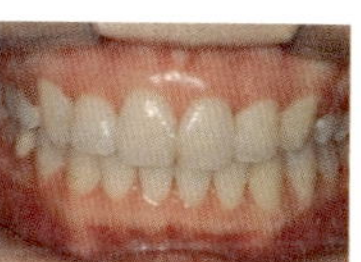

经治疗6个月后

烤瓷矫正

用陶瓷材质制作的矫正设备是像牙齿一样具备透明感的设备，猛地一看，只能看到
铁丝，与金属矫正设备相比非常具备审美感。因坚硬的食物可能使设备破裂，但他
的优点是不吸引眼球。

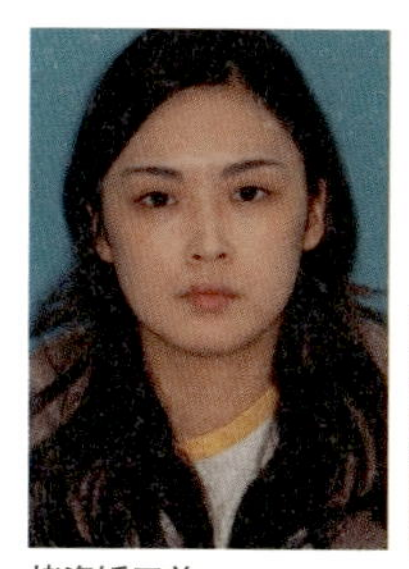
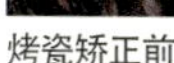
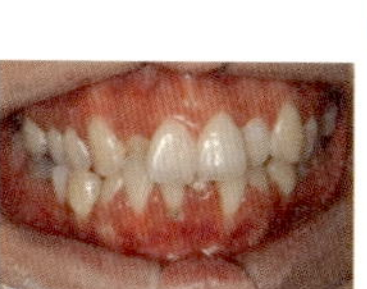

烤瓷矫正前

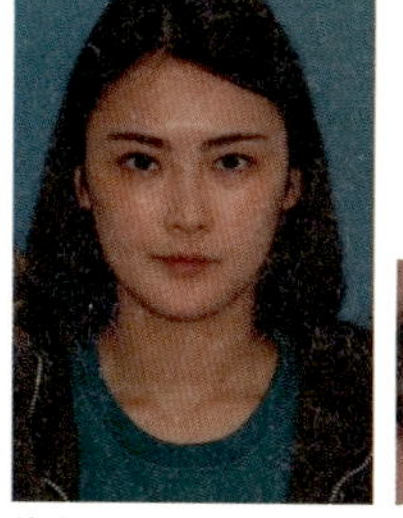
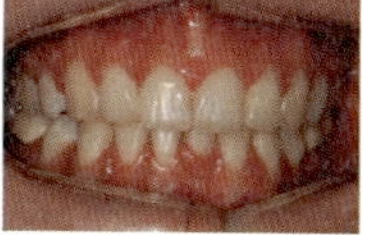

烤瓷矫正后

舌侧矫正

神不知鬼不觉的在牙齿内侧附着矫正设备，治疗不均匀的齿排问题。基本原理是利
用被称之为托架的矫正设备和矫正用铁丝，插在突出的牙齿上，牵着进去的牙齿，
使牙齿排列整齐。因需要针对每个牙齿的形态和特性进行针对性制作，所以需要理
解和掌握熟练的矫正技术。

为了适应口腔软组织的不便感、发音等，需要大约一周时间来适应本设备。有时利用现有铁丝矫正的下牙，舌侧矫正使用上牙既具备经济性又可以获得审美效果。

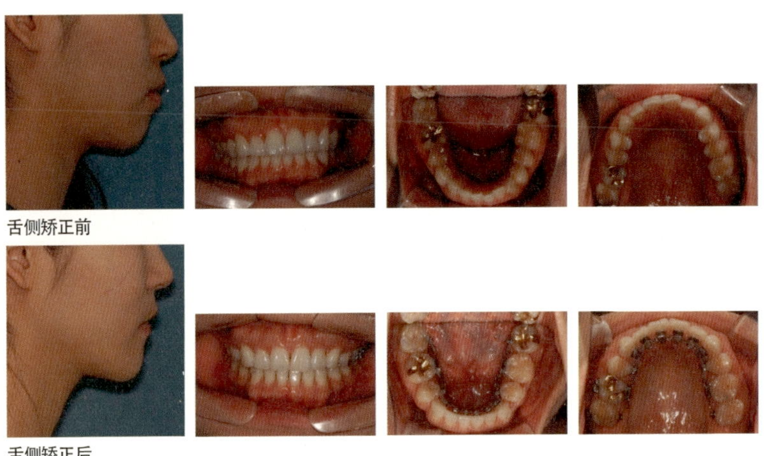

舌侧矫正前

舌侧矫正后

下颌前突矫正

东方人尤其是韩国人，大部分下颌前突是相对来说上颚比下颚小。下牙比上牙向前突出而咬合不正，无法用门牙咬断食物。看侧脸时整体呈现碟形。影响美观、外貌形象，对自信心产生巨大影响。因咬合不正而引发颚关节痛症和下颌关节弹响等障碍。

下颌前突分为只通过矫正进行治疗，以及矫正和手术并行的情况。下巴颏不太大，上颚相对较小时利用设备使上颚变大，以及利用拔牙等方法使下巴颏向上的方法。需要进行骨骼根本治疗时，附着矫正设备，实施6个月~1年左右的咬合，通过外部手术后，实施6个月~1年的收尾矫正治疗。根据患者状态，决定手术方法、手术位置等。下颌前突严重时，为了完全矫正嘴部位置或脸部模样，需要并行矫正治疗和外部下巴手术。理由是只进行矫正治疗很难完全改善面部轮廓，只有借助外科手术才能改善咬合不正。

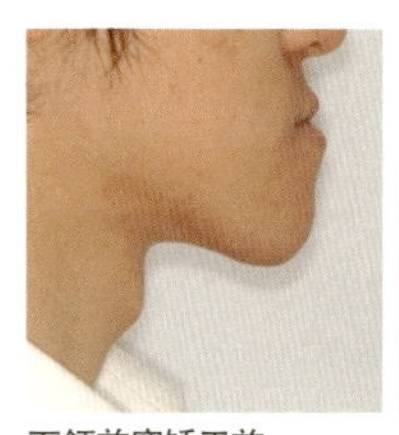
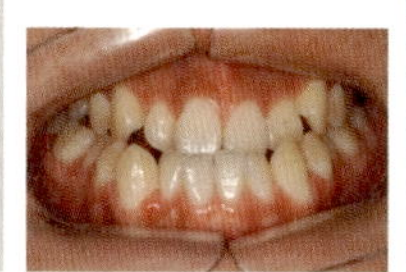
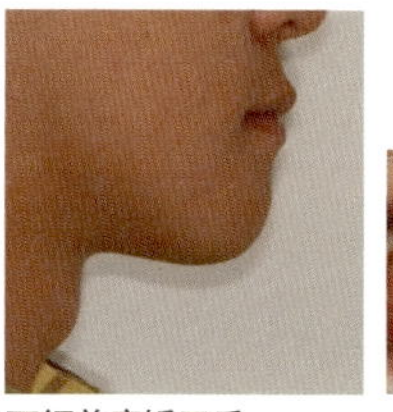
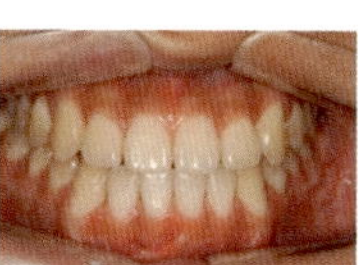

下颌前突矫正前　　　　　　　　　　　　下颌前突矫正后

短下巴矫正

短下巴的症状为人们的侧面中，下巴颏比上颚短且向后，嘴部突出。发育时使用矫正设备，帮助下巴颏发育，减少其程度，发育完全结束后并行外部矫正。

牙齿美白

虽然拥有端庄的外貌和洁白的皮肤，但牙齿发黄怎么办？有不损伤牙齿，恢复牙齿洁白明亮的牙齿美白。

红唇和洁白牙齿

自古以来，洁白的牙齿就是美女的基本条件，直到今天，牙齿依然对人的印象产生影响。

牙齿美白是不损伤牙齿，恢复牙齿洁白明亮的手术。利用活性氧，插入到牙齿之间的微细组织中，把各种异物清除到外部。

通常来说，牙齿变色是形成牙齿的过程中，因自身产生的成分变化，比起先天原因，因咖啡、可乐、烟、有色饮料等日常生活中摄取的饮料或食品的色素物质而产生的。另外，老化也会引起牙齿变色。儿童或成人都有可能发生牙齿变色，为了进行治疗或预防，需要进行美白护理。美白治疗不存在除掉牙齿的牙齿损伤，只对牙齿表面进行简单治疗，治疗期间短。

烤瓷牙

稍微去除牙齿边部之后，通过使用或粘贴与牙齿颜色类似的镶牙物质的方法实施手术。人造牙的颜色或形状逼真。

颜色或形状像真实自然的人造牙

牙覆膜稍微去除牙齿边部之后，通过使用或粘贴与牙齿颜色类似的镶牙物质的方法实施手术，但是人造牙的颜色或形状却像原来一样自然。对牙齿缝隙裂开、门牙裂开、牙齿变色、牙齿磨损严重等有效。可以轻松治疗牙齿的均衡排列和指定部位。

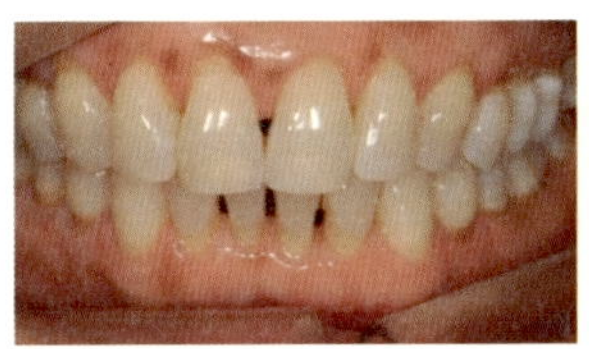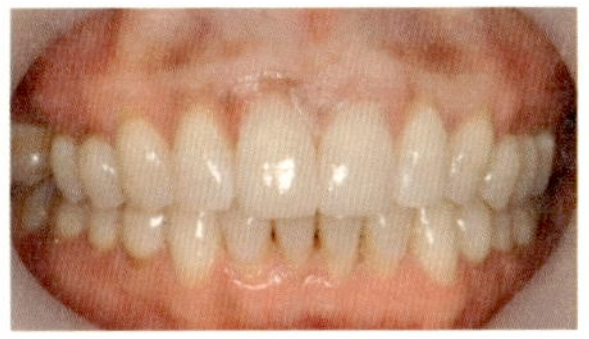

烤瓷牙前后

14 풍성하고 아름다운 모발, 내가 선택할 문제이다

자신감 회복프로젝트, 모발이식

털이 없었다면 인간은 살아남을 수 없었을지도 모른다. 신체조직 중 가장 바깥에서 외부의 모든 자극에 반응하며 우리 몸을 보호해 주는 털의 고마움을 실제로 느끼는 사람이 얼마나 될까?

또한 머리털은 미적 관점에서 엄청나게 중요한 역할을 한다. 간단한 헤어스타일만으로도 사람이 완전히 달라 보일 수 있으며 모발이 풍성하냐 아니냐에 따라 나이가 10~20살까지도 차이가 나보일 수 있다는 것은 모두가 익히 알고 있다. 그만큼 우리에게 모발은 소중하다.

'신체발부수지부모'라 했다. 부모님께 물려받은 소중한 모발을 이제부터라도 좀 더 관심을 가지고 아끼고 가꾸어주어야 할 일이다.

탈모

탈모는 모발이 점점 빠져 없어지는 것이 아니라 모발이 점점 가늘어지는 현상을 말한다. 어느 이상 가늘어지면 머릿속이 보이게 된다.

탈모에 대하여…

탈모라고 하면 모발이 점점 빠져 없어지는 것으로 생각하기 쉽지만, 사실 정확하게 말하면 탈모는 모발이 조금씩 가늘어지는 현상을 말한다. 모든 모발은 자연적으로 성장하고 멈추고 빠지는 자체의 주기를 반복한다. 우리가 하루에도 수십 개의 모발이 빠지지만 머리숱이 유지되는 것은 이런 주기가 있기 때문이다.

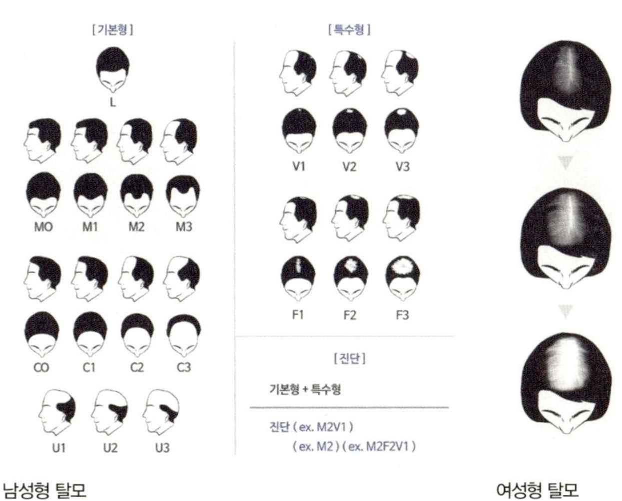

남성형 탈모   여성형 탈모

탈모의 경우에도 빠진 부위에서 모발이 다시 자라 나오기는 하지만 점차 가는 모발이 나오기 때문에 모량이 줄어들게 된다. 따라서 탈모의 치료로는 모발이 더 이상 가늘어지지 않고 굵어질 수 있도록 약물치료를 하는 방법과 후두부의 건강한 모발을 탈모 부위에 옮겨주는 모발이식수술의 방법이 있다.

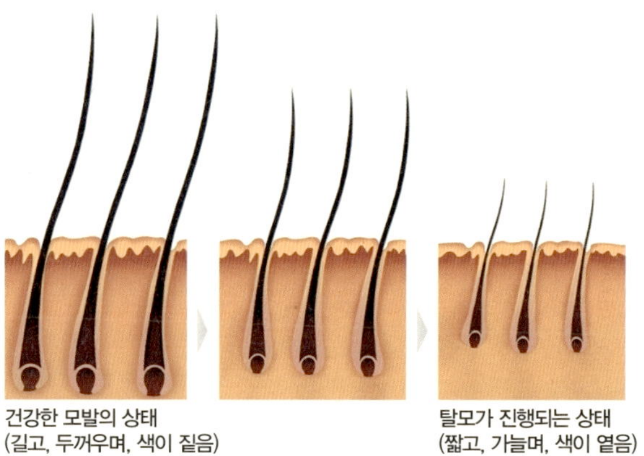

모발이식

모발이 필요한 곳에 자신의 건강한 모발을 옮겨 심는 수술이다. 탈모가 일어나지 않는 후두부의 모발을 이용한다. 수염, 구레나룻, 헤어라인 교정 등도 최근 각광받는 모발이식 중 하나이다.

모발이식에 대하여…모발이식, 빈자리를 채우다

후두부의 모발은 탈모유전자의 영향을 받지 않아 탈모가 심한 사람들도 후두부의 모발은 그대로 남아 있게 된다. 후두부 모발은 탈모가 된 부위로 이식해주어도 그대로 유지되는데 이를 공여부(후두부) 우성의 법칙이라고 한다. 따라서 이렇게 이식된 건강한 모발은 다시 뿌리를 내리고 거의 평생에 걸쳐서 계속 건강하게 자라게 된다.

이식된 모발들은 열흘 정도 지나면 생착이 거의 완료되며 약 한 달에 걸쳐서 50% 이상 빠지게 된다. 이렇게 이식모가 빠지는 것은 자연스러운 현상이며, 모낭은 생착이 된 것이므로 걱정하지 않아도 된다.

수술 후 3~4개월 정도 지나면 이식했던 모발들이 솜털처럼 자라나오기 시작하여 수술 후 1년 정도면 거의 완성된 결과를 얻을 수 있다. 모발이식은 채취방법에 따라 크게 두 가지 방법으로 나뉜다.

01_ 절개식방법

후두부(공여부)의 피부를 띠모양으로 절개한 뒤 봉합하며, 절개한 피부에서 모발을 한모 한모 분리하여 이식하는 방법이다. 모낭 채취시 손실과 모낭손상이 적어 생착에 유리하지만 가느다란 선상의 흉터가 남는다. 많은 양의 모발을 비교적 더 빠른 시간 내에 이식할 수 있다. 긴 모발을 이식하므로 모발의 굵기와 방향을 살린 세밀한 이식이 가능하다.

02_ 비절개식방법

절개를 하지 않고 작은 펀치를 이용하여 모낭 단위로 하나씩 파내는 방법이다. 긴 절개가 없어 심리적으로 부담감이 적고 봉합할 필요없이 상처의 치유가 빠르지만, 수술시간이 오래 걸린다. 긴 선상의 흉터가 아닌 작고 무수히 많은 점상의 흉터가 생기지만 비교적 눈에 띄지 않는다.

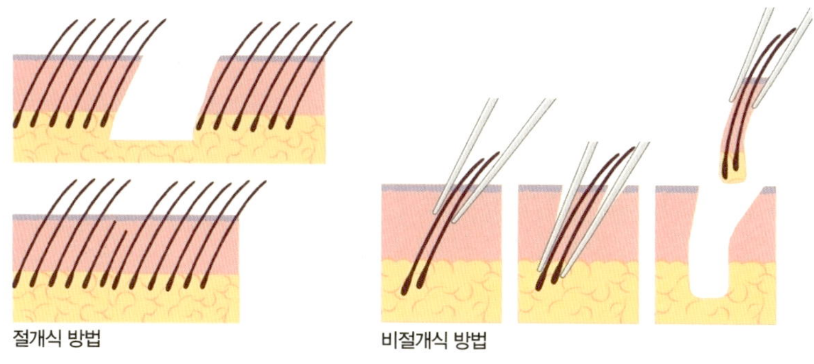

남성형 탈모에서의 모발이식

남성형 탈모에 있어서 모발이식은 대부분 매우 좋은 효과를 보인다. 후두부의 모발이 건강히 유지되고 있다면 대부분의 남성탈모환자는 모발이식수술의 좋은 예다.

남성형 탈모의 유형으로는 크게 4가지로 구분할 수 있다. 탈모 초기의 젊은 남성에게 나타나며 양쪽 측면이 M자 모양으로 깊어지는 M자형 탈모, M자형과 마찬가지로 이마에서 진행되지만 이마 가운데 부분이 점점 위로 올라가는 C자형 탈모가 있다.

탈모가 많이 진행되어 머리의 양쪽 옆부분과 뒤쪽만 남게 되는 U자형 탈모는 어떤 탈
모의 형태든 마지막 단계에서는 U자형 탈모의 형태가 된다. 마지막으로 정수리 쪽의
모발이 가늘어지며 동그랗게 비어 보이는 O자형 탈모가 있다.

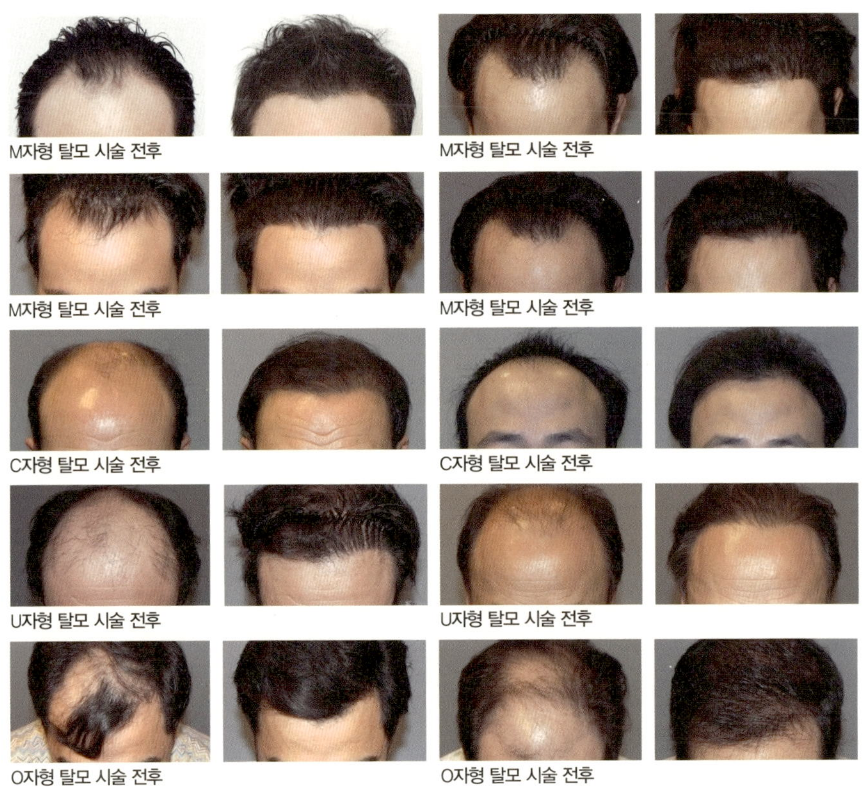

M자형 탈모 시술 전후   M자형 탈모 시술 전후

M자형 탈모 시술 전후   M자형 탈모 시술 전후

C자형 탈모 시술 전후   C자형 탈모 시술 전후

U자형 탈모 시술 전후   U자형 탈모 시술 전후

O자형 탈모 시술 전후   O자형 탈모 시술 전후

여성형 탈모에서의 모발이식

여성형 탈모는 부위별로 진행되는 남성과는 달리 두피 전반적으로 진행되는데 헤어
라인은 유지되지만 주로 정수리와 가르마 부분에 두피가 많이 비쳐 보이는 것이 큰 스
트레스가 된다.

여성형 탈모는 수술로서 항상 좋은 결과를 얻을 수 있는 것은 아니기 때문에 수술의
여부는 탈모의 상태를 정확히 분석하여 결정하여야 한다.

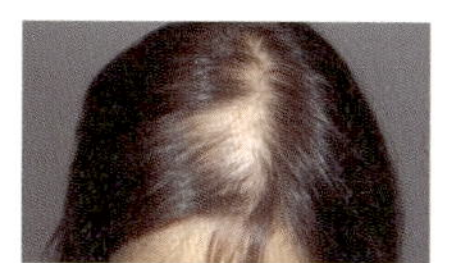
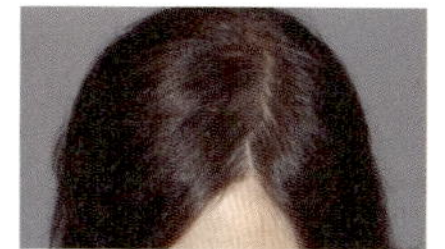
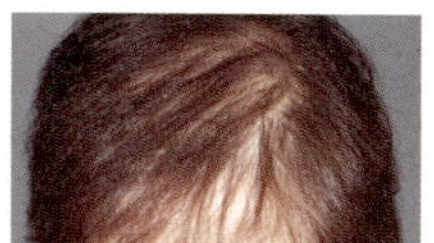
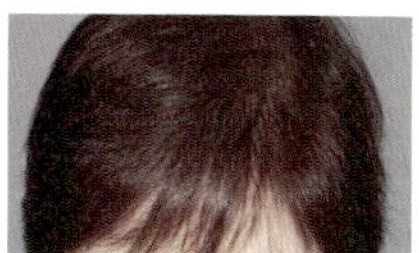

여성형 탈모 시술 전후   여성형 탈모 시술 전후

두피색소요법

두피색소요법은 두피에 미세한 점을 찍어서 실제 머리카락처럼 보이는 효과를 이용하는 시술이다.

실제로 숱이 많아지는 것은 아니지만 마치 더 많은 모발들이 있는 것처럼 보이게 해준다. 이는 부족한 밀도를 보강해줄 수 있는 매우 좋은 방법이다. 모발이식수술을 받을 정도는 아니지만 가르마나 정수리쪽으로 두피가 많이 비쳐 보이는 경우에 매우 효과적이다.

헤어라인 교정

단순히 모발을 옮기는 것이 아니라 더 아름다운 헤어라인을 만들기 위해 모발을 이식하는 경우로 일반적인 모발이식에 비해 훨씬 더 높은 미적 감각과 세밀한 기술이 요구된다.

헤어라인 교정이란

이마가 너무 넓거나 M자가 깊이 파여 아름답지 않은 경우, 모발이식으로 이를 교정하는 것을 말한다. 단순히 모발을 옮기는 것이 아니라 더 아름다운 헤어라인을 만들기 위한 성형수술이므로 일반적인 모발이식에 비해 훨씬 더 높은 미적 감각과 세밀한 기술을 요하게 된다.

헤어라인 교정의 가장 흔한 형태인 M자형 헤어라인은 M자로 파인 부분을 채워 남성스러운 이미지에서 부드럽고 여성스러운 이미지를 줄 수 있다. 너무 높거나 넓은 이마의 경우 전체적인 비례에 맞도록 이마를 줄여주면 얼굴이 길어 보이거나 커 보이는 경우가 교정되어 작고 매력적인 얼굴형과 예쁜 이마윤곽을 얻을 수 있다. 얼굴형이 역삼각형이거나 얼굴 골격 때문에 얼굴윤곽이 울퉁불퉁한 경우, 이러한 윤곽을 달걀형 얼굴로 부드럽게 교정해주면 나이가 들어 보이고 커 보이는 얼굴을 어려 보이고 작은 얼굴로 개선시킬 수 있다.

헤어라인 교정은 우선 전체적인 얼굴형과 비례, 각 부분의 조화를 고려한 최적의 디자인을 잡는 것이 가장 중요하며, 이식된 라인이 자연스러운 그라데이션을 이루도록 모발의 굵기와 밀도, 방향과 각도를 세밀하게 따져서 이식해야만 그 수술이 의미를 가지게 된다.

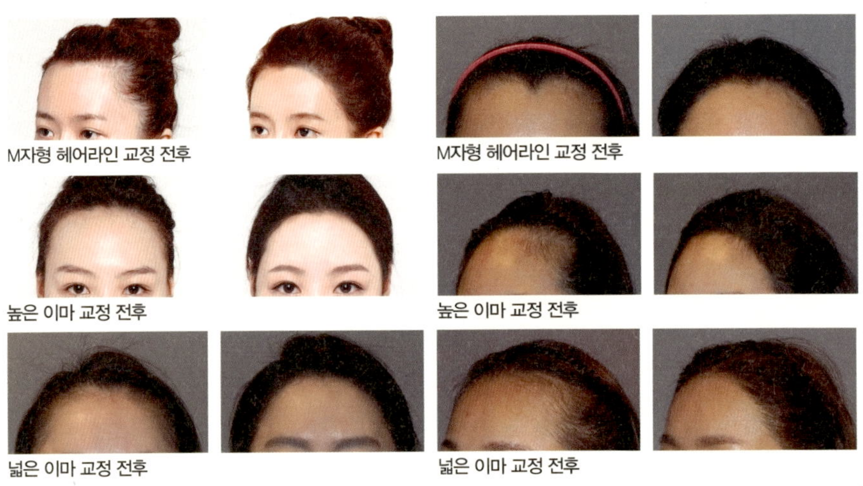

M자형 헤어라인 교정 전후 / M자형 헤어라인 교정 전후

높은 이마 교정 전후 / 높은 이마 교정 전후

넓은 이마 교정 전후 / 넓은 이마 교정 전후

남자의 자존심 구레나룻, 수염

구레나룻이식은 비교적 수술이 간단하고 수술직후에 거의 티가 나지 않기 때문에 최근 많은 각광을 받고 있다.

수염은 얼굴의 인상을 직접적으로 결정하는 것이니만큼 자연스러운 디자인과 실제 수염처럼 보이게 하는 여러 가지 노하우가 매우 중요하다. 이식된 수염과 구레나룻을 기르거나 자르는 등 다양하게 스타일링하여 얼굴형의 단점을 커버하거나 남성적인 이미지로 변신할 수 있다.

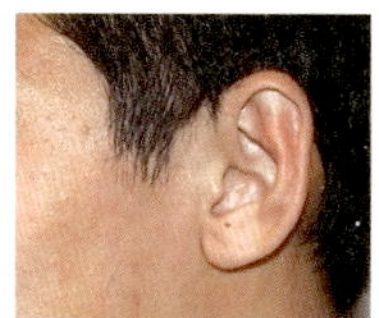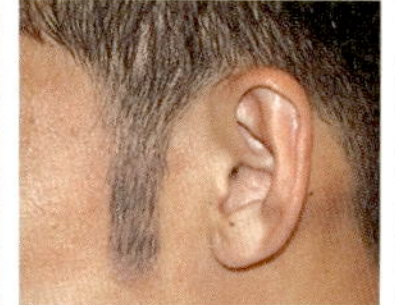

구레나룻 이식 전후 모습

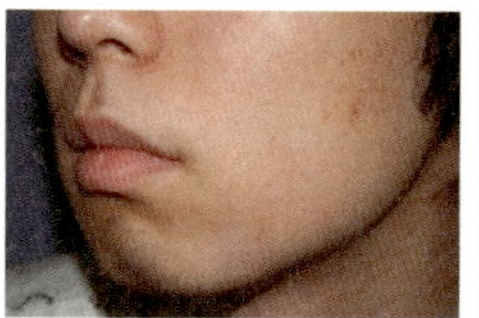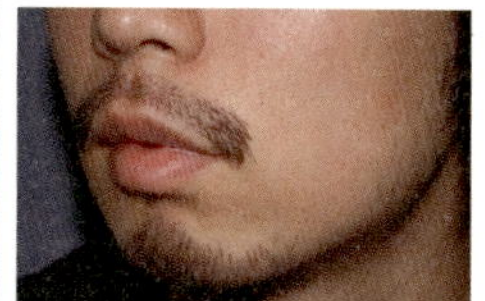

수염 이식 전후 모습

성공적인 모발이식 지침서

누구나 부작용 없이 자연스럽고 풍성한 모발을 꿈꾼다. 성공적인 모발이식은 전문의의 정확한 진단과 미적인 감각이 결과를 크게 좌우한다.

성공적인 모발이식을 원한다면…

최근 유전적인 탈모 이외에 스트레스와 호르몬 변화 등 외부적인 요인의 탈모로 병원을 찾는 사람이 증가하고 있다. 모발이식은 전문의와의 상담을 통한 정확한 진단 하에 수술하면 심각한 부작용이 일어날 확률은 매우 적은 비교적 안전한 수술에 속한다. 모발이식 후 일시적으로 모낭염, 수술 부위의 감각이상 및 흉터, 기존 모발의 탈락 등이 일어날 수 있지만 대부분의 경우 수개월 내로 사라진다.

모발이식은 의료진의 미적 감각과 기술력, 그리고 진정성에 따라 결과가 크게 달라질 수 있는 수술이므로 적절한 병원을 잘 선택한다면 아름다운 헤어라인과 풍성한 머릿결을 얻을 수 있을 것이다.

14

茂密而美丽的头发
我的选择

毛发移植——恢复自信

如果没有毛发，也许就不会有现在的人类。毛发长在身体组织的最表面，对外界所有的刺激产生反应，时时保护着我们的身体。担负着如此重任，而我们有多少人会对它心存感激呢？

另外，从审美的角度来看，头发也担当着极为重要的角色。众所周知，简单的发型会让人的形象完全改变，而头发是否茂密，则会让人的年纪大小呈现10岁~20岁左右的差别。这些都说明了头发对我们的重要性。

有句俗语说，"身体发肤受之父母"。从现在起，应该多珍惜、多关心父母给予我们的珍贵毛发。

美容整形高手之 Advice_01 »

脱发

脱发不是毛发逐渐掉落，而是指毛发逐渐变细的现象。毛发逐渐异常变细后便会显现出头皮。

关于脱发…

提起脱发，人们会很容易联想到是头发逐渐掉落，但事实上准确来讲，脱发是指头发逐渐变细的现象。所有毛发进行自然生长、休止和脱落的自身周期都在不停反复。

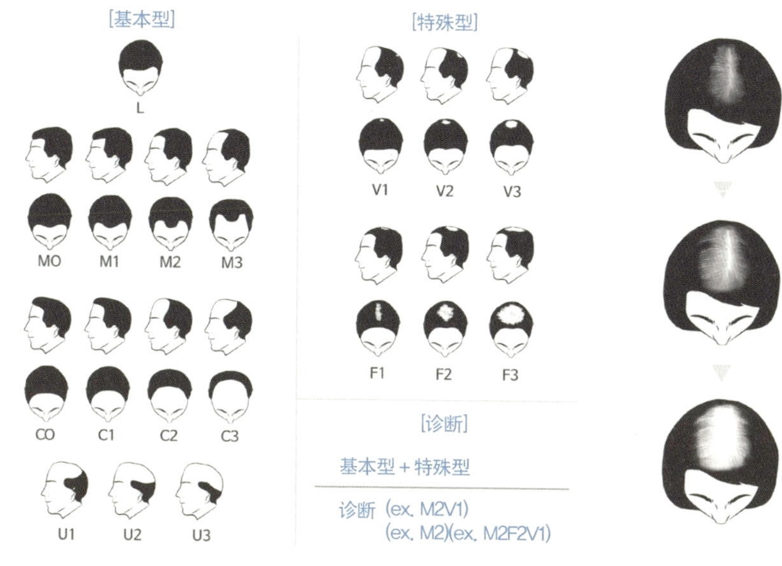

正因为存在这样的周期，所以即使我们每天有数十根头发脱落，但同样能维持头发的正常数量。

脱发时，虽然头发掉落的部位会有新头发长出来，但是新长出来的头发逐渐变细，会显得头发数量减少。所以，治疗脱发分为药物治疗(让头发不再变细而是变粗)及植发手术(把后脑健康的头发移植到头发稀少的部位)。

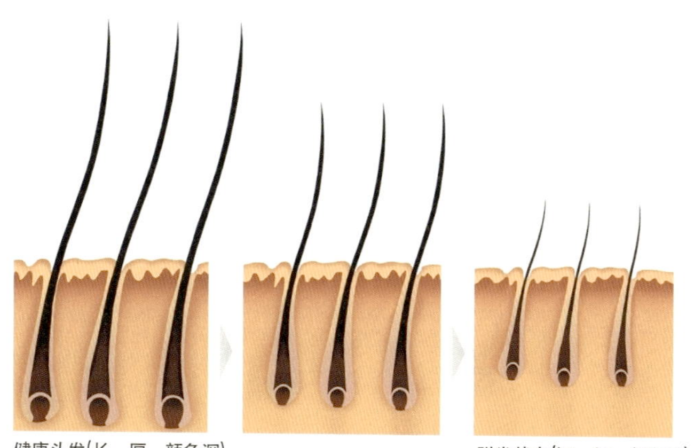

毛发移植

毛发移植取人体后脑部位毛囊作为发源，把自身健康的头发移植到需要移植的部位。胡须、络腮胡子、发际线等矫正治疗，都是最近备受关注的毛发移植。

关于毛发移植…毛发移植，弥补缺陷

后枕部位的头发不受脱发遗传因子的影响，即使是脱发严重的人也会原原本本地保留后脑部位的头发，移植时把后枕部位的头发移植到脱发严重的部位，它被称之为供皮区(后脑)优性法则。因此，这些被移植的健康头发重新生根，基本可以终生保持健康的生长。

被移植的毛囊经过10天左右便会基本完成定位并存活，经过一个月左右，50%以上的头发会脱落。移植的头发脱落属于正常现象，因为这时毛囊已存活，无需担心。术后3~4个月左右，移植的部位新长出细细的毛发，术后1年左右便可以获得较好的效果。毛发依据发源采集方法的不同大体分为两种。

01_ 切开式

把后枕部位(供皮区)的皮肤切取带状供皮之后进行缝合，从取出部位一根根分离头发，分离毛囊并移植的方法。采集毛囊时，损失和毛囊损伤较小，虽然有利于生长，但是会留下纤细的线状疤痕。相对来说移植大量毛发速度会更快，而移植长发，则需要精细技巧按照头发粗细和发根生长方向移植毛发。

02_ 非切开式

不切开而利用打孔器，将毛囊单位一一挖出的方法。无需过长切开，心理负担小，无需缝合，可快速愈合，但是手术时间较长。没有线状疤痕，但会留下很多小型点状疤痕，相对来说不是很显眼。

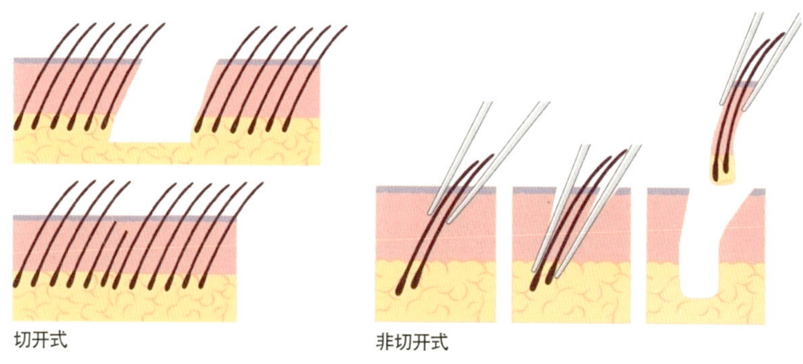

男性脱发的毛发移植

男性脱发的毛发移植大部分都会获得较好的效果。只要后脑的头发健康，那么大部分的男性脱发患者都可以进行植发手术。

男性脱发大体可以分为4种。脱发早期多发生在年轻男性，额部两侧似M字形逐渐推后的M型脱发；与M型脱发类似，从额头开始脱发，但是额头中间部分逐渐向上移动的C字型脱发；脱发较为严重，只留有头部两侧和后枕部分的U字型脱发(任何形态的脱发，最后都会变成U字型脱发)；最后囟门处的头发变细，呈现圆形的O字型脱发。

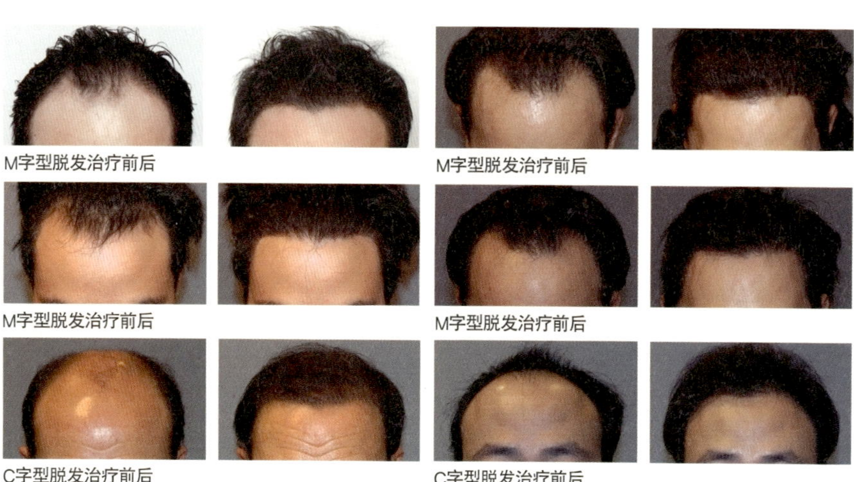

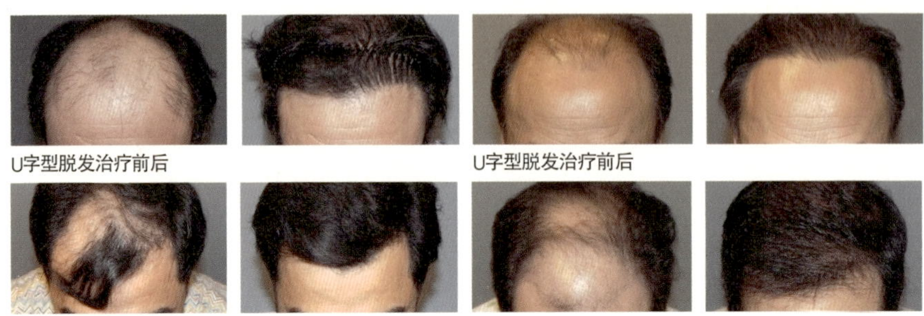

U字型脱发治疗前后　　　　　　　　U字型脱发治疗前后

O字型脱发治疗前后　　　　　　　　O字型脱发治疗前后

女性脱发的毛发移植

女性脱发与男性不同，不是按部位脱落，而是整个头皮开始脱发，虽然维持发际线，但是主要发生在囟门和中缝部位，给人带来很大烦恼。

女性脱发通过手术获得的效果有限，因此先通过精确分析后再决定手术较好。

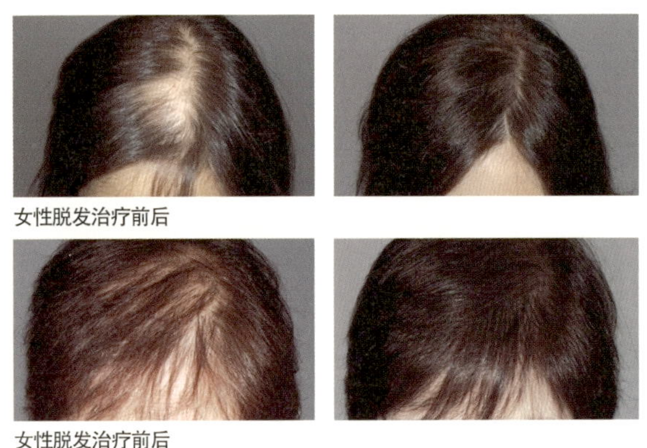

女性脱发治疗前后

女性脱发治疗前后

头皮色素疗法

头皮色素疗法是在头皮上点出微细的点，使之看起来像实际头发的治疗方法。

实际上不是头发变多，但是看起来显头发茂密。这是弥补头发密度不足的好方法。

对脱发程度不至于做毛发移植，但是中缝或囟门周围的头发看起来较为稀疏的情况非常有效。

发际线矫正

不是单纯移植头发，而是为了打造出更为美丽的发际线而移植头发，它与普通的头发移植相比，要求更为高超的审美眼光与精细的技术。

发际线矫正

发际线矫正是指针对额头过宽或M型额头，影响审美的情况，通过毛发移植来进行矫正的方法。不是单纯地移植头发，而是为了塑造更为美丽的发际线而施行的整形手术。与普通的毛发移植相比，要求更为高超的审美眼光与精细的技术。

发际线矫正最为常见的形态为M型发际线，填满呈M型的额部，可以从男性形象转变成温柔的女性形象。额头过高或过宽时，调整面部整体比例缩短宽大额头，可改善大饼脸或长脸，获得娇小而充满魅力的脸部线条和额头轮廓。脸部线条呈倒三角形或因脸部骨骼而使脸部轮廓高低不平时，可用发际线矫正来改善脸部轮廓，变得更加俏丽、更加年轻。

发际线矫正首先考虑整个脸型、比例及各部分的协调性，再来进行设计是最为重要的。

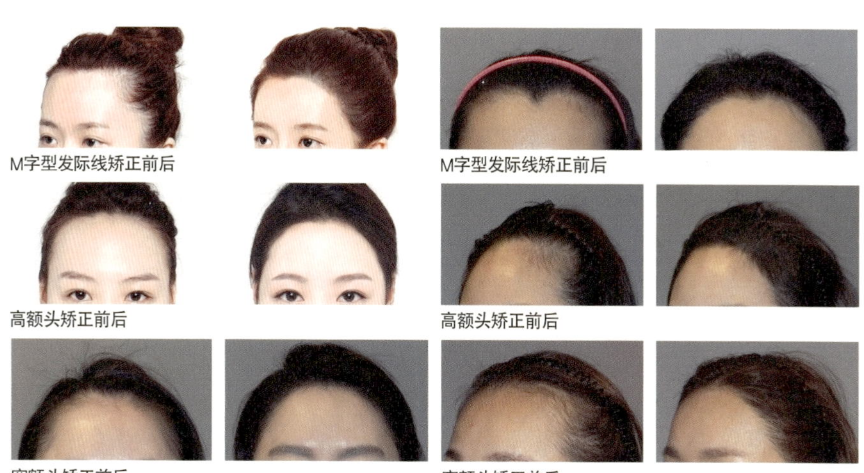

M字型发际线矫正前后

M字型发际线矫正前后

高额头矫正前后

高额头矫正前后

宽额头矫正前后

宽额头矫正前后

为了使移植后的线条更加自然，需要精密分析毛发的粗细、密度、生长方向和角度后再进行移植，也这样才能获得较好的手术效果。

男人的自尊心——络腮胡、胡须

络腮胡移植手术相对来说较为简单，术后基本不显眼，因此近来广受关注。胡须几乎可以直接决定面部给人的印象，而自然而逼真的设计和操作技巧至关重要。移植后的胡须可按各种风格设计并修剪，一次弥补脸型缺陷，变得更具男性魅力。

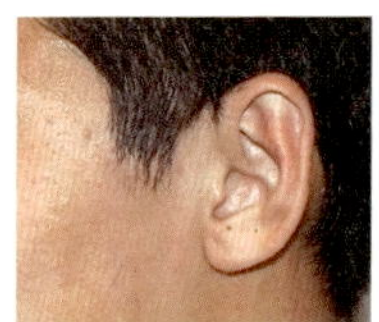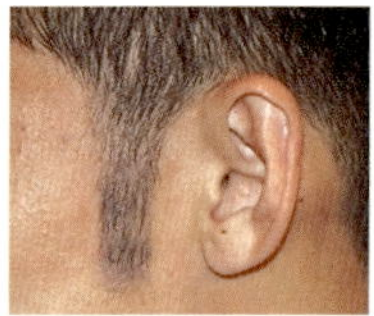

络腮胡子移植前后图片

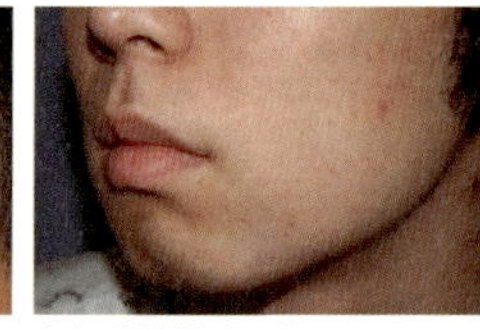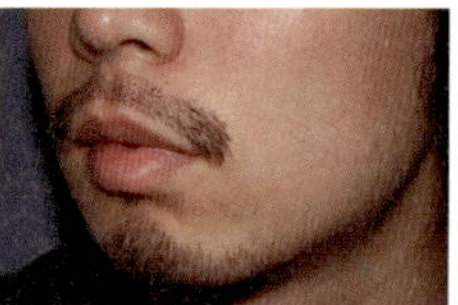

胡须移植前后图片

成功植发指南

任何人都想无痛苦、无副作用就能得到自然而茂密的头发，而专家的准确诊断和审美很大程度上影响治疗效果。

若想进行成功的毛发移植…

最近除了遗传性脱发之外，因压力和激素变化等外部因素导致脱发而来医院就诊的患者逐渐增加。向专家进行详细咨询后，在准确诊断下进行毛发移植，可有效降低手术副作用，安全地进行手术。移植后可出现暂时的毛囊炎、手术部位感觉异常、留疤痕、现有毛发脱落等现象，大部分症状会在几个月内消失。

毛发移植依据医疗团队的审美和技术实力，以及对待患者的真诚和努力，其结果也大不相同。选好医院和医疗团队，就可重获美丽发型和茂密的头发。

"겉에 보이는 피부는 피부 속 트러블의 바로미터"

"皮肤表面状况 是皮下问题的直接表现"

피부가 갖고 있는 문제와 겉으로 보이는 현상의 원인을 찾아보면
대부분 피부 속 문제이기 때문에 피부 속을 적절하게 다스려줘야 한다.

研究皮肤状况和皮肤表面现象的根本原因,
往往是皮下组织所带来的问题, 所以需要适当调理皮下组织。

은피부과의원 (恩皮膚科医院)

김태은(金泰恩)

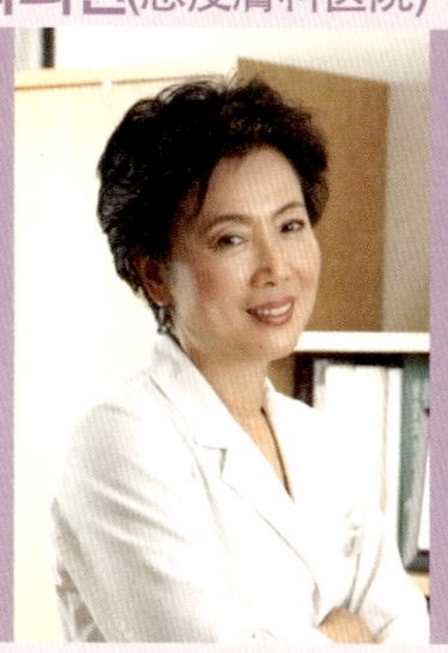

Profile

피부과 전문의, 의학박사(皮肤科専门医, 医学博士)
전 대한피부과 의사회 부회장(前任大韩皮肤科医师会副会长)
전 피부과 여의사회 회장(前任皮肤科女医师会会长)
전 강남구 의사회 부회장(前任江南区医师会副会长)
이화여대, 성균관대, 순천향대 피부과 외래 부교수(梨花女子大学, 成均馆大学, 顺天乡大学皮肤科门诊副教授)

www.eunskin.co.kr

15 관심 갖고 공들인 만큼 피부는 좋아지게 마련이다

피부 속을 살려 피부 겉을 아름답게

요즘의 트렌드는 '동안피부'이다. 동안피부를 어떻게 만들 것인가 하는 것은 피부과 전문의마다 치료법이 무수히 다양하다. 단지 일시적인 현상과 결과에만 치중하다 보면 피부가 젊게는 보이더라도 피부가 정말 젊어지는 것이 아닐 수도 있다.

많은 사람들이 나를 '메디컬 스킨케어' '동안피부의 전문가'라고 하는 이유는 피부의 문제에 따른 해결과 피부를 속부터 건강하게 치료하기 때문이다. 피부시술을 한 다음 2~3년 후의 모습이 시술 전 2~3년 전의 모습보다 더 젊어진 피부에서 그 답을 찾을 수 있다. 피부의 문제를 안에서부터 해결함으로써 그 효과가 피부 겉으로 드러나도록 하면 피부치료와 관리만으로도 최소한 5~6년은 부작용이나 부자연스러움이 전혀 없이 우아하게 젊어질 수 있다.

동안피부의 핵심은 피부 속을 치료하여 건강하게 함으로써 피부의 탄력섬유가 새로 만들어지도록 유도하며, 탄력을 잃은 느슨한 탄력 섬유들을 단단하고 타이트하게 수축시켜 젊고 아름답게 표현되도록 하는데에 있다.

평소 피부과와 친하게 지내면서 적절한 피부치료와 꾸준한 피부관리, 코슈메슈티컬 화장품의 홈케어 등으로 얼마든지 동년배보다 5~10년은 젊게 보이고, 늙어 보이는 동년배보다는 15~20세까지도 젊게 보이는 동안피부미인이 될 수 있다.

여드름 & 모공

여드름 후유증인 패인 흉터, 넓은 모공, 거친 피부결의 미운 피부로 바뀌기 때문에 피부과의 전문적인 치료 관리의 중요성은 아무리 강조해도 지나치지 않다.

여드름의 발생원인

여드름이 가장 많이 생기는 시기의 성장기 여드름은 재생력이 좋은 시기라 가벼운 여드름은 흉터도 남기지 않고 여드름 자국도 쉽게 없어지지만, 성인 여드름은 피부 재생력이 떨어지므로 제대로 치료, 관리를 하지 않은 채 방치하면 쉽게 흉터가 생기고 거뭇거뭇하게 색소 침착, 잡티 등으로 발전하기도 한다.

여드름은 가족력이 있는 지성피부에서 많이 생기며, 잘 생기는 사람에게만 반복해서 생기는 특징이 있다. 여드름은 사춘

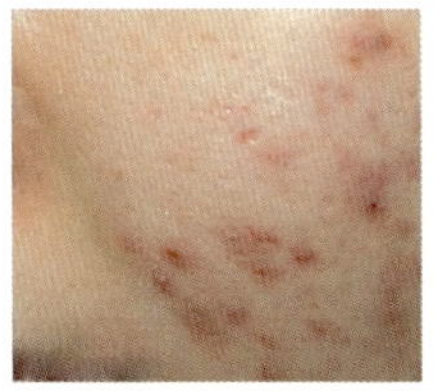
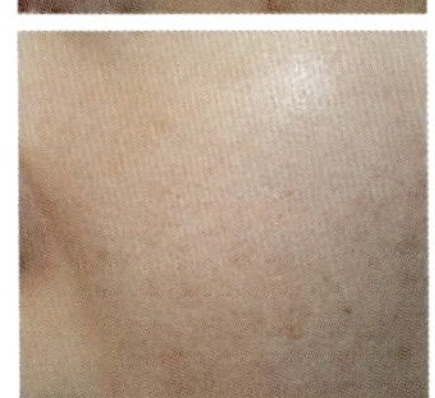

여드름 치료 전후

기에 안드로겐 호르몬이 증가하면서 모낭 피지샘에서 피지분비가 늘어나게 되고, 모낭에 존재하는 '프로피오니 박테리움 아크네'균의 작용에 의해 분비된 피지가 유리 지방산으로 바뀌게 된다. 이 지방산이 모낭 벽 상피세포를 자극하고 모낭 입구를 더욱 각질화시켜 모공을 막으면서 염증이 유발되어 여드름의 형태로 나타난다.

여드름의 치료

여드름은 주로 과로와 스트레스에 의해서 심해진다. 여성의 경우에는 생리 전 피부가 예민해지면서 피지선을 자극하여 트러블이 심해지면서 악화되기도 한다. 여드름은 모낭 피지선의 염증성 질환이기 때문에 빠르고 안전하게 치료하려면 여드름 전문 피부과에서 과학적이고 체계적인 치료와 관리를 받을 필요가 있다.

우선 염증이 너무 심한 경우에는 여드름 균에 잘 반응하는 항생제 내복이 필요하다. 피지분비가 너무 과도하게 많다면 이소트레티노인 약제의 복용도 필요할 수 있다. 면포 압출과 가벼운 스킨스케일링을 병행해주는 것이 좋다.

PDT(Photo Dynamic Therapy) 치료는 레블란 약제(광감각물질)를 바르고 레이저를 조사하는 여드름 치료시술로 요즘 가장 각광받는 치료법이다. 여드름은 모낭 피지선의 만성적인 질환이기 때문에 조금만 관리와 치료를 소홀히 하면 영락없이 여드름이 심해지는 사람들에게 매우 희망적인 치료라고 할 수 있다. 또한 내복약을 꺼리는 사람에게 약을 먹지 않고도 짧은 시간 내에 탁월한 여드름 치료 효과와 재발을 방지하는 효과뿐 아니라 모공수축, 여드름 자국치료 등의 효과까지 덤으로 얻을 수 있다.

레블란 PDT 치료의 장점과 효과

01_ 일주일 내로 효과가 나타날 정도로 여드름 치료 효과가 빠르다.

02_ 장기간 여드름 치료 효과가 지속된다.

03_ 항생제나 피지 조절 약제를 내복할 필요가 없다.

04_ 청소년이나 가임기 여성도 시술이 가능하다.

05_ 여드름 흉터를 완화 내지 예방 효과가 있다.

06_ 국소요법으로 부작용을 최소화한다.

07_ 여드름 치료와 피부 재생 효과로 여드름 붉은 자국과 흉터가 개선된다.

08_ 모공 수축 효과가 있다.

09_ 피부결 및 피부톤이 맑아진다.

10_ 과색소 침착과 여드름의 짠 자국 및 기름 산화로 생긴 잡티가 개선된다.

11_ 여드름 재발 방지 효과가 있다.

모공확장증

모공이 커지는 두 가지 큰 원인은 사춘기 무렵부터 성호르몬의 영향, 유전적 요인에 의해 지성, 여드름 피부인 경우와 피부노화로 탄력저하, 피부 늘어짐이 있기 때문이다. 치료는 여드름, 과다 피지 분비가 문제인 경우는 이소트레티노인이라는 약제 복용과 PDT 치료가 있으며, 살이 차오르도록 돕는 특수약물을 모공에 도포하여 모공이 좁아지도록 하는 방법, 피부 손상 없이 진피층의 탄력섬유 재생을 촉진시킴으로써 넓어진 모공을 줄여주는 레이저 요법이 있다.

또한 프락셔날 레이저 치료, 프락셔날 고주파 치료, PRP 치료도 효과적이다.

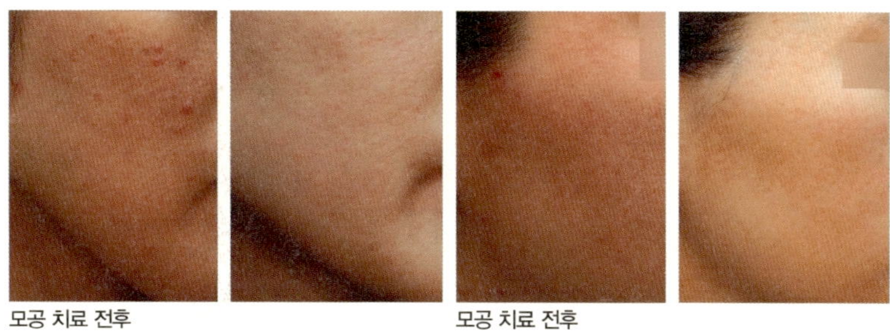

모공 치료 전후   모공 치료 전후

여드름의 패인 흉터

하얗게 섬유화되어 더 이상 개선될 여지가 없는 패인 흉터들을 그 모양과 크기와 깊이에 맞추어 프락셔날 이산화탄소 레이저로 일일이 뚫어서 새살이 차올라 오도록 돕는 레이저 치료를 한다. 패인 흉터가 많이 모여서 얽은 듯 거친 피부결을 넓게 프락셀 레이

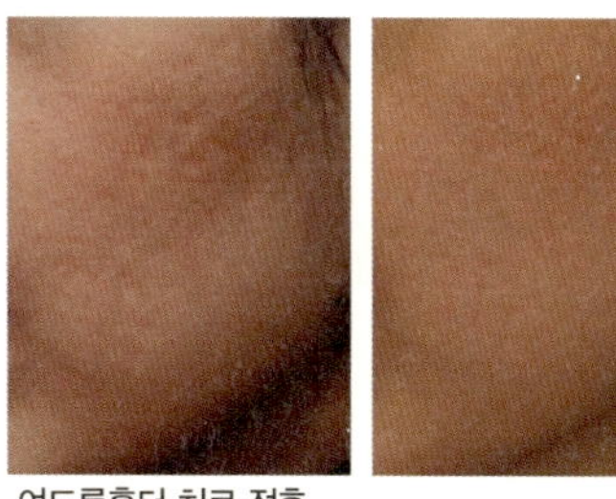

여드름흉터 치료 전후

저나 DRT레이저 치료로 피부결을 고르게 한다. 프락셔날 고주파 치료와 PRP 치료를 병행 치료하여 진피 재생이 빨리 되도록 치료한다. 개인차는 있으나 1~2주 간격으로 6회 치료하고 6개월 후에 설문 조사시 치료효과를 75~80%로 답하는 사람이 많다.

색소문제

맑고 깨끗한 피부를 유지, 치료하기 위해서는 홈케어보다는 메디컬케어가 정답이다. 특히 기미, 주근깨, 오타모반, 다크서클 등은 조기에 치료하는 것이 중요하다.

기미

기미는 주위 피부보다 특정 부위가 검어진 것으로 과색소 침착에 해당된다. 특히 이

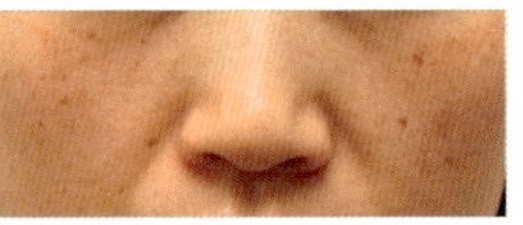
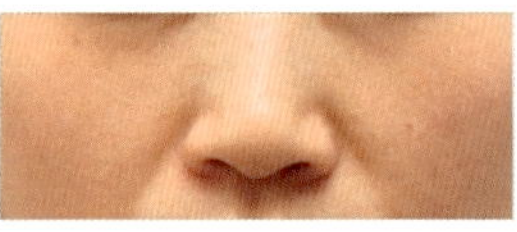

색소 치료 전후

마, 뺨, 광대 부위, 인중 등에 발생하는데 어두운 부위는 종종 얼굴의 양측에 거의 동일한 양상으로 나타나기도 한다. 현재까지 다양한 요인이 기미를 유발하는 것으로 알려지고 있지만 크게는 자외선과 호르몬 변화를 꼽고 있다. 임신, 호르몬 보충제 복용, 경구 피임제 복용, 광감작 약물, 열 등이 기미의 원인이 된다고 본다.

기미라고 하면 일반적으로 치료가 안 되는 것으로 지레 겁을 먹고 치료 시도조차 하지 않는 경우도 비일비재하다. 그러나 기미가 절대 치료가 되지 않는 것은 아니다. 기미의 치료는 색소의 깊이에 따라 레이저를 선택하여 색소 깊이에 맞는 레이저로 색소를 분해하는 MLT(Multi-Layer & Multi laser therapy) 치료가 효과적이다. 또한 건강하지 않아 과도한 색소를 품은 채 탈락되지 못하는 표피세포들을 떨어져 나가게 하는 치료를 반드시 병행해야 한다. 더불어 치료용 화장품으로 홈케어를 최소한 2개월 이상 지속적으로 하게 되면 기미와 작별할 수 있다.

주근깨

동양인들은 백옥 피부를 꿈꾸고 주근깨를 결사적으로 없애고 싶어 한다. 주근깨는 유전적인 영향을 많이 받기 때문에 모녀간이나 형제간에 많이 볼 수 있다. 보통 코, 뺨, 앞가슴에 흔히 나타나며 햇빛을 받는 양과 비례하여 색이 변하게 된다. 한 번 생긴 주

근깨는 좀처럼 없어지지 않는다. 치료는 그리 어렵지 않으며 시중에서 팔고 있는 약제나 화장품으로는 실제로 그 효과가 미미하다. 치료에는 IPL, 루비, 엔디야그 등의 레이저로 1~3회 치료하면 그리 어렵지 않게 치료가 된다.

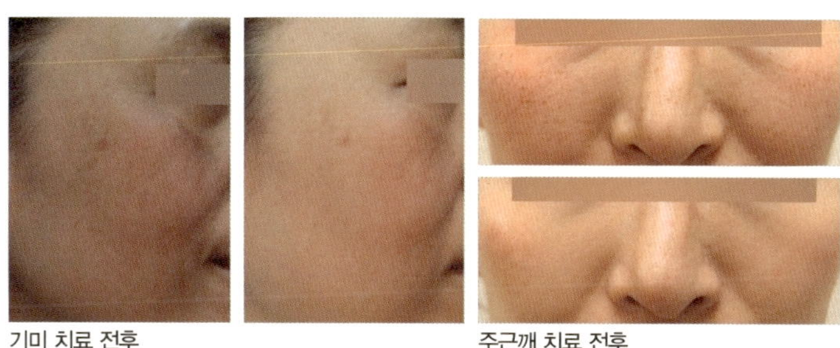

기미 치료 전후   주근깨 치료 전후

오타모반(후천성 양측성 오타씨 모반양 반)

오타모반은 대개 출생시나 유아기에 자연히 없어지지 않는 청갈색의 넓은 색소반, 즉 넓은 점이 눈 주위의 피부, 측두부, 전두부, 뺨 및 코에 일측성 혹은 드물게 양측성으로 나타나기도 하는 질환이다. 후천성 양측성 오타씨 모반양 반은 주로 중년 여성의 안면, 특히 눈밑 광대뼈 부위에 청갈색 내지 회색의 색소반으로 양측성으로 발생한다. 치료는 진피층의 색소를 분해하는 레이저 등으로 2~5회 정도 시술 받으면 별 어려움 없이 없앨 수 있다.

다크서클

다크서클은 수면시간이 부족하고 스트레스가 많고 흡연을 많이 하는 젊은이들에게서 흔히 나타나는 현상이다. 다크서클의 원인은 멜라

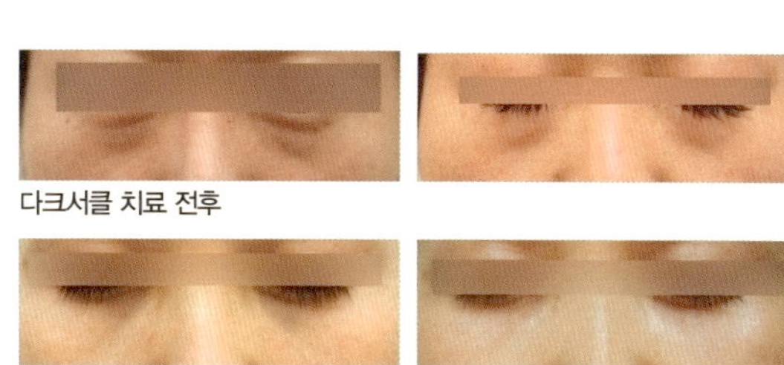

다크서클 치료 전후

다크서클 치료 전후

닌색소의 과도한 침착, 눈밑의 탄력저하로 인해 멜라닌색소의 밀도가 상대적으로 높아서 어둡게 보이는 경우도 있다. 눈밑 피부가 워낙 얇아 안에 있는 혈관 등 내부 조

직이 검푸르게 내비쳐 보여서 눈밑이 어둡게 보일 수 있다. 그 외 빈혈이 심한 경우에도 눈밑이 어두워 보인다. 치료로는 색소 분해 레이저 치료와 탄력섬유를 증가시키는 레이저 치료, 프락셔널 고주파 치료, PRP 치료가 매우 효과적이다. 피부 안색과 다크서클은 집중적인 치료와 관리만으로도 단기간에 개선 효과가 현저하게 나타난다.

안티 링클케어

안티링클(Anti-Wrinkle)은 눈가 및 입가, 얼굴 피부의 주름살을 완화시키고 얼굴선과 턱선이 무너지지 않도록 치료 관리하는 방법을 의미한다.

피부 탄력을 높여주는 치료법

노화된 피부와 주름을 개선시켜주며 피부 탄력을 높여주는 치료에는 여러 방법과 여러 기기들이 사용된다. 그 중에서 피부 진피층을 층별로 레이저를 조사하는 MLT(Multi-layer & Multi-laser Therapy)나 젠틀맥스 레이저의 G3 화이트닝 등을 이용한 복합레이저 리프팅은 노화된 피부에 뛰어난 효과를 보인다.

복합레이저 리프팅이란 탄력을 주관하는 진피층의 상층, 중간층, 하층에 각기 침투되는

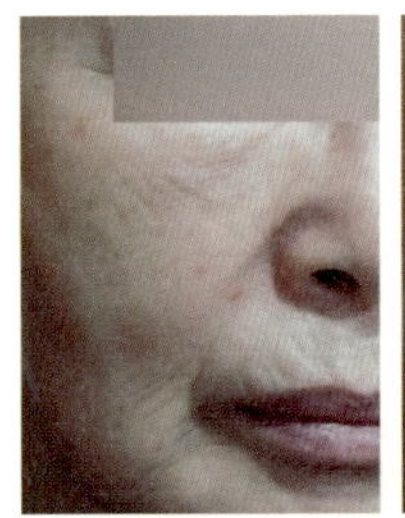
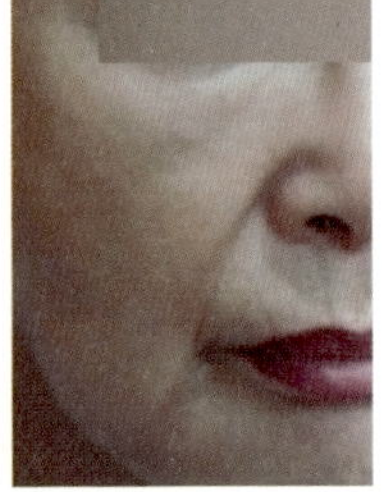

탄력을 높여주는 치료 전후

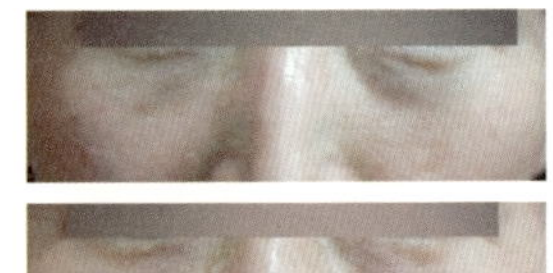

탄력을 높여주는 치료 전후

레이저를 복합적으로 조사하여 탄력층 전층에서 자가 탄력섬유가 만들어지도록 유도하는 것을 말한다. 특히 G3 화이트닝은 얇은 딱지가 불과 3~4일이면 떨어지기 시작하여 일주일 이내에 웬만한 잡티는 없어져 얼굴이 깨끗하게 된다. 딱지가 떨어진 후에도 거의 흔적이 남지 않을 뿐 아니라 시술 후 바로 세안과 샤워가 가능하다.

아토피피부

알레르기란 어떤 종류의 물질과 접촉하면 아무런 반응이 없다가 일정기간이 지난 후 동일한 물질과 접촉하면 전과 다른 불편한 반응을 나타내는 것을 말한다.

피부 알레르기 아토피피부염

만성으로 반복되는 피부염은 피부노화를 가속화시킨다. 알레르기는 대개 4가지 형태로 대별하는데 여기서는 1형 알레르기인 아토피피부염을 주로 다룬다. 4형인 접촉알레르기는 화장품 알레르기 때문에 화장품을 맘 놓고 잘못 쓰는 사람들에게는 심각한 문제가 아닐 수 없다.

아토피피부염은 많은 피부병 중에서도 아주 만성적이며 몹시 가려운데다 가족력이나 유전의 경향을 띠어 가계를 원망하게 하는 질환이다. 대개 알레르기성·비염이나 천식이 동반되는 경우도 흔하다. 유아기에는 태열

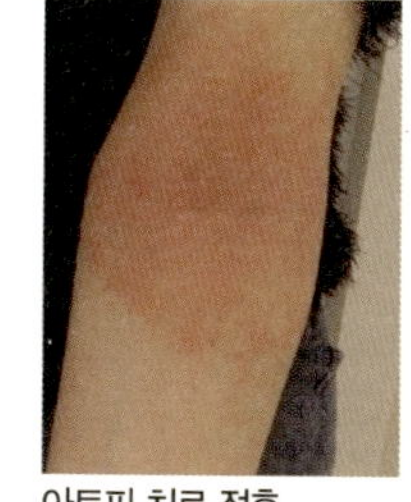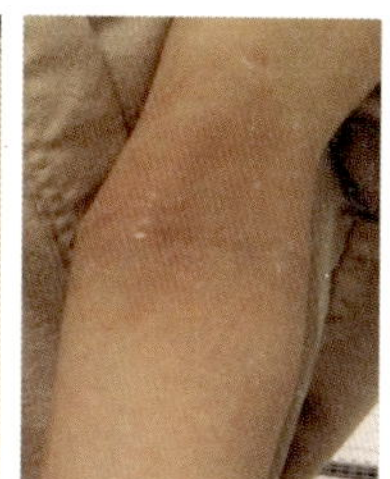

아토피 치료 전후

로 더 잘 알려져 있고 만성 가려움증을 주 증상으로 하기 때문에 습관적으로 계속 긁게 됨으로써 피부가 코끼리 피부처럼 두껍게 변하며 색소 침착이 오는 경우가 많다.

아토피 유발 및 치료

옷이나 외부 물질의 자극 및 음식에도 민감하며 먼지 진드기, 동물의 털, 카펫, 대기의 미세 먼지 등이 심각한 유발요인이 된다.

과색소 침착으로 두꺼워진 악건성 아토피 피부의 치료로 색소 분해 레이저와 탄력을 증가시키는 레이저로 치료를 하면 정상에 가까운 피부로 변하고 가려움증도 없어진다. 또한 화장품 알레르기가 심한 피부도 피부 탄력을 보강하는 레이저 치료와 PRP 치료를 받으면 좋아진다.

15 对皮肤付出越多
皮肤状态越好

护理皮肤内层，显现更加美丽

目前很流行"童颜皮肤"。至于怎样实现童颜皮肤这一问题，皮肤科专家们各有自己的简介和方法。但是，解决表面现象，多为一次性治疗，皮肤暂时会变好，但不会逆转时光，还老还童。

很多人称我为"MEDICAL SKIN CARE""童颜皮肤专家"。原因在于争取让治疗皮肤问题和从里到外治疗皮肤，恢复皮肤健康所得到的结果。皮肤治疗或2~3年后的状况批术前2~3年前还要年轻健康，这一现象足以给我们答案。治疗皮肤内部根本问题，由内而外散发出健康润泽，可足以让您5~6年不用担心副作用，自然让您还老还童，重获优雅而美丽。

童颜皮肤之核心为治疗皮肤内部组织，诱导胶原蛋白生成，让肌肤恢复弹性、恢复健康状态，由内而外散发年轻魅力。

平时与皮肤科亲密来往，适当治疗和护理皮肤，配合医用化妆品家庭护理等，可以让您成为皮肤没人，年轻5~10岁，最多也有比一般显老的人群年轻15~20岁的效果。

粉刺&毛孔

痘印，粗大毛孔，皮肤粗糙等很大程度影响美观，导致皮肤暗哑，需要专业皮肤科治疗这一说法绝不为过。

痤疮的原因

痤疮(青春痘)多发于青年男女，其再生能力比较旺盛，症状较轻者，治疗后可以不留痕迹，但成人长出粉刺，其再生修复能力较低，如不及时治疗，容易留下疤痕，颜色暗哑，色素沉着等。

痤疮大部分有家族史，尤其是油性皮肤者，有反复复发特点。青春痘多发于青春期，内分泌失调导致皮脂分泌过盛，堵塞毛囊，痤疮丙酸杆菌大量繁殖，痤疮丙酸杆菌产生的脂酶分解皮脂生成游离脂肪酸，同时趋化炎症细胞和介质，刺激毛囊上皮细胞，堵塞毛孔，引发炎症，演变成炎症性皮损，表现为炎性丘疹，粉刺。

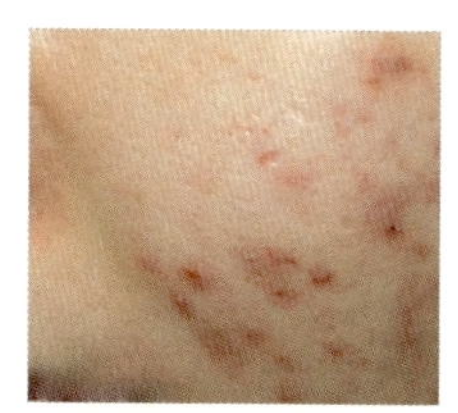
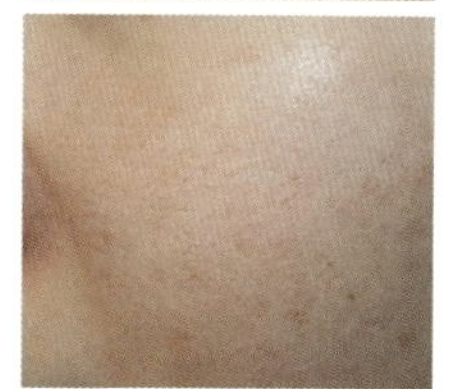

青春痘治疗患者前后

痤疮治疗

过度疲劳和精神压力会加重痤疮，女性主要在月经前皮肤粗糙，刺激皮脂腺并导致炎症恶化。痤疮属毛囊皮脂腺的炎症性疾病，需要在专业医院接受科学而体系化治疗和护理，来安全有效的治疗。

首先，炎症严重情况，需要口服抗生素治疗。皮脂分泌过度，可口服异维A酸。同时可并行挤出白头和清洁皮肤。

PDT(Photo Dynamic Therapy)治疗为利用激光治疗粉刺的疗法，最近很受热捧。粉刺为毛囊皮脂腺的慢性炎症性疾病，有些人不及时治疗很容易很容易加重症状，对这些人群来说这种治疗方法给他们带来希望。有些人不愿口服用药，希望短时间内治疗并不复发，同时想要毛孔收缩，去除痘印，用PDT光动力疗法，可以有效达到目的。

Levulan PDT治疗的优点和效果

01_ 一周内即可见效，祛痘效果快。

02_ 持久移植皮脂腺分泌，抑制痤疮复发。

03_ 无需口服抗生素或调节皮脂分泌药剂。

04_ 青少年和生育期女性都可治疗。

05_ 促进皮肤修复，预防疤痕。

06_ 局部治疗，有效降低副作用。

07_ 有效治疗痤疮，促进皮肤再生，改善痘印和疤痕。

08_ 有效收缩毛孔。

09_ 改善皮肤纹理，皮肤色泽。

10_ 改善色素沉着，痘印，油脂氧化形成的黑头等。

11_ 有效预防痤疮复发。

毛孔粗大

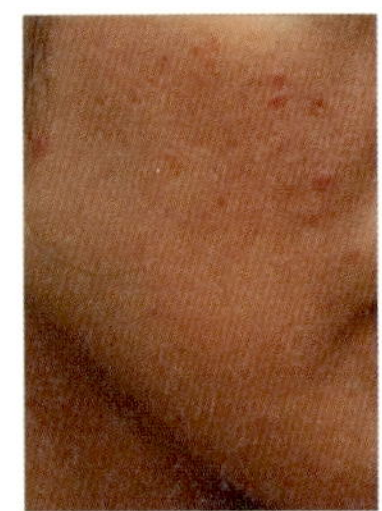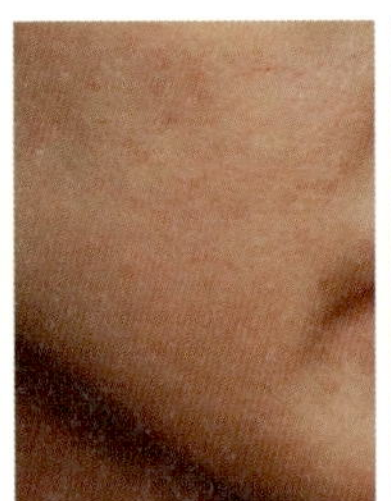

毛孔治疗患者前后

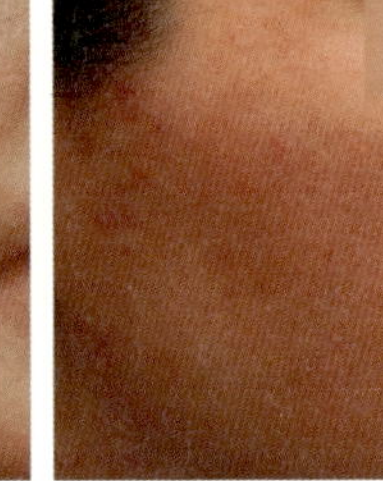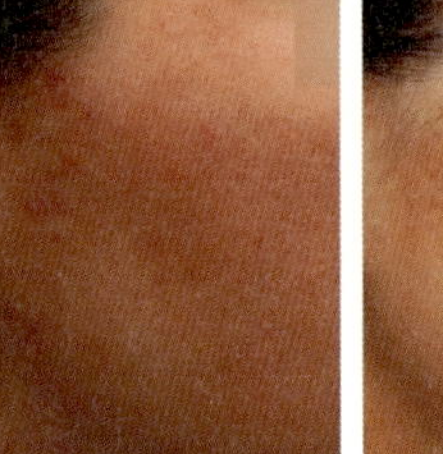

毛孔治疗患者前后

毛孔粗大的两大原因主要有青春期由于体内激素分泌紊乱，皮脂分泌过多造成和随着年龄增长，皮肤失去弹性，毛囊周围缺乏支持结构导造成的。皮脂分泌过多，痤疮导致的毛孔粗大可口服异维A酸或PDT治疗，也可涂特殊药物，促进毛孔收缩。

也可用激光不损伤皮肤，直接作用于真皮层，促进弹力纤维再生的方法来达到收缩毛孔效果。

此外还有飞梭镭射(Fraxel)或高频电波治疗，PRP治疗也有效果。

痘坑

痘坑已纤维化，没有自然自愈可能性的凹洞性痘印，可根据凹洞的形状和深浅，利用镭射磨皮，促进肉芽组织再生。凹洞较多，比较粗糙的皮肤，可使用飞梭镭射或DRT激光治疗凹凸不平，使皮肤恢复光滑。并行飞梭高频电波治疗和PRP治疗，

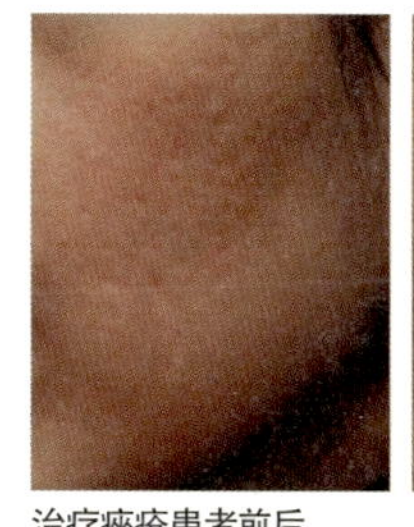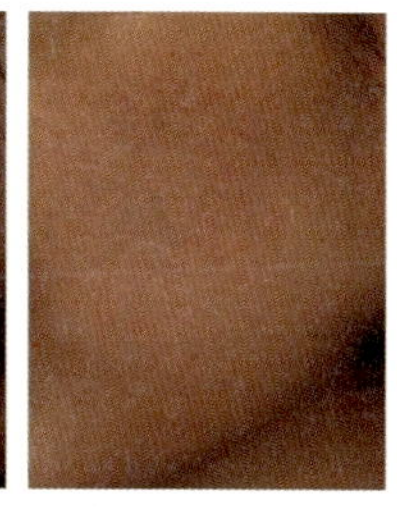

治疗痤疮患者前后

可有效提高皮肤再生能力。治疗依据个体差异其方法有所差异，一般1~2周为间隔，治疗6次左右，一般6个月后调查其治疗结果，治疗效果大约为75~80%。

色素

为了保持干净白皙的皮肤，最好的答案就是经常护理，医疗护理比家庭护理更重要。尤其对黑斑，雀斑，太田痣，黑眼圈等需要早期及时治疗。

黑斑

黑斑主要是皮肤特定部位比周围皮肤颜色较深，属于过度色素沉着。尤其额部，脸颊，颧骨周围，人中等部位，大部分呈对称发生。黑斑有很多原因引起，目前最主要的原因有紫外线和内分泌失调。妊娠，服用激素，避孕药，光感觉药物，发热等都可以引发黑斑。

通常人们以为黑斑没办法治
愈，不少人直接放弃治疗。
但是，黑斑不是不可治愈
的。治疗黑斑时，根据黑斑

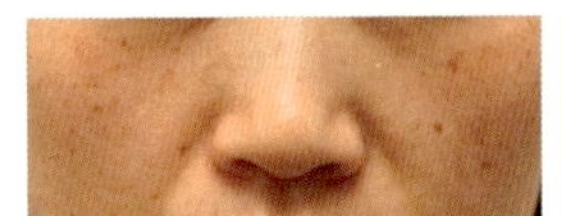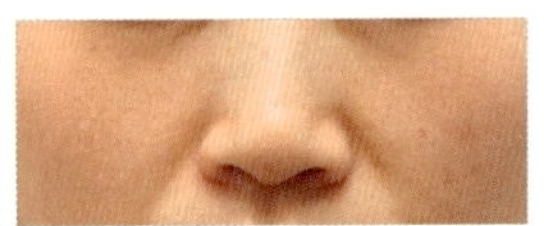

色素沉着治疗患者前后图片

的深度，适当选择激光祛斑，崩解斑点的MLT(Multi－Layer & Multi laser therapy)可有
效治疗斑点。而且也需要去除一部分不健康、没法分解色素的皮肤组织。同时也需
要配合功能性化妆品持续家庭护理2个月以上，可告别斑点困扰。

雀斑

东方人喜欢白玉干净皮肤，都渴望去除脸上雀斑。雀斑受遗传影响，常有家族史，
其母女或兄妹间常见。好发于面部，特别是鼻和两颊，可累计胸部，经日晒后加
深。一旦生成雀斑，不好去除。雀斑治疗并不太难，但市场上卖的药剂或化妆品，
不见其效果。利用IPL激光治疗1~3次，可有效治疗雀斑。

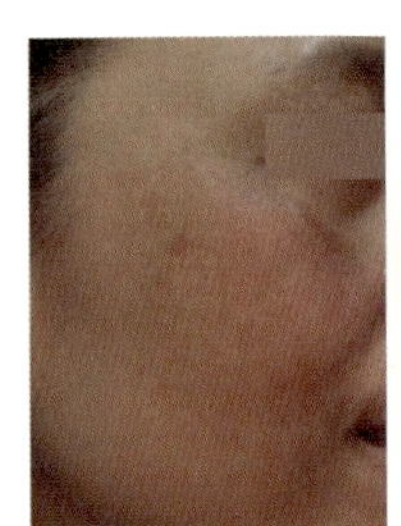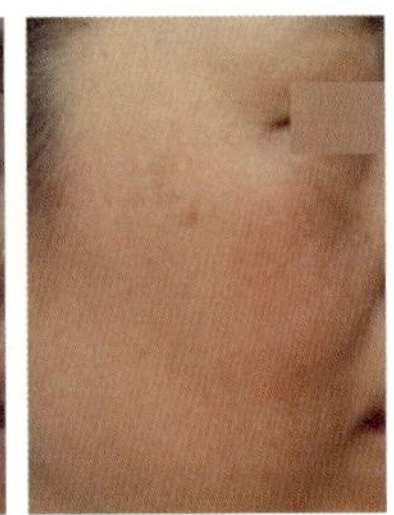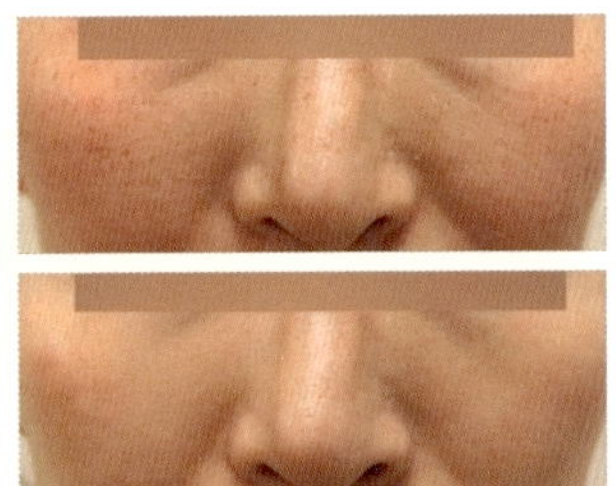

黑斑治疗患者前后　　　　　　　　　　　　雀斑治疗前后

太田痣(后天性 两侧 太田氏母斑)

太田痣大部分出生时或幼儿期发生在脸上的蓝黑色大块状斑，常见于睫周、颞部、
前额和两颊、鼻部的一侧，两侧较为少见的黑素细胞增生性疾患。后天性两侧太田
氏母斑主要发生在中年女性的眼周，尤其在眼底，颧骨周围的青褐色或灰色斑，基
本为两侧发生。利用分解真皮层色素的激光治疗2~5次，可去除斑点。

黑眼圈

黑眼圈是睡眠不足，压力大，吸烟的年轻人常见的现象。黑眼圈的原因有黑色素过度沉着，眼底皮肤弹力低下导致黑色素密度相对高而显黑眼圈明显。另一种是眼

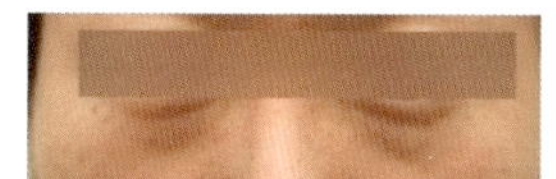
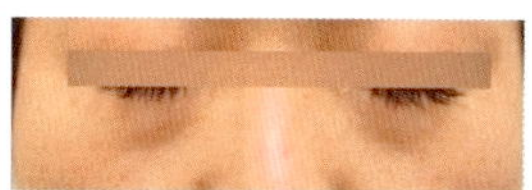

黑眼圈治疗前后

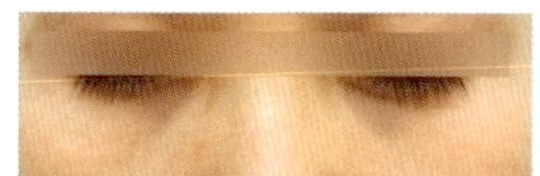
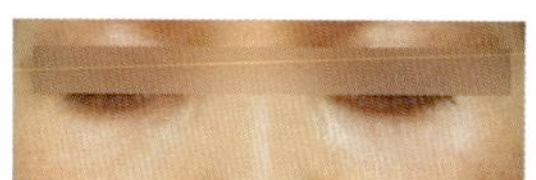

黑眼圈治疗前后

底皮肤较薄，因其微细血管的静脉血液滞留也可显现为青色黑眼圈。贫血严重也显眼底暗黑。使用分解色素的激光和增加组织弹力纤维的激光治疗，飞梭镭射，PRP治疗都可有效去除黑眼圈。皮肤色泽改善和去除黑眼圈，通过集中治疗和护理，可短时间内得到显著效果。

童颜治疗(Anti-Wrinkle Care)

Anti-Wrinkle是缓解眼角以及嘴角，面部皮肤的皱纹，有效提高皮肤弹力，紧致皮肤的护理方法。

提高皮肤弹力的治疗方法

改善老化的皮肤和皱纹，提高皮肤弹性的治疗有几种方法，需要使用各种仪器。其中有作用在真皮层的多层激光照射仪MLT(Multi-layer & Multi-laser Therapy)或Gentle-Max超能激光G3美白等的复合激光治疗，有效治疗老化皮肤，有效提高皮肤弹性。

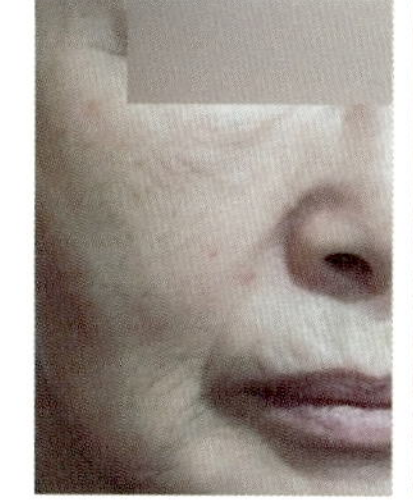
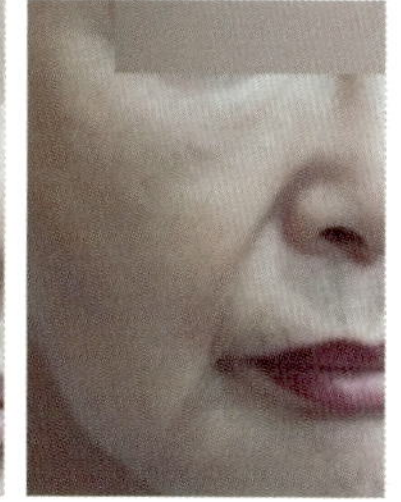

激光紧肤治疗前后

复合激光提升治疗，主要是用主管弹力的真皮层上层、中间层、下层各层分别照射

适用激光，整个真皮层诱导弹力纤维增生，达到皮肤紧致。尤其G3美白后细小结痂，3~4天开始脱落，一周内可拥有白皙面孔。结痂脱落后不留痕迹，治疗后可当天洗脸洗浴。

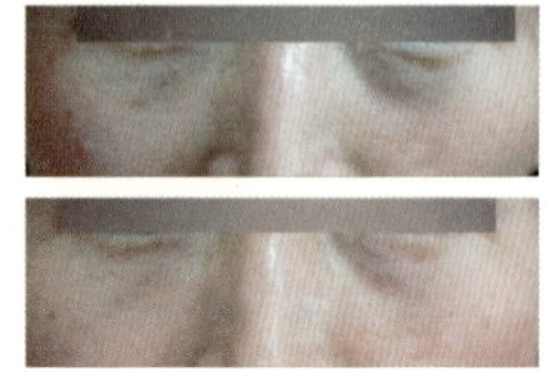

激光紧肤治疗前后

过敏性皮肤

是对正常物质的一种不正常的反应。接触某种物质是无任何反应，过一定时间后接触同一物质，表现出异常反应现象。

过敏性皮炎

慢性反复性皮炎可加速皮肤老化。过敏分4种形态，在此介绍1型过敏型皮炎。4型接触型过敏的人多有化妆品过敏，选择化妆品时也很烦恼。

过敏性皮炎多为慢性，奇痒难耐，有家族

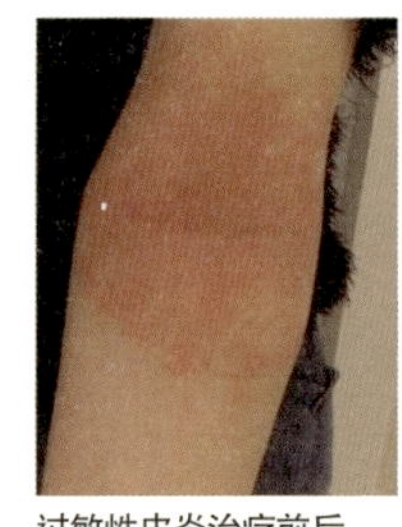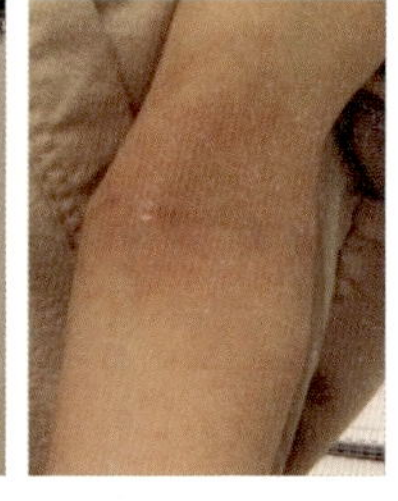

过敏性皮炎治疗前后

史和遗传倾向。有时可伴随过敏性鼻炎或哮喘。幼儿期多表现为胎热，以慢性瘙痒为主要症状，经常挠，皮肤像象皮一样便变厚变粗糙，也导致色素沉着。

过敏诱发以及治疗

对衣物或外部物质刺激以及食物刺激较敏感，灰尘、螨虫、动物皮毛，地毯，大气微尘等都是过敏诱发因素。

过渡色素沉着而变厚的恶性过敏性皮炎治疗时可用分解色素的激光和增加皮肤弹性的激光结合使用，可使皮肤恢复至接近正常，也改善皮肤瘙痒。此外，化妆品过敏皮肤也使用增加皮肤弹性的激光治疗和PRP治疗，也可减轻症状。

"부담스러운 수술
예뻐지는 좋은 방법 없을까?"

"手术有负担
变漂亮，没有其他好方法吗？"

노화방지 시술은 수술에 버금가는 결과를 도출함은 물론, 수술에 대한 거부감을 감소시킴으로
보다 안전하고, 자연스러우며 섬세한 결과를 얻을 수 있다.

抗老化治疗效果不次于手术结果，减少对手术的拒绝感，
可以获得安全、自然、精细的结果。

황귀흥클리닉(黃貴興医院)

황귀흥(黃貴興)

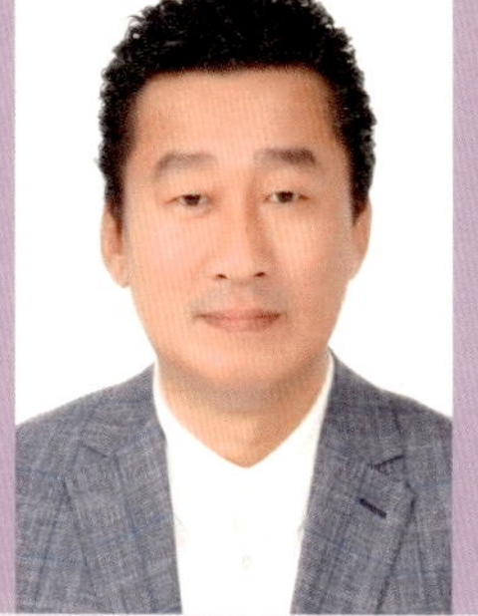

Profile

일본성형외과의, 의학박사(日本成形外科, 医学博士)
일본형성외과학회 정회원(日本形成外科学会正会员)
일본미용외과학회 정회원(日本美容外科学会正会员)
한국미용외과학회 정회원(韩国美容外科学会正会员)
고려대학교 의과대학 외래교수(高丽大学医学院门诊教授)

www.hkhclinic.com

16 세월을 거꾸로 가자는 다운에이징을 외치는 시대

끊임없는 젊음에 대한 갈망

인간은 젊어지고 싶은 본능을 타고난다. 지금은 세월을 거꾸로 가자는 다운에이징 (Down-Aging)을 외치는 시대이다. 노화에는 성공노화, 최적노화 등이 있고 그와 정 반대의 노화도 있다. 우리는 어떤 노화의 길을 가고 있고 어떻게 늙는 것이 최선인가. 역시 젊음을 최대한 유지하며 늙는 것이 대다수의 자연스러운 바람이다.

미용성형의 시작은 젊어지고 싶은 욕망에서 비롯된다. 다른 과에 비해 비교적 짧은 역 사를 가지고 있는 미용성형외과는 인간의 젊음에 대한 갈망에 의해 탄생되었다고 해 도 과언이 아니다. 먼저 서양에서 창설된 미용성형이 동양으로 들어오면서 수술항목 이 필요에 따라 다소 변한 부분이 있지만, 미용성형의 주된 목적은 젊음을 되찾는데 그 목적을 두고 있다.

안면거상술, 주름제거술 등 젊어지는 수술이 아직도 많이 시행되고 있지만 환자들이 느끼는 부담은 여전하다고 할 수 있겠다. 최근 유행하는 최첨단 비수술 시술에 대하여 소개할까 한다. 이 시술은 단독으로 혹은 수술과 병행하여 눈에 띄는 좋은 결과를 낼 수 있다.

PRP

자가혈액을 이용한 시술이기 때문이 질병의 전염이나 면역 반응 등의 부작용이 없는 안전한 치료이며 상처치유와 세포재생 능력을 요하는 모든 부위 치료에 효과적이다.

PRP의 미용시술적 적용

PRP(Platelet Rich Plasma)는 혈소판이 농축된 혈장을 의미한다. 즉, 자신의 혈액을 채혈하여 원심분리하면 적혈구, 혈소판, 혈장 층으로 나눠지는데 이중에서 혈소판이 다량 함유된 혈장을 PRP라 한다. PRP는 성장인자(Growth Factors)가 다량 포함되어 있어 피부나 통증 부위 조직 등에 주사하게 되면 세포재생 및 회복을 돕는다.

PRP의 적응증은 이미 시장에 잘 알려져 있다. 자가혈액을 이용한 시술이기 때문에 질병의 전염이나 면역 반응 등의 부작용이 없는 안전한 치료이며, 상처치유와 세포재생 능력을 요하는 모든 부위 치료에 효과적이기 때문에 탈모치료, 피부 미용성형 시술, 정형외과 통증치료, 안과시술, 치과 임플란트 등 머리끝부터 발끝까지 그 적용 범위가 매우 다양하다.

시장에서 PRP 치료의 효능에 대한 반응은 매우 긍정적이다. 적응증이 다양할뿐더러 기존의 다양한 미용 시술들과 결합하여 각 시술의 효과를 높이고 환자 만족도를 증진시킬 수 있기 때문에 현재 국내 피부과나 성형외과에서는 거의 필수 아이템이 되었다. PRP 시술이 도입된지 그리 오래되지 않아서 앞으로 더욱 많은 연구가 수반되어야겠지만 앞으로의 시장 가능성은 무궁무진하다.

PRP 레이저

레이저 시술과 PRP 주사치료를 병행하면 시술 후 피부표면의 회복과정에서 불가피하게 생기는 홍반·부종 현상 등의 회복시간을 현저히 감소시켜 피부 회복 효과를 극대화할 수 있다.

레이저를 이용하여 피부에 손상을 주고 손상 부위에 PRP를 도포, 또는 주입하면 혈소판이 상처를 치유하는 과정에서 통증을 격감시키고 콜라겐 등과 재합성하여 성장인자가 줄기세포를 불러들이고 조직재생을 촉진시킨다.

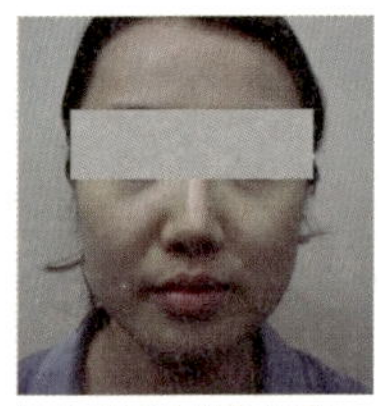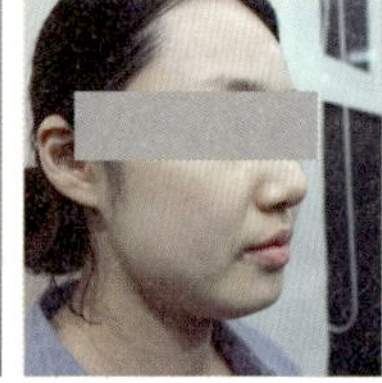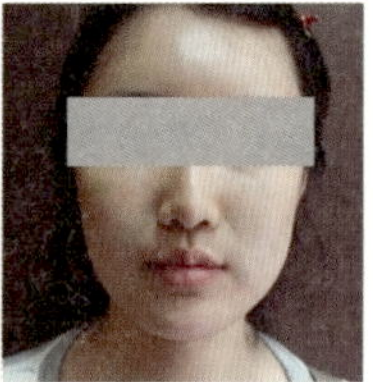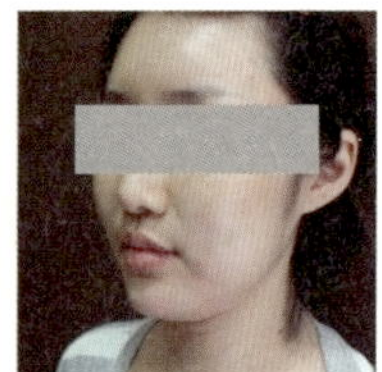

PRP 레이저 시술 전후

PRP MTS

MTS의 원리는 머리카락보다 가는 작은 바늘들로 여러 개의 구멍을 뚫어 상처를 내어 재생시키는 시술이다. 레이저와 원리는 같으나 열 대신 마이크로 바늘을 이용한다는 차이점이 있다.

레이저 시술과 마찬가지로, MTS 단독 시술보다는 PRP와 결합하였을 때 시술효과를 최대 한도로 극대화할 수 있다. 피부에 구멍을 낸 뒤 살이 차오르는 과정에서 PRP 안의 여러 성장인자들이 작용하여 회복시간이 단축될 뿐만 아니라 피부탄력 또한 증강된다.

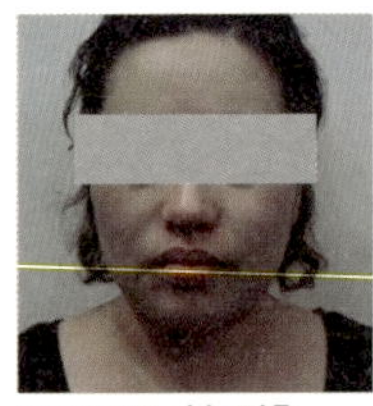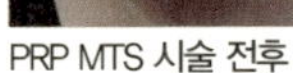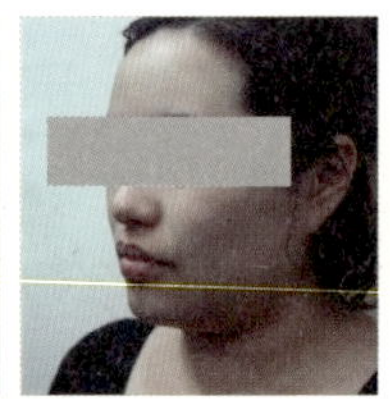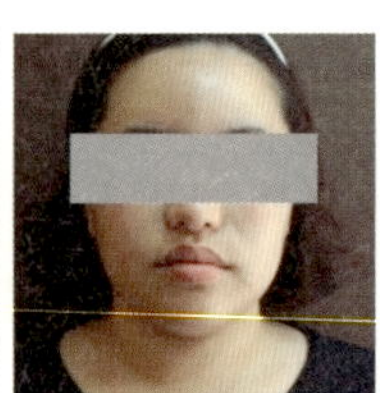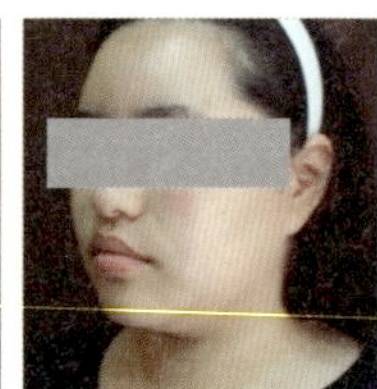

PRP MTS 시술 전후

PRP + HA필러

필러를 주입하게 되면 2~3달에 걸쳐 서서히 피부에 흡수되면서 주변의 콜라겐을 끌어들이고 자극하여 살이 차오르게 만든다. 이때 PRP를 같이 사용하면 줄기세포를 끌어들여 필러가 쉽게 분해되지 않고 효과가 보다 장기적으로 지속될 수 있다. 또한 필러 주입 본연의 목적인 주름 개선, 볼륨 증대 및 얼굴 윤곽 개선 뿐만 아니라 피부 재생, 잔주름 및 피부톤 개선 등의 효과도 동시에 볼 수 있다.

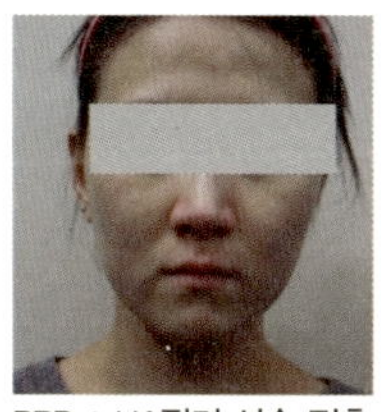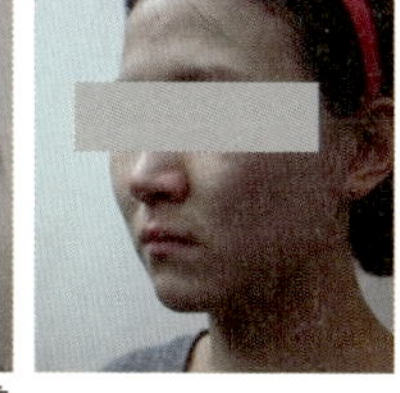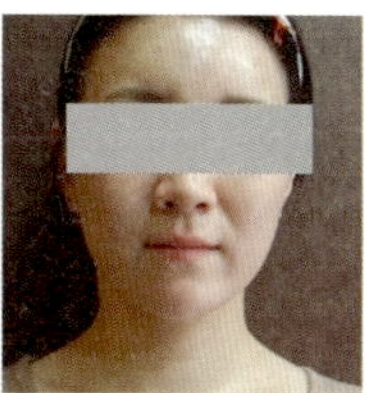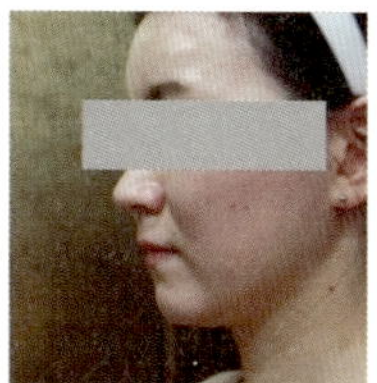

PRP + HA필러 시술 전후

PRP 탈모치료

혈소판 속의 성장인자와 사이토카인은 피부 내의 혈관을 신생시켜 모낭에 영양을 공급하고 모낭세포, 모낭의 표피세포를 활성화시킨다. 또한 콜라겐 등의 성분들을 합성하도록 자극하여 모근을 강화하고 모발의 재생을 돕는다. 주기적인 PRP 메조테라피(Mesotherapy)를 통해 모발 위축을 크게 줄일 수 있으며 작열감과 가려움증을 완화시킬 뿐만 아니라 모발이 다시 자라나게 할 수 있다.

PRP의 종류

PRP 시술이 점점 알려지면서 관련 논문도 많이 나와 있으며 다양한 PRP 키트가 현재 시장에서 판매되고 있다. 인터넷에서 조금만 검색해 봐도 PRP에 대한 다양한 정보들을 얻기가 쉽다. 하지만 그만큼 수많은 정보들 중에 어떤 PRP 키트를 선택해야 할지에 대한 명확한 기준을 찾기가 쉽지 않다.

그렇다면 어떤 PRP 키트를 사용할지 선택하기에 앞서 중요하게 고려되어야 할 기본적인 몇 가지 사항들에 대해 알아보자.

01_ 혈소판 농축률

우리 몸속에 흐르는 혈액 안에는 평균적으로 1μl당 15만~35만개의 혈소판이 흐르고 있다. 그러나 PRP 시술의 효과를 위해서는 PRP에 1μl당 적어도 1백만/μl(전혈 대비 4~5배) 이상의 혈소판이 함유되어 있어야 유의미한 수치라 할 수 있다.

너무 많은 양의 혈액을 채취하게 되면 시술을 받는 환자들 입장에서는 거부감이 들 수도 있기 때문에 좋은 PRP시스템이란 최소한의 혈액만으로도 최대의 농축 PRP를 얻을 수 있어야 한다. 따라서 채혈양 대비 혈소판 농축률은 사용자가 어떤 PRP를 선택할지 고민할 때 가장 최우선적으로 고려되어야 할 사항이다.

02_ PRP 추출방법

PRP를 추출할 때 버피코트(Buffy Coate)가 넓은 곳에 분포되어 있는 것보다 좁은 곳에 밀집되어 있을수록 PRP 혈소판 회수율을 높일 수 있다. 또한 PRP 추출시 RBCs(Red Blood Cells)가 섞이지 않도록 주의해야 한다. RBCs가 많이 섞일수록 PRP가 붉은색을 띄게 되며 이러한 PRP를 주입하는 경우 시술시 통증이 증가하고 멍이 생기기 쉬우며 필러, 지방이식, 모발이식 등에서 시술의 생착률을 떨어뜨리는 원인이 된다.

03_ 원심분리기 사용

PRP를 분리하기 위해서는 원심분리 장비가 필요하다. 대부분의 PRP 분리용 튜브는 그에 맞는 전용 원심분리기와 같이 사용해야 하는 경우가 많은데 종류에 상관없이 모든 원심분리기와 사용 가능한 PRP 튜브를 선택하면 그만큼 장비를 선택하는데 있어서 제약이 사라진다.

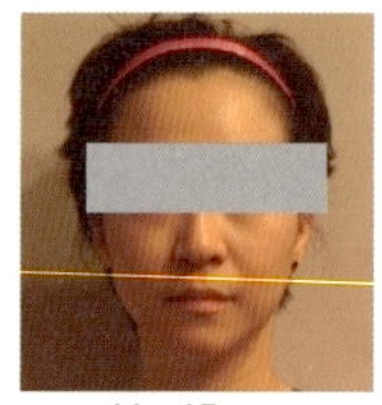
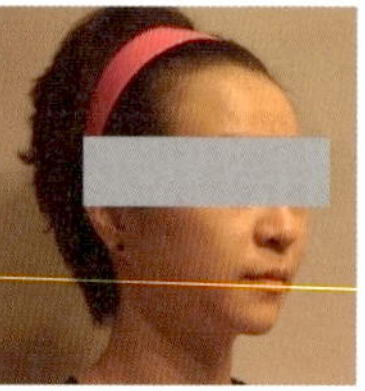
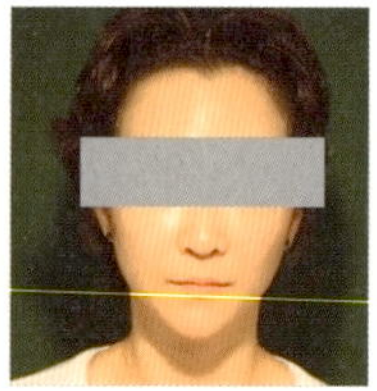
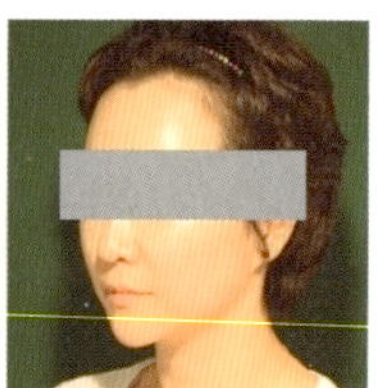

PRP 시술 전후

레이저 시술

기존의 피부 표면에서 조사하는 방식의 레이저가 아니라 피부에 미세한 구멍을 뚫은 다음 피부 속으로 레이저를 조사하는 체내형(Internal) 방식이다.

피부의 화상, 신경의 차단 같은 부작용이 적은게 장점

비너스레이저는 듀얼 인터스티셜 펄스드 다이오드(Dual Interstitial Pulsed Diode) 레이저로서 980㎚와 1,470㎚ 두 가지 파장이 한 장비에 들어가 있는 레이저 장비이다. 1,470㎚은 물과 지방에 대한 흡수도가 뛰어나 지방을 융해하여 볼륨을 줄이는데 사용을 하고, 980㎚은 진피 하부의 결체조직에 에너지를 주어 피부를 타이트닝시키는 용도로 사용 된다.

사용방법

지방융해용 1,470㎚와 조직의 리프팅과 타이트닝을 유도하는 980㎚의 두 가지 파장을 듀얼 모드로 이용할 수 있는 레이저를 이용하여 시행한다. 이 첨단 레이저는 유방하수, 처진 힙, 튼살, 안면부 주름을 개선하고 지방흡입술시에도 LAL(Laser Assisted Liposuction)과 더불어 지방흡입술 후 피부가 불규칙해지는 것을 예방할 수 있고, 시술 후 피부의 타이트닝을 유도하기 위하여 사용되어 좋은 결과를 보여준다.

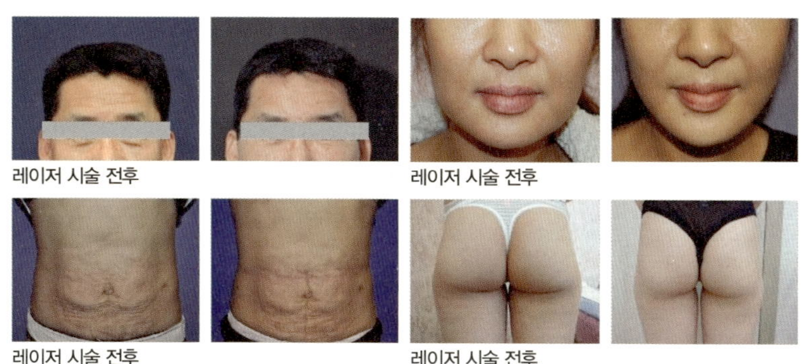

레이저 시술 전후   레이저 시술 전후

레이저 시술 전후   레이저 시술 전후

별 부작용이 없이 효과를 볼 수 있어

다른 지방융해 레이저와 마찬가지로 턱의 지방을 융해하는 과정에서 안면신경 중 일부 가지가 손상되기도 하나 대개 1~3개월 내로 회복된다. 효과가 미흡한 경우 재시술에 따른 부담이 별로 없다는 것도 장점이다. 재시술은 1차 시술 후 3~6개월 후에 고려해볼 수 있다.

녹는 실 리프팅

한국식약청에서 정한 가장 안전한 등급으로 허가 받은 특수 의류봉합사 PDO(Polydioxanone) 재질의 FT(Fine Thread, 녹는 가느다란 실)를 이용해 동안을 만드는 뷰티 시술이다.

2~30대 젊은 층에서도 선호하는 시술

PDO 재질의 FT를 정교하고 세밀하게 얼굴 부위에 삽입을 하면 원하는 방향으로의 리프팅 효과 및 진피층의 콜라겐을 활성시켜 증식시키는 역할을 한다. 이로 인해 갸름한 V라인과 더불어 전체적인 피부 탄력이 증가하고 맑아지는 피부를 기대할 수 있는 동안을 만드는 뷰티 시술 중 하나다.

흔히들 리프팅 시술이라고 하면 4~50대 어머님 세대에서 하는 시술이라고 생각하는 사람들이 많지만 요즘에는 티 안 나고 회복기간이 짧은 장점과 함께 잔주름 개선, 이중턱 제거, V라인, 피부톤 개선 및 전체적인 안면윤곽 교정 및 안면 비대칭 목적 등으로 성형이 부담스러운 2~30대 젊은 층 사이에서 선호하는 시술이기도 하다.

리프팅의 종류

녹는 실 리프팅은 피부에 가느다란 봉합사를 삽입함으로써 유착되어 있는 피부 아래 조직들을 끊어 내고 콜라겐 활성을 증식시켜 피부 탄력 증가와 전체적인 피부톤까지 맑아지게 한다. 가장 큰 장점으로는 수술이 아니고 시술로서 회복 기간이 짧기 때문에 주말 등을 이용해 간편하게 할 수 있다는 점을 꼽을 수 있다. 시술시간이 짧고 비수술적인 방법으로 하기 때문에 통증이 적고 무엇보다도 안전하다.

대부분의 노화에 효과적

사람에 따라 실을 넣는 개수와 방향 등이 다르게 시술된다. 피부가 얇고 마른 40~70대, 피부가 두텁고 처진 40~70대, 처짐이 적고 피부가 얇은 40~70대, V라인을 원하는 20~30대, 팔자주름이 심한 경우, 70~80대 주름, 목주름 등에 시술이 가능하다. 하지만 노화로 피부의 처짐과 이완이 과도해 실 리프팅만으로 큰 효과를 보지 못할 환자는 시술을 피하도록 한다. 또 비만도가 심하거나 피부 자체가 지나치게 두텁고 골이 울퉁불퉁 심하게 파인 환자는 호전이 어렵기 때문에 적용대상에서 제외한다.

예측 가능한 실 리프팅 부작용

실이 보이거나 이동하거나 돌출되는 현상이 있다. 실이 돌출된 경우에는 일회용 밴드를 그 부위에 붙이고 병원에 내원해 제거하면 된다. 또 얼굴이 비대칭이 생길 수 있는데 이는 1~2주 정도 지속될 수 있지만 시간이 지나면 자연스러워진다. 만약 해결이 되지 않으면 한두 달 후 추가시술을 하면 도움이 된다.

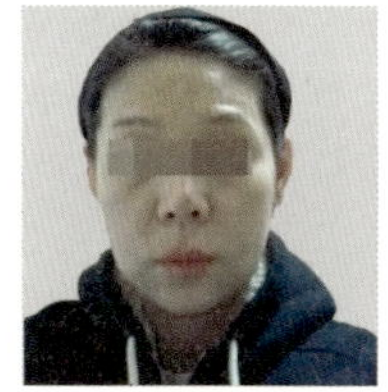
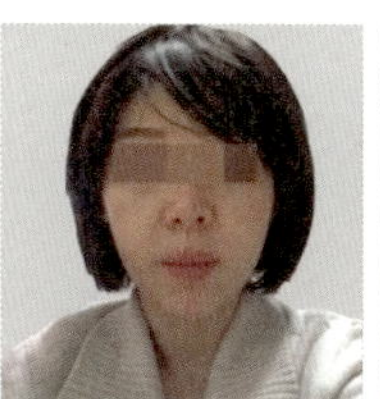
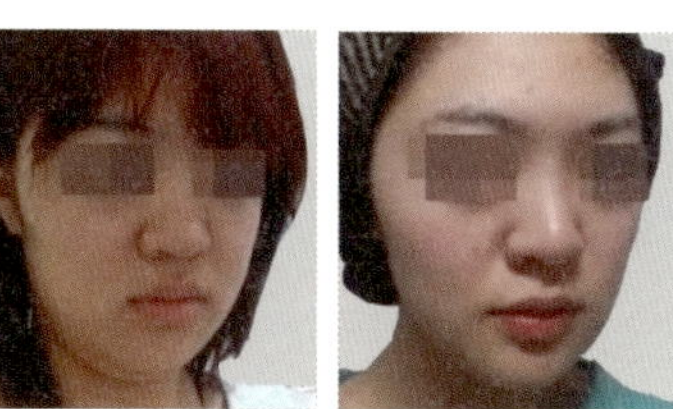

녹는 실 리프팅 시술 전후   녹는 실 리프팅 시술 전후

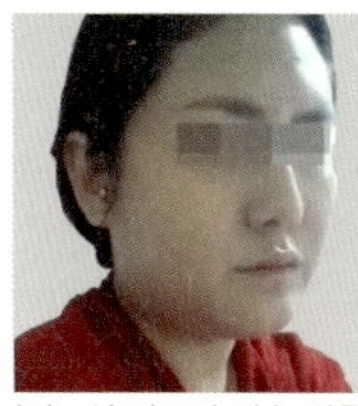
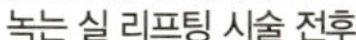
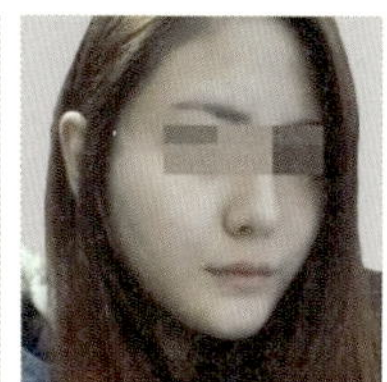

녹는 실 리프팅 시술 전후

16 逆行岁月
高呼追逐年轻化的时代

对年轻的不断渴望

人类一出生就对追求年轻有一种本能。现在是逆行岁月、高呼追逐年轻化的时代。老化有健康老龄化、最佳老龄化等，同时也有与它们完全相反的老化。我们正在走向哪一种老化，如何变老才是适合的。最大限度的保持年轻，预防老化才是大多数人的自然愿望。

美容整形的起点始于希望变得年轻的欲望之中。与其他学科相比，历史短暂的美容整形外科由人类对年轻的渴求中诞生。首先创建于西方的美容整形传入东方，虽然手术项目根据需求稍有不同，但是美容整形的主要目的都是找回年轻。

到目前为止，依然实施面部拉皮手术、去皱手术等重塑年轻的手术，但是，患者依然对此感到有负担。现在为大家介绍最近流行的最尖端的非手术疗法。本手术单独进行或与手术并行，以便获得理想结果。

PRP

PRP使用自己血液，无需担心疾病传染或免疫反应等副作用，较为安全，有助于伤口恢复的细胞再生，有助于治疗恢复。

PRP美容手术的作用

PRP(Platelet Rich Plasma)是指血小板浓缩的血浆。即，采集自身血液进行离心分离之后，便会分成红细胞、血小板、血浆层，其中，含有大量血小板的血浆被称为PRP。PRP包含大量生长因子(Growth Factors)，向皮肤或痛症部位的组织等注射后，帮助细胞再生和恢复。

PRP的适应症已经被市场所了解。因利用自身血液实施手术，因此，不存在传染疾病或免疫反应等副作用，进行安全治疗，对治愈伤处和细胞再生能力的所有部位具有效果，所以，适用于脱发治疗、皮肤美容整形手术、治疗整形外科痛症、眼科手术、牙科种植牙等从头到脚广泛适用。

市场上对于PRP治疗功效的反应非常积极。不仅适应症非常广泛，而且与现有的各种美容手术相结合，可以提高各手术的效果，提高患者的满意度，因此，目前几乎成为了韩国国内皮肤科或整形外科的必须产品。目前引进PRP手术的时间还不算很长，今后应伴随更多的研究，市场潜力无穷。

PRP激光

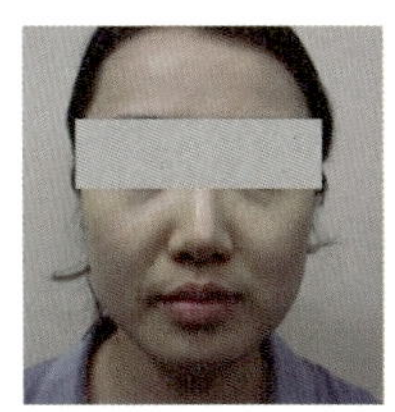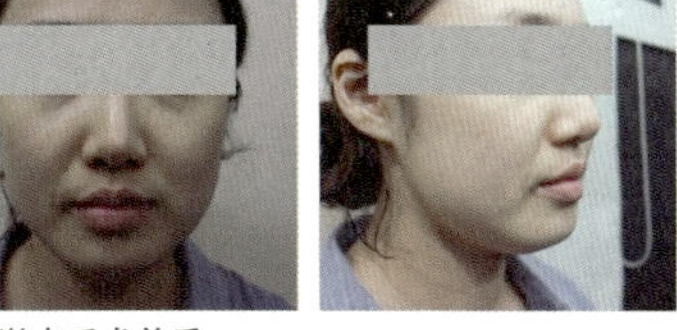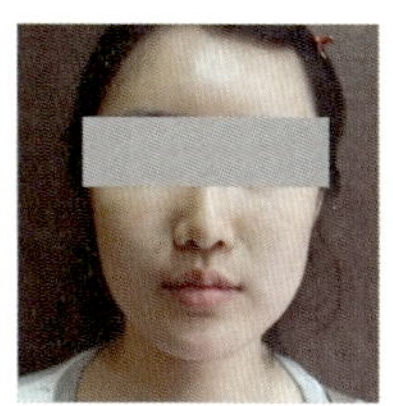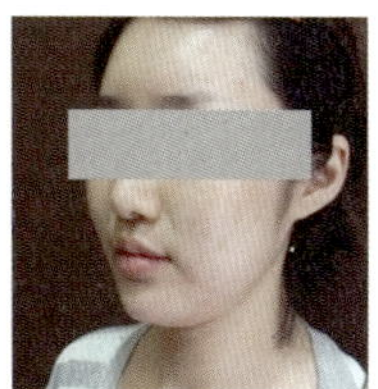

PRP激光手术前后

并行激光手术和PRP注射治疗，术后在皮肤表面的恢复过程中明显减少不可避免生成的红斑、浮肿现象等恢复时间，使皮肤的恢复效果达到最大。利用激光为皮肤带来损伤，在损伤的部位涂抹或注入PRP后，在治愈伤处的过程中大幅减少痛症，与胶原蛋白等进行再合成，生长因子吸引干细胞，促进组织再生。

PRP MTS

MTS的原理是用比头发短的针穿出多个孔，让伤处进行再生的手术。虽然与激光的原理相同，但是不同点是使用针。它与激光手术相同，比起MTS单独手术，与PRP结合时，可以使手术效果达到最大。在皮肤穿出小孔之后，在长肉的过程中，PRP内的多个生长因子发挥作用，不仅缩短了恢复时间，还增加皮肤弹力。

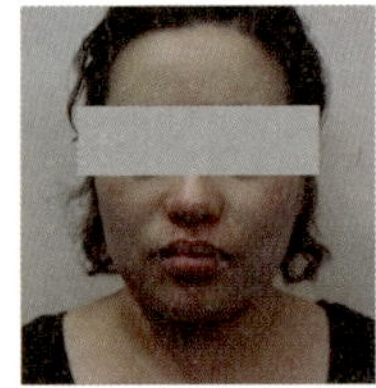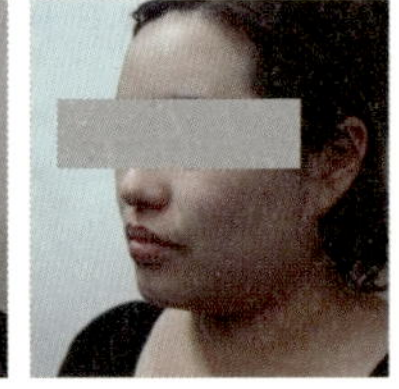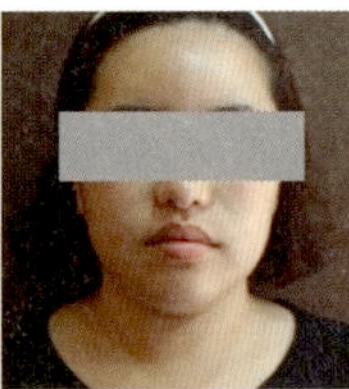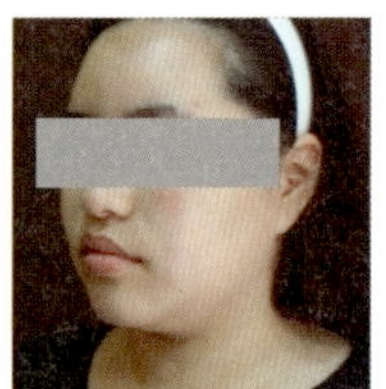

PRP MTS手术前后

PRP + HA填充

填充后，经过2~3个月，慢慢地被皮肤吸收，同时吸引周围的胶原蛋白并给予刺激，使皮肤再生。这时，同时使用PRP，吸引干细胞，填充不会轻易分解，长期保持效果。另外，不仅可以改善皱纹、增加弹力及改善面部轮廓等达到填充本来的目的，还可以同时获得批复再生、改善细纹和皮肤肤色等效果。

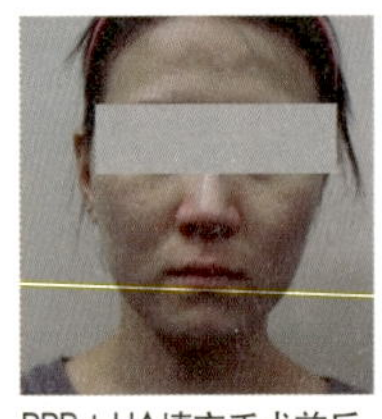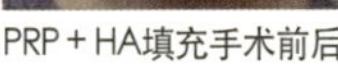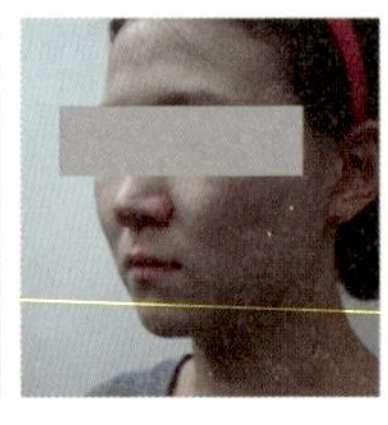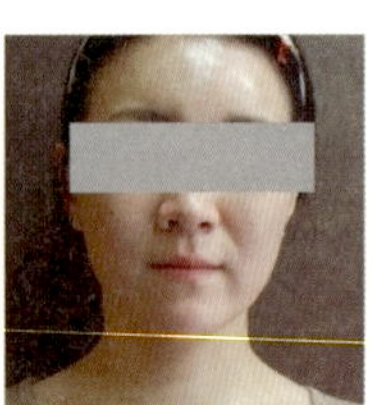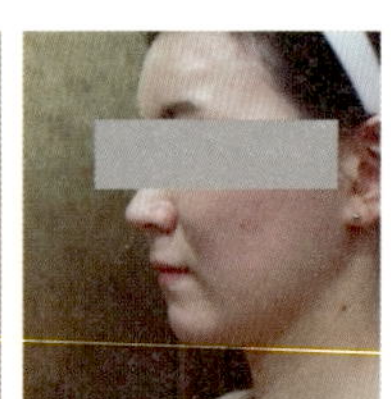

PRP + HA填充手术前后

PRP脱发治疗

血小板内的生长因子和细胞活素使皮肤内的血管新生，向毛囊供应营养，激活毛囊细胞、毛囊的表皮细胞。另外，为了合成胶原蛋白等成分而进行刺激，强化毛根，帮助毛发再生。通过周期的PRP中胚层疗法(Mesotherapy)，可以大幅减少毛发萎缩，改善热感和发痒，使毛发重新生长。

PRP的种类

随着PRP手术逐渐被人们所知，也发表了很多相关论文，目前市场上销售各种PRP配件。上网搜索之后也可以获得各种有关PRP的信息。但是，应该从众多信息中选择哪种PRP配件，找出明确的基准却并不容易。

因此，现在就来了解一下如何选择使用哪种PRP分离器，今后应该重要考虑的几个事项。

01_ 血小板浓缩率

我们身体中流动的血液中平均每1μℓ有15万~35万个血小板在流动。但是，为了获得PRP手术的效果，PRP中每1μℓ中最少也得有1百万/μℓ(全部血液的4~5倍)以上的血小板才能算是有含义的数值。

如果采集过量的血液，那么站在接收手术的患者立场上来讲，可以会有拒绝感，因此，优秀的PRP系统使用最少量的血液，获得最多的浓缩PRP。因此，与采血量相比，血小板浓缩率是使用者考虑选择哪种PRP时首先必须要考虑的事项。

02_ PRP的提取方法

提取PRP时，血块黄层(Buffy Coate)不是分布在最宽的地方，而是越密集在狭窄的地方，越能提高PRP血小板的回收率。另外，提取PRP时，一定要注意不能混合RBCs(Red Blood Cells)。越混合RBCs，PRP就会呈现红色，注入这种PRP时，手术时增加疼痛感，容易生成孔，它是填充、脂肪移植、毛发移植等手术的成功率下降的原因。

03_ 使用离心分离器

为了分离PRP，需要离心分离设备。大部分的PRP分离管必须与符合它的专用离心分离器一起使用，如果不分种类，选择可以与所有离心分离器使用的PRP管，那么在选择设备时就不存在制约了。

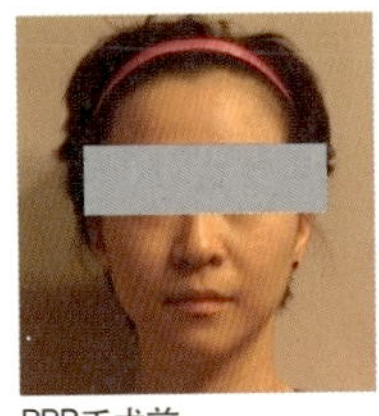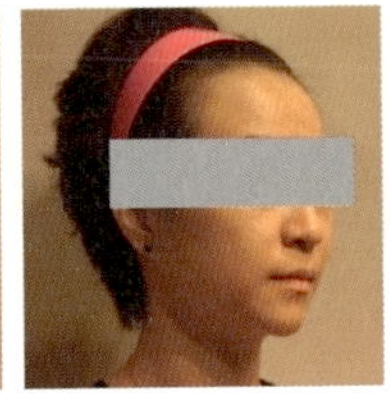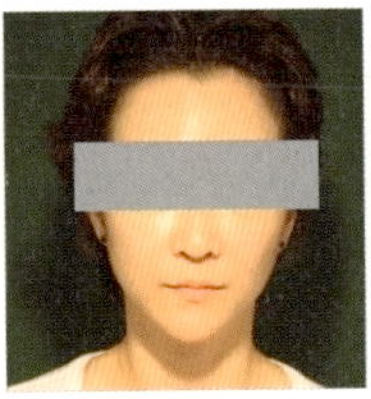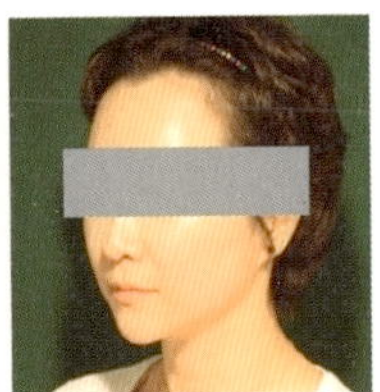

PRP手术前

激光治疗

不使用现有在皮肤表面上照射的激光，而是采用在皮肤上穿出小孔，然后向皮肤内部照射激光的多交点聚焦内部组织(Internal)方式。

具备皮肤烧伤、阻断神经等副作用小的优点

维纳斯激光是2012年韩国在全球首次推出的Dual Interstitial Pulsed Diode激光，在一台设备中拥有980nm和1,470nm两种波长的激光设备。1,470nm用于溶解脂肪，减少体积，980nm用于向真皮下部的结缔组织提供能量，紧致皮肤。

使用方法

把溶解脂肪的1,470nm和引导提拉组织及紧致的980nm这两种波长作为管模式使用，使用这种激光执行。这种尖端激光改善乳房下垂、臀部下垂、肌肉坚硬、面部皱纹，在吸脂手术时，与LAL(Laser Assisted Liposuction)一起实施吸脂后，可以预防皮肤变得不规则。术后用于紧致皮肤，获得理想效果。

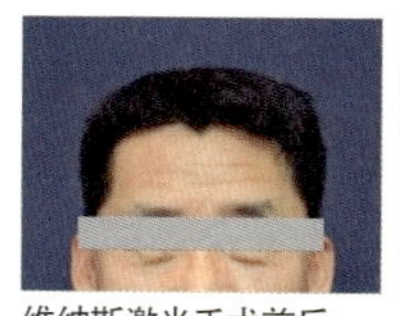 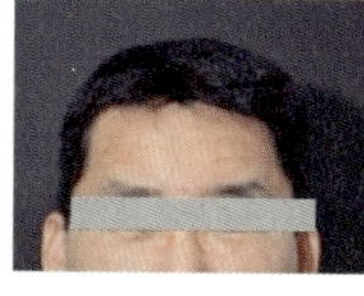 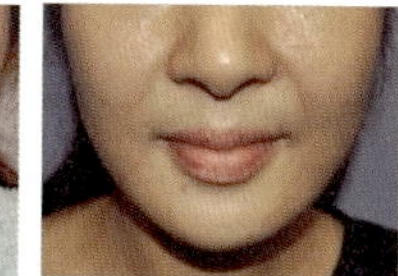

维纳斯激光手术前后　　　　　　　　　　维纳斯激光手术前后

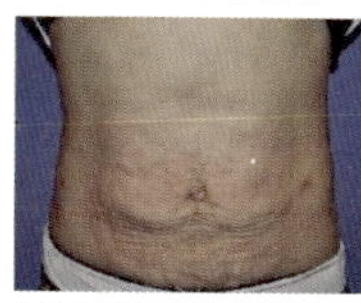 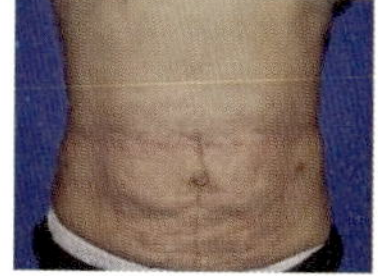 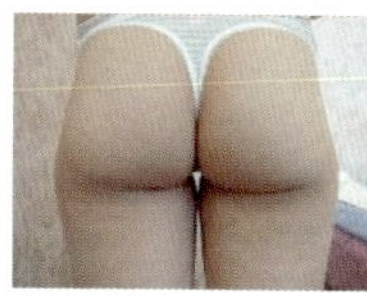 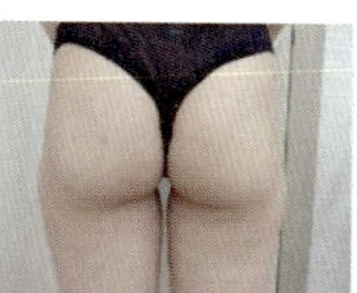

维纳斯激光手术前后　　　　　　　　　　维纳斯激光手术前后

无副作用，效果明显

与其他溶解脂肪激光一样，在溶解下巴脂肪的过程中，会损伤面部神经中的一部分，1~3个月内便可恢复。效果不明显时，实施再次手术也没有负担。再次手术可以在第1次手术后3~6个月后进行。

可溶性美容线

使用被韩国食品和药品安全局定为最安全等级的特殊衣类缝合丝PDO(Polydioxanone)材质的FT(Fine Thread, 可溶性美容线)，塑造童颜的美丽手术。

塑造童颜的美丽手术之一

把PDO材质的FT精巧、精细的插入到面部部位后，按照想要的方向激活提拉效果及真皮层的胶原蛋白，起到增殖作用。以此获得稍长的V曲线和增加皮肤整体弹力，获得明亮肌肤。

通常一说到提拉手术，大部分都会认为这是4~50岁妇女进行的手术。但是，最近因其不明显，恢复时间短的优点，以及改善细纹、去掉双下巴、V曲线、改善肤色、矫正面部整体轮廓及面部不对称的目的等，受到2~30岁的年轻人的喜欢。

提升的种类

可溶性美容线是向皮肤中插入纤细的缝合丝，隔断粘连的皮肤下的组织，增殖胶原蛋白活性，提高皮肤弹力，使整体肤色变明亮。它不属于手术，属于施术，因恢复期间短，因此，利用周末等边可以方便接受手术。手术时间短，使用非手术的方法，痛症小且安全。

对大部分的老化有效

根据个体差异，放入的线的个数和方向等各不相同。皮肤薄且干燥的40~70岁、皮肤厚且下垂的40 ~70岁、皮肤下垂小且薄的40~70岁、希望拥有V曲线的20~30岁、八字皱纹严重时、70~80岁皱纹、颈部皱纹等时可实施手术。但是，因老化而皮肤下垂和松弛严重，只通过提拉线而无法获得明显效果的患者要避免手术。另外，肥胖严重或皮肤自身过厚、骨骼严重高低不平的患者很难获得好转，所以不属于适用对象。

可预测的埋线提升的副作用

因副作用而存在看到线或移动或突出的现象。线突出时，把一次性膜贴在相应部位，只需去医院去掉即可。另外，可能会出现面部不对称，这种情况可能会持续1~2周左右，随着时间而变得自然。如果无法解决，可以在1~2个月后实施追加手术。

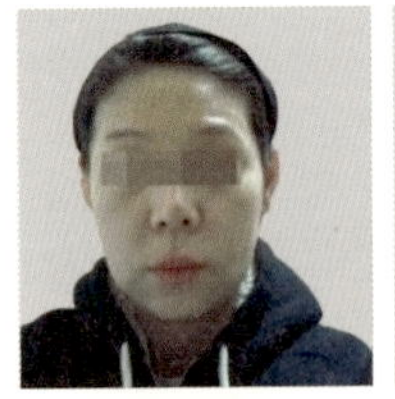
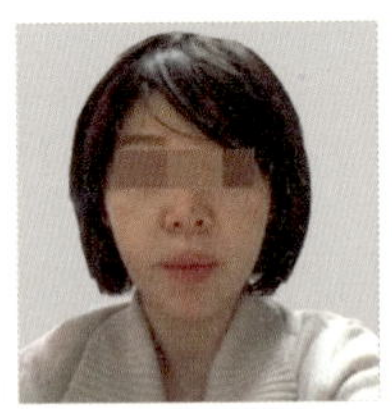
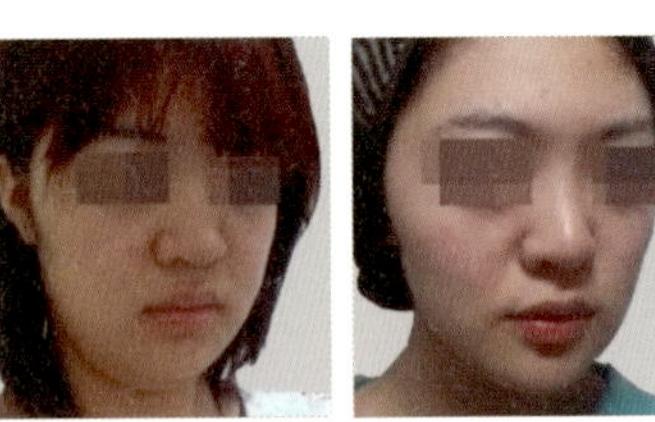

可溶性埋线提升治疗前后　　　　　　　　可溶性埋线提升治疗前后

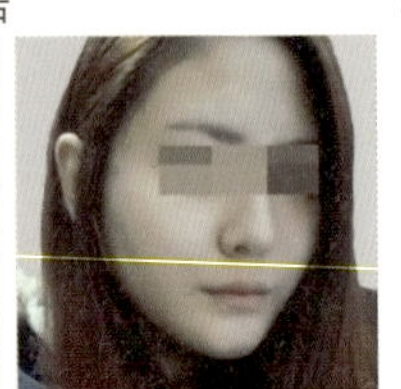

可溶性埋线提升治疗前后

" 중년 이후의 삶, 또 다시 청춘이다 "

"中年以后的生活 重获青春"

아무리 오래 산다 한들 성기능이 부실하거나 없는 상태에서의 삶은 질이 떨어진다.
자신감 부족으로 우울증이 오기 쉽고 결국에는 건강까지 해치게 된다.

无论寿命有多长，如果性功能低下或消失，那么生活质量也会下降。
很容易因缺乏自信心而产生忧郁，最终危害健康。

아담스비뇨기과의원(亚当斯泌尿科医院)

이무연(李武淵)

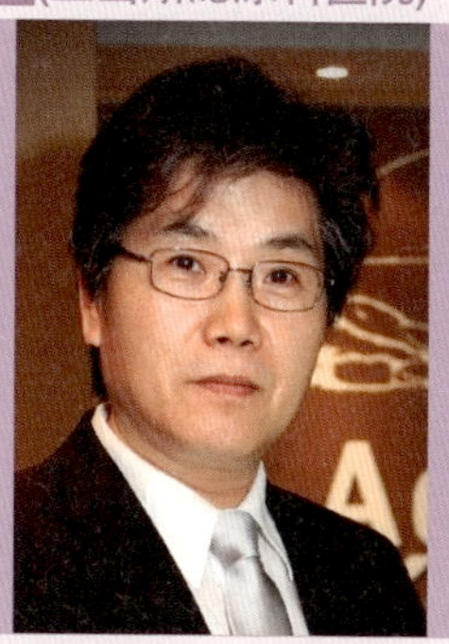

Profile
비뇨기과 전문의(泌尿科專门医)
아시아태평양 남성학회 정회원(亚太男性学会正会员)
미국 성기성형학회 정회원(美国生殖器官整形学会正会员)
유럽 남성성기 수술학회 정회원(欧洲男性生殖器官手术学会正会员)
가톨릭의대 외래교수(加图立医科大学门诊教授)

www.adamshospital.net

17 단 한 번 수술로 20대 발기력 돌아온다

40대 이상 남성 중 절반 이상 발기부전

이제는 큰 병만 없으면 누구나 90세, 100세까지 살 수 있는 장수시대이다. 그러나 40대 이상 남성 중 절반 이상이 발기부전 등의 성기능 장애로 고민하고 있다. 아무리 오래 산다 한들 성기능이 부실하거나 없는 상태에서의 삶은 질이 떨어질 수밖에 없다. 게다가 발기부전 등의 원인으로 자신감 부족, 우울증이 오기 쉽고 결국에는 건강까지 해치기 쉽다.

건강하고 활기찬 중년 이후의 삶을 위해서는 정상적인 성기능이 필수이다. 성기능에 문제가 생겼을 때 대부분의 사람들이 적극적인 치료를 생각하지 않고 걱정만 하다가 삶의 질이 떨어지게 되는 경우가 많다. 성기능은 자신만의 문제가 아닌 남녀 모두의 문제인 만큼 적극적인 치료가 필수적이라 할 수 있다.

발기부전

중년 이후의 성기능 중 발기부전의 치료법은 비아그라와 같은 약물요법, 발기 유발제 주사요법, 그리고 발기부전수술이 있다.

의료진이 권장하는 발기부전수술

약물요법과 주사요법은 처음에는 효과가 있다가 점점 약해져 결국 듣지 않게 되며 안면홍조나 심혈관계에 부담을 주는 등 부작용들이 많다. 이 방법은 성관계 때마다 사용해야 하는 일회용 방법이지 근본적인 치료방법은 아니다.

의료진이 권장하는 치료법은 발기부전수술(음경보형물 삽입술)이다. 이 수술은 음경의 해면체 내에 특수하게 고안된 심(보형물)을 삽입하여 언제든지 발기가 가능하게 하는 수술법으로 발기부전의 가장 확실하고 근본적인 치료법이다.

수술 후에는 평생 자신이 원할 때 언제든지 성관계가 가능하고 사정 후에도 본인이 끄기 전에는 발기 상태가 그대로 유지되어 파트너가 만족할 때까지 성관계가 가능하다. 음경의 감각이나 사정, 사정쾌감은 그대로이기 때문에 만족도가 매우 높다. 한 번의 수술로서 평생 20대와 같은 발기력을 가질 수 있게 된다.

음경보형물의 종류(굴곡형, 팽창형)

01_ 굴곡형보형물 삽입술

평소에는 구부려 두었다가 성관계시에만 펴서 사용한다. 국소마취로 수술이 가능하며 수술이 비교적 간단하다.

항상 발기 상태에서 구부렸다 폈다하기 때문에 목욕탕 등에서 옷을 벗었을 때 표시가 난다는 단점이 있다.

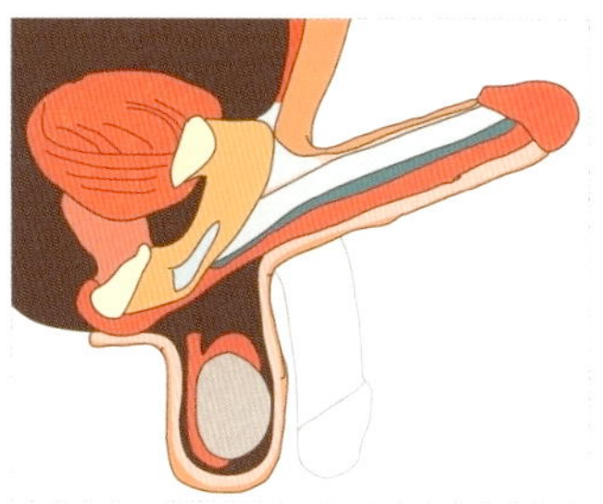

굴곡형보형물 삽입술

팽창형보형물은 자연발기와 가장 유사하여 수술 사실을 말하지 않으면 파트너가 알아채기 어려울 만큼 감쪽같다는 특징이 있다. 환자의 만족도나 음경의 강직도, 음경둘레의 증대, 발기 상태의 자연스러움 등도 보형물 중 가장 뛰어나 수술 후 환자의 만족도가 98%에 이르는 시술이다. 팽창형보형물 삽입술이 만족도가 가장 높은 발기부전 치료

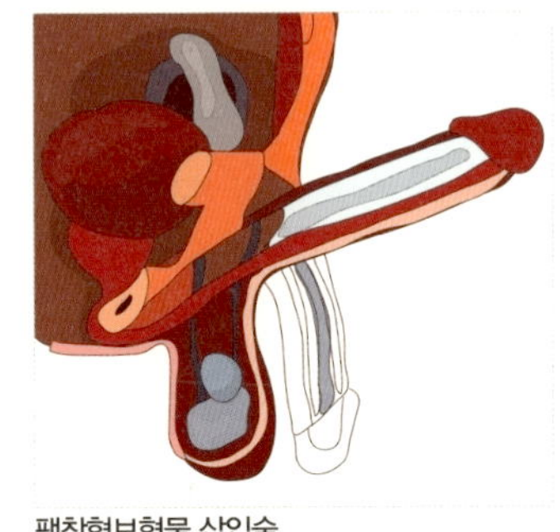

팽창형보형물 삽입술

법이다. 다만 팽창형보형물 삽입술은 수술기법이 까다로워 충분한 수술경험이 없는 수술의가 수술했을 경우에는 염증, 보형물 돌출, 음경모양 변형 등의 부작용이 발생할 가능성이 많다. 따라서 반드시 수술경험이 많은 전문의사에게 받아야 한다.

가장 안전하고 발달된 수술법이 스마트수술법인데 이는 수술과정을 단순화하고, 보편적으로 2시간 이상 걸리는 수술시간을 3분의 1로 줄였다. 그럼으로 인해 염증 등의 부작용 확률을 최소화시킬 수 있으며 해면체의 손상도 최대한 줄여 수술 후 발기상태가 자연발기에 가장 가까운 상태로 만들 수 있다. 이를 위해 안전하고 효과 있는 해부학적 지식과 수술기술이 있어야 한다.

음경확대술

신체상의 결함에 의한 음경왜소증이라면 자연스러운 고민이다. 하지만 대부분의 경우는 상대방의 만족감 극대화와 자신감 회복을 위해 음경확대를 한다.

두 가지 음경확대 방법

자신의 신체적 결함으로 발생한 음경왜소증이라면 누구라도 고민하지 않을 수 없다. 대중탕에 가기도 꺼려지고 왠지 자신도 모르게 매사에 적극적이지 못한 경우가 많다.

특히 여자와의 관계에 있어서는 더욱 더 적극적이 되지 못한다. 이런 경우에는 음경확대술로 자신감을 얻을 수 있다. 음경왜소증 대부분의 경우는 상대방의 만족감 극대화와 자신감 회복을 위해 음경확대를 고려하게 된다. 음경확대를 위한 방법에는 비수술적 확대술과 수술적 확대술의 두 가지로 나눌 수 있다. 비수술적 방법은 많은 부분 효과가 입증되지 않고 부작용이 있다는 사실을 인지하고 선택해야 한다. 수술적 확대술은 의료진이 추천하는 확실한 방법이다.

굵기확대

음경의 굵기확대술에 사용되는 재질은 참으로 다양하다. 소에서 추출한 라이오플란트, 대체진피같이 화학적으로 합성한 물질, 자신의 지방을 뽑아 주입하는 방법 등이 있다. 이들은 가격은 저렴하긴 하나 대부분 효과가 떨어지거나 감촉이 딱딱하여 이물감이 들거나 부작용이 잘 발생한다.

굵기확대술을 위한 가장 안전하고 가장 효과적인 재질은 인체진피인 알로덤이다. 인체진피인 알로덤은 미국 FDA의 승인을 받은 재질로서 이미 수십년간 피부이식용으로 안전하게 사용되어오고 있다. 알로덤의 가장 큰 장점은 이식한 지 6개월 내에 본인의 혈관과 신경이 자라나면서 완전히 자신의 살이 되기 때문에 부작용이 거의 없으며 확대 효과가 좋다는 점이다. 수술 후 모양이 매우 자연스럽고 수술한 표시가 나지 않으며 감촉도 부드럽고 신축력이 좋다. 흡수는 5~10% 정도밖에 되지 않으며 반영구적인 확대 효과가 있다. 알로덤 음경확대술 후 음경의 둘레가 평균 3㎝ 정도 확대된다.

길이연장술

음경길이연장의 방법에는 현수인대 절단수술이 있다. 현수인대는 숨어 있는 음경 부분을 치골부위로부터 붙잡고 있는 인대조직인데 이를 일부 절제함으로써 길이를 연장시키는 방법이다. 현수인대에는 주요 혈관이나 신경 등이 없으며 일부만 절제하기 때문에 수술 후 부작용이 없다. 그 외에 삼각인대 절단수술, 치골지방흡입 등이 있는데 기본적으로 함몰음경을 꺼내기 위한 시술 방법들이다. 위 시술들은 평상시에만 효과(평균 2cm)가 있으며 발기시에는 효과가 없다. 그러나 음경확대술의 주요 목적 중 하나인 자신감 회복이라는 측면에서 본다면 평상시의 길이도 중요한 만큼 충분히 수술가치가 있다.

귀두확대

귀두확대는 진피이식수술과 약물주입법이 있다. 귀두에는 혈관들이 집중 형성되어 있고 얇은 점막으로 덮여진 요도해면체로서 음경해면체인 몸통과 해부학적으로 분리가 된다. 진피이식술은 이 점을 이용하여 귀두를 모자 벗기듯 벗긴 후 음경해면체와의 사이에 자가진피나 저장진피 등을 유치시킨 후 다시 붙여주는 방법이다.

그러나 실제로는 삽입진피가 쿠션 역할을 하는 안팎의 조직 때문에 확대 효과를 충분히 발휘하지 못한다는 단점이 있다. 반드시 수술 전에 충분한 상담으로 수술 후 예상되는 확대의 결과를 본인의 기대치나 선호도를 감안하여 시술을 받는 것이 가장 좋은 결과를 얻을 수 있다. 대체적으로 수술 후 자연스러운 모양과 영구적 사용이 가능하다.

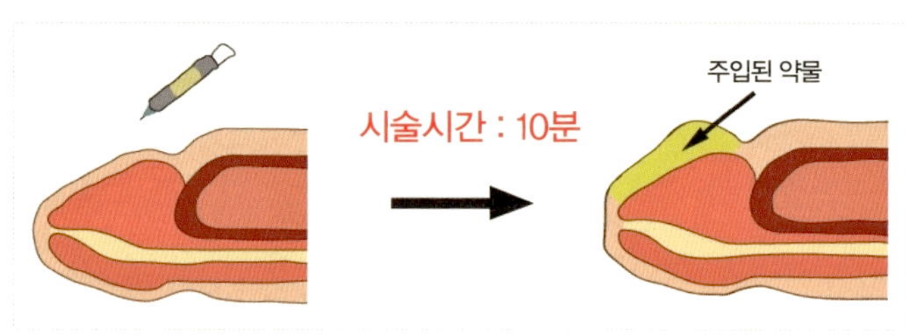

귀두확대 수술을 받은 후의 변화된 모습

약물주입법은 점막층 아래 섬유층에 약물을 주사하여 점막층을 확대시키는 방법이다. 주로 사용되는 약물은 인체에서 생성되는 히알루론산이 주성분으로 이루어진 물질들로 인체에 무해한 약물들이다. 시술이 간단한 편에 속하고 일주일 후부터 성생활을 할 수 있다. 다만 약물시술은 일부가 흡수되어 약간 줄어들 수 있다는 점은 있다.

조루

사정을 스스로 조절할 수 있는 사람은 그리 많지 않다. 성인 남성의 30~50%가 너무 일찍 사정을 하는 조루증 환자로 알려져 있다.

사정을 통제하지 못하는 남자

조루라 함은 스스로 사정을 통제하지 못하고 너무 일찍 사정하는 모든 경우를 말한다. 성인 남성의 30~50%가 갖고 있을 정도로 남성 성기능 장애 중 가장 흔한 증세로서 발기부진이 주로 나이가 많은 층에서 발생하는데 비해 조루증은 오히려 젊은 층에서 더 흔하다. 사정을 스스로 조절할 수 있는 사람은 그리 많지 않다. 보통 질 내 삽입 후 피스톤 운동 2분 이내 사정하는 경우를 조루라고 말하기도 한다.

조루증의 원인

심리적 원인과 기질적 원인으로 나눈다. 심리적 원인으로는 기우나 열등감이 강한 경우가 있고 근심, 걱정, 불안, 공포, 성적 충동이 죄의식 상태 하에서 나왔을 때에도 발생한다. 그 외에도 성기가 왜소하다고 생각하는 콤플렉스가 있을 때와 최초 성교가 불완전하게 이루어졌을 때의 기억, 임신공포로 인한 질외 사정 등이 있을 때 나타난다. 기질적 원인은 요도나 귀두의 지각과민, 음경, 요도전립선, 정낭, 요도괄약근, 방광 등에 병이 있을 때 지나친 성적 자극으로 중추신경계 피로(빈번한 자위행위, 열렬한 애무와 포옹, 키스 등), 그 외 내분비적 원인이 있을 수 있다.

조루증의 치료

01_ 음경배부신경 차단술

약물복용에 효과가 없고 정신적인 문제가 없는 귀두 부위가 예민한 환자에게 매우 효과적으로 약 90% 정도에서 좋은 결과를 얻을 수 있다. 음경, 특히 귀두 부위의 감각을 담당하는 배부신경을 일부 솎아주는 방법으로서 배부신경이 발기와는 전혀 상관없는 신경이기 때문에 부작용 걱정을 할 필요는 없다. 다만 감각 자체가 무디어지게 하기 때문에 동시에 자극도 무디어진다.

02_ 약물주입 귀두확대술

귀두의 확대를 목적으로 시행되는 시술방법이나 동시에 귀두감각이 무디어지는 점 때문에 조루치료에 이용되기도 하여 소위 일석이조의 효과를 거둘 수 있다.

03_ 약물요법

심리적 원인에 의한 조루증 치료에 효과적이며 70% 정도의 효과를 보이고 있으나 장기적으로 경과를 추적, 관찰시 결과에 대해서는 아직 확실하다고 할 수 없다. 60~70%의 조루증 남성이 약물복용으로 뚜렷한 개선을 보이지만 복용을 중단하면 재발률이 높다.

04_ 원인 질환치료, 행동요법

전립선염이 있는 경우에는 전립선염 등의 치료를 동시에 하는 것이 효과적이다. 사정조절 습관을 만드는 훈련을 하는 방법으로서 파트너와 함께 하는 것이 좋으나 혼자 할 수 있는 방법도 개발되어 있다. 다만 최소한 4개월 이상은 꾸준히 해야 효과를 기대할 수 있다.

05_ 국소마취제 도포

국소마취제를 사용하는 것은 음경의 지각과민을 완화시키기 위한 약제를 바르는 방법이며 어느 정도 효과를 인정받고 있다. 단지 그때마다 발랐다가 씻어낸 후 관계를 해야 하는 번거로움과 장기간 사용했을 때 점차 그 효과가 떨어지는 경향이 높고 약을 중단할 경우 재발 경향이 높다.

음경만곡증

성기가 어느 한쪽으로 휘어 있는 경우를 뜻한다. 평상시에는 차이를 알 수 없지만 발기시에 휘어짐이 나타난다. 전체적으로 왼쪽으로 휘어 있는 경우가 많다.

어느 한쪽으로 휘어 있는 경우

음경만곡증은 선천성과 후천성으로 나뉜다. 선천성은 해면체 발달의 불균형으로 말 그대로 원래부터 굽은 경우이다.

후천성은 타박이나 과도한 자위행위 등의 음경손상이 있었거나 과격한 성관계로 인한 충격 등으로 인해 미

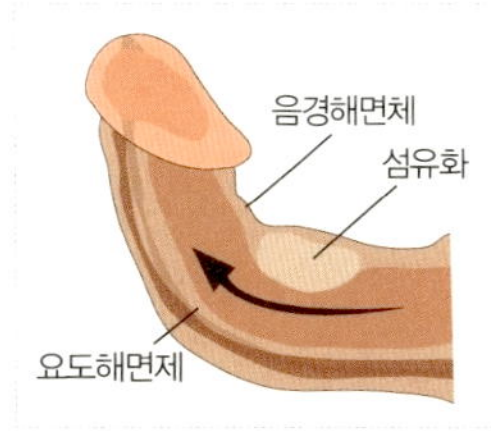

음경만곡증

세출혈이 생긴 후, 그 외 동맥경화증, 당뇨병, 비타민 E 결핍증, 자가 면역 질환 등에 의해 발생할 수 있다.

후천성을 특별히 페이로니씨병이라고도 한다. 후천성의 경우 음경을 살펴보면 딱딱한 부분이 만져지는 경우가 많다. 대부분 유연성을 잃은 중년층과 노년층에 주로 발생한다. 어떤 경우이든 그 휜 정도가 심하여 발기시에 통증, 발기약화 등이 나타나는데 성관계가 불편하거나 스트레스를 받는 경우는 치료 대상이 된다.

치료는 주사법, 약물 복용방법이 있으나 효과가 미미하여 실제로는 시도되지 않는다. 수술적 치료법이 가장 확실한 치료법으로 주름수술법, 이식수술법 두 가지 방법이 있다. 주름수술법(습벽형성술)은 기하학적인 방법을 이용하여 반듯하고도 정확하게 교정하는 표준 수술법이다. 다만 휜 부분에서 긴 면에 주름을 만들기 때문에 발기시 약간 짧아질 수는 있다. 이식수술법은 휜 면의 짧은 부분을 절개하여 벌어진 부분을 저장진피로 메꾸는 방법으로 발기시 길이가 그대로 유지되는 장점이 있다. 다만 해면체 손상으로 인한 발기부전이 발생할 수 있어서 이식수술은 발기부전으로 음경보형물 삽입술을 받는 이에게 적합하다.

17 只需一次手术 重获20岁的勃起能力

40岁以上的男性中，一半以上有阳痿

只要没有严重疾病，任何人都能活到90岁、100岁。但是，40岁以上的男性中，一半以上因阳痿等性功能障碍而苦恼。无论多么长寿，如果性功能低下或消失，生活质量都会下降。再加上，因阳痿等原因而使得自信心不足，容易患上忧郁症，最终危害健康。

为了获得健康、活力四射的中年生活，需要正常的性功能。发生性功能问题时，大部分人都不会考虑积极治疗，而只是处于担心之中，最终导致生活质量下降。性功能不只是自身问题，而是男女所有的问题，因此需要采取积极治疗。

美容整形高手之 Advice_ 01 »

阳痿

中年以上的性功能中，阳痿的治疗方法可以采取伟哥等药物疗法、勃起诱发剂注射疗法、以及阳痿手术。

医疗团队推荐阳痿治疗

药物疗法和注射疗法一开始会见效，然后会逐渐变弱，最终不产生效果，而且还会出现面部红潮或对心血管产生负担等产生很多副作用。这种方法必须在每次发生性关系时使用，属于一次性方法，且不属于根本的治疗方法。

医疗团队推荐的治疗方法是阳痿治疗术(阴茎假体插入术)。这项手术向阴茎的海绵体内插入特殊制作的药心(假体)，它是一项可以随时勃起的手术方法，是治疗阳痿的最确切、根本的治疗方法。

术后终生都可以在自己希望的时候发生性关系，射精之后在本人变软之前，可以一直保持勃起状态，让对方感到满意。阴茎的感觉或射精、射精快感正常，因此，满意度非常高。通过一次手术便可以终生拥有如同20岁一样的勃起能力。

阴茎假体的种类(弯曲形、膨胀形)

01_ 弯曲形假体插入术

平时为弯曲状态，发生性关系时伸直使用。通过局部麻醉来实施手术，手术相对来说较为简单。由于始终在勃起状态下弯曲和伸直，所以，缺点是在浴池等中脱衣服时会显露出来。

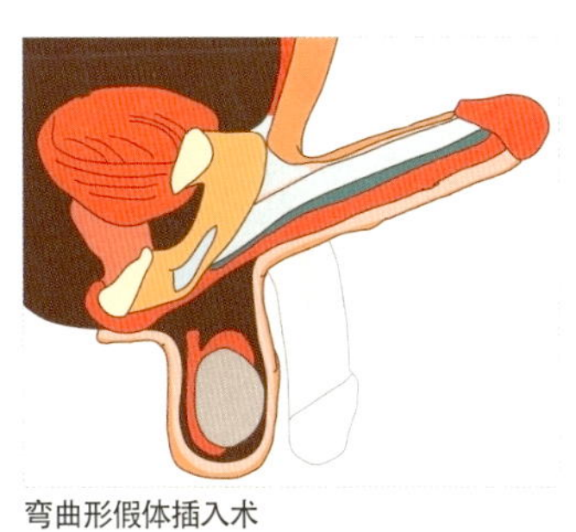

弯曲形假体插入术

02_ 膨胀形假体插入术

膨胀形假体与自然勃起最为相似，如果不说做过手术，那么对方则很难知道。患者的满意度或阴茎的僵硬度、增加阴茎周长，勃起状态的自然度等，它都是假体中最为卓越的，术后患者的满意度高达98%。膨胀形假体插入术是满意度最高的阳痿治疗方法。所以应该接受手术经验丰富的专家进行的手术。

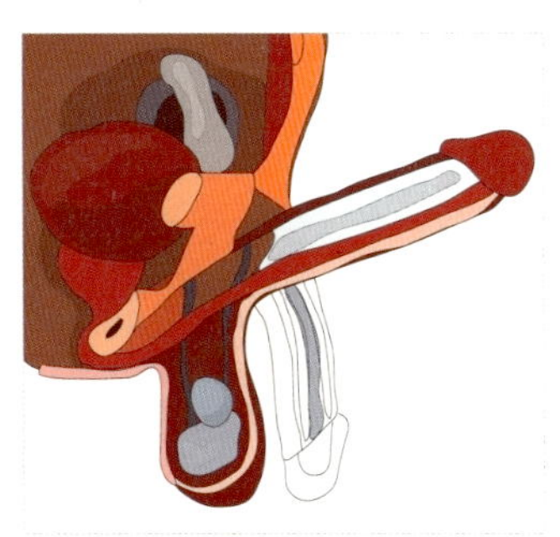

膨胀形假体插入术

最安全并发展的手术法是智能手术法。它把手术过程简化，把一般需要两个小时以上的手术时间减至三分之一水平。但是，膨胀形假体插入术的手术技巧非常苛刻，没有丰富的手术经验的医生在实施手术时，非常容易产生炎症、假体突出、阴茎形状变形等副作用。因此，必须要由手术经验丰富的医生执行手术，使手术过程单纯化，手术时间通常需要2小时以上，减少了三分之一。

因此，可以使炎症等副作用的发生率达到最小，最大限度的减少海绵体的损伤，勃起状态最为自然。为此，必须具备安全有效的结构知识和手术技术。除此之外，需要着重考虑的是应该需要能够对副作用进行完美的事后管理的医院。

阴茎扩大术

因身体缺陷而产生的阴茎矮小症是很自然的苦恼。但是，大部分情况下，为了使对方的满意度达到最大和恢复自信心，要增大阴茎。

阴茎增大的两种方法

因自身的身体缺陷而产生的阴茎矮小症是所有人的烦恼。患者害怕去大众浴池，并且会在不知不觉中对每件事失去信心。尤其是与女性发生性关系时，更加无法积极进行性生活。这种情况下，可以通过阴茎增大术重获自信心。

大部分的阴茎矮小症为了使对方的满意度达到最大和恢复自信心而考虑增大阴茎。增加阴茎的方法分为非手术性增大术和手术性增大术这两种。非手术性方法的效果不明显，而且必须要认识到其存在副作用后再慎重选择。手术性增大术是医疗团队推荐的确切方法。

阴茎增粗

阴茎增粗术中使用的材质各种各样。方法有从牛中提取的lyoplant，替代真皮等进行化学合成的物质，抽取自身脂肪进行注入的方法等。虽然它们的价格便宜，但是效果不显著或触感僵硬，且容易有异物进入或出现副作用。

增粗术最安全、最有效的材质是人体真皮的真皮基质。人体真皮的真皮基质是获得美国FDA许可的材质，已经数十年用于皮肤移植上，使用安全。真皮基质最大的优点是移植6个月内生长本人的血管和神经，完全变成自己的肉，因此几乎没有副作用，增粗效果显著。术后形状非常自然，没有手术痕迹，触感柔软，伸缩力卓越。只被吸收5~10%左右，具备半永久性的增粗效果。真皮基质阴茎增大术使阴茎周长平均扩大3cm左右。

阴茎延长术

延长阴茎长度的方法有悬韧带切断手术。悬韧带是与隐藏的阴茎部分的耻骨部位连接的韧带组织，通过切断部分悬韧带来延长长度的方法。悬韧带没有主要血管或神经等且只切除一部分，所以术后没有副作用。除此之外，有三角韧带切断手术、吸入耻骨脂肪等，它是从根本上取出下陷阴茎的手术方法。

上述手术只在平时有效果(平均2cm)，在勃起时没有效果。但是，阴茎增大术的主要目的之一就是恢复自信心，从这点来看，平时的长度也很重要，因此具有充分的手术价值。

龟头增大

龟头增大分为真皮移植手术和注入药物的方法。龟头上集中形成血管，它是被薄黏膜覆盖的尿道海绵体，阴茎海绵体被分离成驱赶和结构。真皮移植手术利用这点，就像摘下帽子一样摘下龟头后，在阴茎海绵体之间，吸引自身真皮或储存真皮等后重新贴上的方法。

但是，实际插入的真皮是起到了软垫作用的内外组织，所以具有无法充分获得增大效果的缺点。所以，一定要在术前经过充分商谈，预想术后的增大效果，考虑到本人的期待值和喜好度，手术获得的就是最佳效果。手术后可以获得自然的形状和进行永久性使用。

药物注入法是向黏膜层下的纤维层注射药物，以此增大黏膜层的方法。主要使用的药物是以人体生成的玻尿酸为主要成分而形成的物质，它是对人体无害的药物。手术简单，手术一周之后可以进行性生活。但是，药物手术会被吸收一部分，因此可能会减少一些。

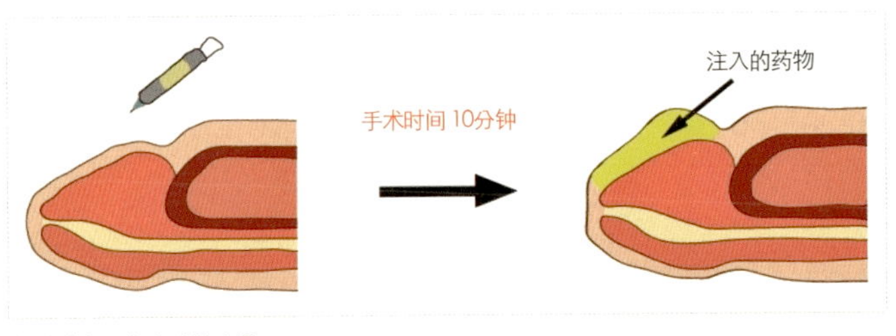

龟头增大手术之后的变化

早泄

可以自我调节射精的人并不是很多。30~50%的成年男性因过早射精而被称之为早泄患者。

无法控制射精的男性

早泄是指无法自己控制射精，且过早射精的所有情况。30~50%的成年男性存在早泄现象，它是男性性功能障碍中最为常见的症状，与主要发生阳痿的年龄层相比，反而是年轻人更加容易出现早泄症状。无法自我调节射精的人并不是很多。通常在插入阴道之后，在进行活塞运动2分钟以内射精时被称之为早泄。

早泄的原因

分为心理原因和器质原因。心理原因有忧虑或自卑感强等，在忧虑、担心、不安、恐怖、性冲动等犯罪感的状态下产生。除此之外，因自己认为矮小的自卑感时和第一次性交不完全时的记忆、怀孕恐惧而在体外射精等时出现。

器质原因是尿道或龟头的知觉过敏、阴茎、尿道前列腺、精囊、尿道括约肌、膀胱等存在病症时，因过度的性刺激而使中枢神经系统疲劳(频繁的自慰行为、激烈的爱慕和拥抱、亲吻等），除此之外，也有可能是内分泌原因。

早泄的治疗

01_ 阴茎支配神经阻断术

服用药物没有效果且没有精神问题的龟头部位对于敏感患者非常有效，约90%可以获得理想效果。特别是负责阴茎，尤其是对龟头部位的支配神经进行部分间秧的方法，配件神经是与勃起完全没有关系的神经，因此无需担心副作用。但是，触感本身会变得迟钝，因此，刺激也同时变得迟钝。

02_ 注入药物 龟头增大术

以增大龟头为目的而执行的手术方法或龟头触觉迟钝，因此，也可以用于治疗早泄，获得一石二鸟的效果。

03_ 药物疗法

治疗因心理原因而产生的早泄有效果，可以看到70%左右的效果，但是经过长期追踪、观察，还无法获得确实效果。60~70%的早泄男性通过服用药物而得到显著改善，但是停止服用药物后再发率较高。

04_ 病因治疗，行动疗法

患有前列腺炎时，同时治疗前列腺炎等具有效果。它训练调节射精习惯的方法，与对方一同进行比较好，但是，也开发了可以自己进行的方法。但是，最少需要坚持4个月以上，才能获得效果。

05_ 涂抹局部麻醉剂

使用局部麻醉剂是为了改善阴茎的知觉过敏而涂抹药物的方法，可以获得一定程度的效果。但是，需要每次涂抹药物清洗后才能进行性关系，较为繁琐，长期使用时，效果就会逐渐下降，中断药物后的再发倾向较高。

阴茎弯曲症

生殖器官向某一方弯曲。平时无法知道差距，但是勃起时就会出现弯曲。整体向左侧弯曲的情况较多。

向某一方弯曲时

阴茎弯曲症分为先天和后天。先天性是因海绵体发育的不均衡而弯曲。后天性是压迫或过度自慰行为等阴茎损伤，或者因过激的性行为等冲击而产生细微出血后，因动脉硬化症、糖尿病、维他命E缺乏症、自我免疫疾病等而产生的。

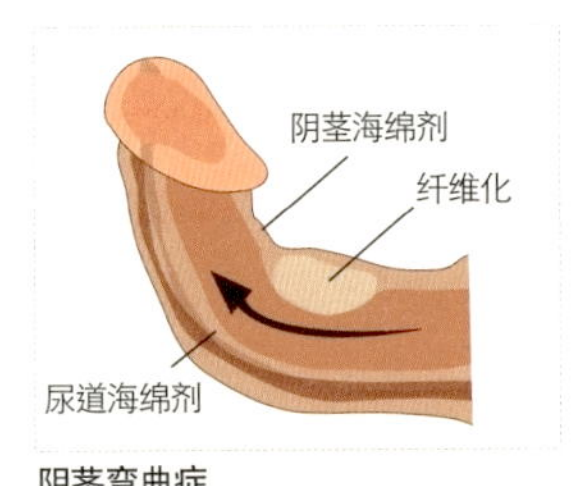

阴茎弯曲症

后天性也被称之为佩罗尼氏病。后天疾病在观察阴茎时，坚硬的部分变软的情况很多。主要在失去大部分柔软性的中年和老年人中发生。无论是哪种情况，其弯曲程度严重，勃起时出现疼痛、勃起变弱等，导致性关系不便或受到压力都是治疗的对象。

治疗分为注射法、服用药物，但是效果并不显著，实际上并不适用。手术方法是最为切实的治疗方法，它分为皱纹手术法、移植手术法这两种。

皱纹手术法(褶壁形成术)利用几何学的方法，它是平整、准确矫正的标准手术方法。但是，由于在弯曲部分的较长一面制造皱纹，所以勃起时可能会稍微变薄。

移植手术法是切开弯曲面的薄部分，利用储存真皮缝制裂开的部分，具备勃起时可以保持长度的优点。但是，可能会因海绵体损伤而出现阳痿，移植手术适合因阳痿而获得阴茎假体插入术。

"사랑받는 여성의 비밀, 몸과 마음의 문을 열다"

"被爱女性的秘密, 打开身和心扉"

여성의 말 못할 고민을 해결해줄 수 있는 여러 종류의 레이저수술은
많은 여성들에게 절망의 늪에서 벗어나게 해줄 뿐만 아니라 인생에 새생명을 불어넣는다.

解决女性不可告人的隐衷的各类激光治疗
让无数女性摆脱绝望, 注入新的生命。

리벨로산부인과의원(丽倍摞妇科医院)

모형진(牟炯镇)

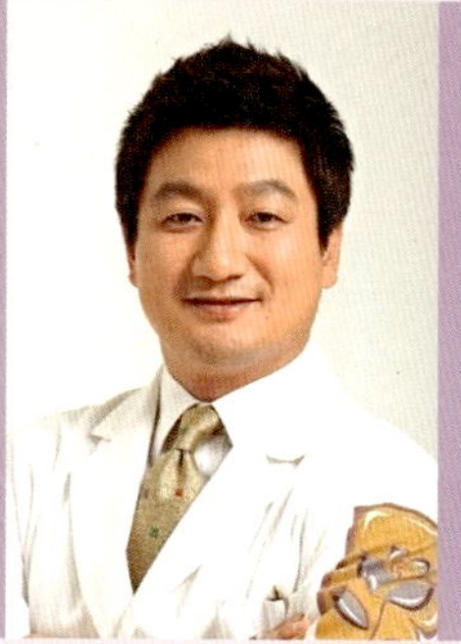

Profile

산부인과 전문의, 의학박사(妇科专门医, 医学博士)
연세대학교 의과대학원 졸업(延世大学医学院研究生院毕业)
중국 북경 이메얼 미용성형의원 자문의사(中国北京 伊美伊美容整形医院咨询医师)
가톨릭대학교 의과대학 응용해부연구소 학위(加图立大学医科大学应用解剖研究所博士)
독일 Bio-Litec사 지정 아시아지역 E-LVR 시술 자문의사(德国 Bio-Litec社指定亚洲地区E-LVR施术咨询医师)

www.rebelloclinic.com

18 은밀한 콤플렉스,
여성의 작은 용기를 말하다

여성들을 위한 은밀한 제안

뭇사람들이 부러워하는 아름다운 미모와 완벽한 바디라인을 가지고 있는 여성들에게도 다른 사람들에게 쉽사리 이야기하지 못하는 고민이 있다. 바로 '은밀한 부분'의 생명력에 대한 것이다.

여성의 성(性)에 관한 이야기를 꺼려하던 시대는 지나갔다. 현대 여성들은 성과 관련된 지식에 많은 호기심을 보이고, 또 관련 지식을 적극적으로 습득하여 자신의 성적 매력을 향상시키기 위해 많은 노력을 기울이고 있다. 오늘을 살아가는 여성들에게 성이란 사춘기 이전에 반드시 알아야 하는 것이 되었다. 또한 성인이 되면 이성과 함께 공유하며 즐겨야 하는 것으로 인식되고 있다.

사랑하는 사람과의 친밀성을 높이고 유지하는데 섹스만큼 큰 효과를 발휘하는 것이 있을까? 섹스는 건강에 좋을 뿐만이 아니라 우리의 인생에 활력을 불어 넣어 주고 불가능을 가능하게 해주는 힘을 가지고 있다. 역사에 나타나 있는 수많은 사랑 이야기와 잠자리의 천일야화가 그것을 증명해주고 있다.

여기까지 생각해 보면, 여성들은 자신의 행복을 위하여 꾸준히 자신의 몸을 가꾸어야 한다는 결론에 도달하게 된다. 그래야 스스로 만족을 얻을 수 있을 뿐만 아니라, 더욱 좋은 이성 관계를 유지할 수 있고 또 좋은 배우자를 만나 행복한 가정을 이룰 수 있다.

레이저 장비의 발전은 마치 알라딘의 요술램프

미국에서 선풍적인 인기를 끌었던 '섹스 앤 더 시티'라는 TV 프로그램을 보면 주인공으로 등장하는 여성들이 항상 이성 문제를 서로 의논하고, 필요하다면 전문 의료인들의 자문을 얻어 성적 매력을 높이기 위해 열을 올린다. 이 드라마가 한국의 여성들에게도 인기를 끌었던 것을 보면 여성들이 남자와의 관계에서 성과 관련된 문제를 얼마나 진지하게 생각하는지 알 수가 있다.

이러한 시대의 요구에 부응해서 의료기술도 놀랄만한 발전을 보이고 있다. 특히 최근의 레이저 장비 부분의 발전은 마치 알라딘의 요술램프와 같이 무엇이든지 주문만 하면 성취될 수 있는 기적의 해결사와 같은 수준에 이르렀다.

여성의 말 못할 고민을 해결해줄 수 있는 여성 성기에 관련된 여러 종류의 레이저수술은 많은 여성들을 절망의 늪에서 벗어나게 해줄 뿐만이 아니라 자신들의 인생에 새 생명을 불어 넣어 마치 '제2의 탄생'을 경험하게 해주는 극적인 효과를 보여주고 있다. 그러나 이렇게 뛰어난 의료장비들도 그것을 제대로 잘 사용할 수 있는 우수한 기술과 많은 시술 경험이 있어야 제 목적을 다할 수 있다. 여기에 각 개인의 고민과 특성을 진지하게 상담하면서 시술할 수 있는 의사라야 더욱 만족스러운 결과를 만들어낼 수 있다. 보이지 않는 부분까지 관리하여 사랑하는 사람과 둘도 없는 기쁨을 누릴 수 있게 노력하는 것, 이것이야말로 현대를 살아가는 매력적인 명품 여인의 진정한 조건이 아닐까?

레이저질성형(골반인대접합술)

고식적인 기존의 방법으로 할 수 없었던 질 입구에서부터 내부 깊은 곳까지 흉터 없이 정상적인 상태로의 성형이 레이저질성형이다.

정확한 골반인대를 찾아 타이트하게 교정

성관계시 남녀가 느끼는 성감은 인체의 모든 감각이 동원되는 민감한 자극으로 완성된다. 특히 여성의 질과 남성의 성기가 서로 타이트하게 잡아주는 마찰력은 가장 중요한 요소 중의 하나이다.

고식적인 기존의 방법으로 할 수 없었던 질 입구에서부터 내부 깊은 곳까지 흉터 없이 정상적인 상태로의 성형이 레이저질성형이다.

이 시술은 질 주위 골반의 변형을 교정할 뿐 아니라 더불어 성감을 극대화하는 기능적인 교정이 동시에 이루어진다.

골반해부학에 대한 이해가 깊어지고 수술 술기가 발전하면서 한층 더 질의 수축력을 가장 강하고 오래 지속할 수 있도록 질을 감싸고 있는 골반근육의 인대를 타이트하게 교정하는 근본적인 질의 수축력을 복원하는 성형술이다. 골반 깊숙이 자리 잡고 있는 이완된 골반인대를 팽팽한 위치로 이동하여 교정하는 수술로써 풍부한 혈관 분포와 복잡한 골반 해부학에 대한 해박한 이해를 바탕으로 정확한 골반인대를 찾아서 타이트하게 교정하는 고난이도 수술이다.

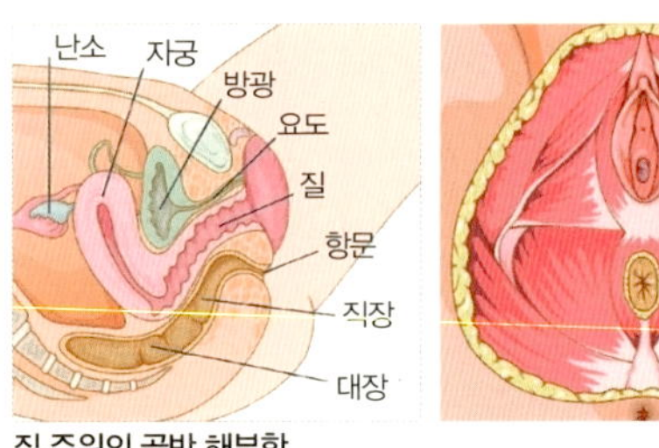

질 주위의 골반 해부학

질성형 후의 질 상태의 변화

질은 항상 닫혀 있는 상태를 유지하고 있는데 질을 감싸고 있는 질 주변의 골반 저근육과 인대가 탄력 있게 잘 발달되어 수축력이 강해져 성관계시 힘없이 벌어지는 것이 아니고 성기를 전체적으로 부드럽게 조여 주는 힘이 느껴지게 된다.

질 내부의 점막층에 형성된 주름이 성관계시 자극이 강해져서 성감이 민감하게 고조된다. 질의 내경이 작아서 쉽게 이완되지 않으며, 중간 부위에서 뒤로 꺾이는 굴곡이 있고, 본인의 의지대로 강하게 수축을 유도할 수 있다. 성감이 예민해지면 오르가즘을 잘 느낄 수 있으며 반복된 자극에 멀티오르가즘을 느낄 수 있다.

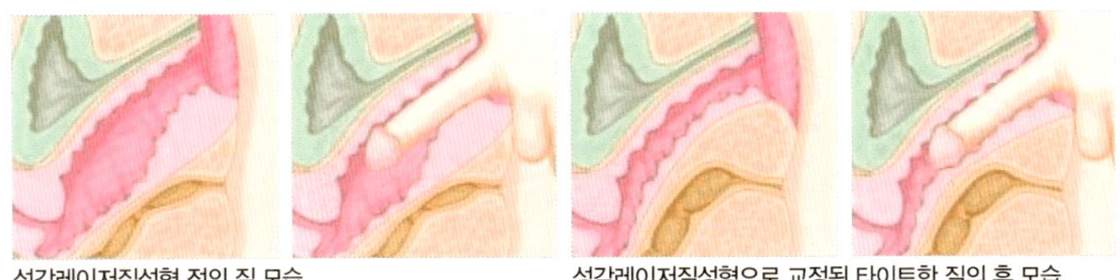

성감레이저질성형 전의 질 모습　　　　성감레이저질성형으로 교정된 타이트한 질의 후 모습

진정한 인생의 승자

결혼한 지 10여 년 정도가 지나면 불타는 정열보다는 지금껏 쌓아온 애정으로 살아가게 된다. 주위의 또래들을 만나다 보면 항상 빠지지 않는 주제가 있는데 남편 자랑과 자식 자랑이다. 하나같이 이것저것 칭찬만 늘어놓다가 어느 친구가 남편 험담으로 돌아서면 언제 그랬냐는 듯이 다 같이 험담 일색으로 바뀐다. 그러다가 최후의 주제는 남편과의 관계로 모아진다. 여기서 진정한 승자가 나오는데 남편의 사랑을 많이 받는 사람이 가장 부러운 대상이다. 좋은 선물을 사주고 생일을 챙겨주고 하는 수준은 이미 남편 자랑에서 끝났고, '우리 그이는 아직도 밤마다 내가 재워주지 않으면 안 돼~' 정도가 되어야 진정한 승자이다.

이러한 생활상이 이 시대 아줌마들이 대부분 공감하는 공통된 모습이다. 결혼 후 가정을 위해 희생하는 10여 년의 시간이 지나고나야 비로소 자신으로 돌아올 수 있는 것이다. 그 동안은 나 자신은 없었고 누구 엄마, 누구 부인, 누구 며느리만 있었다.

인간은 신체적으로 20대의 정점을 지나면서 노화가 시작되는데 50세 전후로 폐경이 되면 본격적인 노화 과정이 시작된다. 폐경이 되면서 신체적으로 큰 변화가 오기 때문에 그에 맞는 대비를 철저히 하여야 한다. 그런 계산을 해보니 폐경 전까지 남은 10여 년 정도가 자신을 여성으로서 아름답게 뽐낼 수 있는 마지막 기회이다.

그동안의 인생 경험과 지혜를 살려서 자신의 성숙된 아름다움을 가꾸고 새로운 '요조숙녀'로 거듭날 필요가 있다. 남의 시선은 무시하고 오로지 남편과의 애정을 돈독히 키워가는 것이 최선의 인생이라는 것을 실감해야 한다.

레이저소음순성형

사람의 얼굴 생김이 저마다 다르듯 소음순의 모양과 색상도 매우 다양하다. 균형 있는 소음순이 아니라면 레이저소음성형으로 보기 좋게 교정할 수 있다.

질 입구의 두 개의 주름, '작은 음부의 입술'

'작은 음부의 입술'이라는 명칭의 소음순은 질 입구의 두 개의 주름으로 사춘기 시절의 2차 성징으로 발달하면서 모양을 잡게 된다. 대부분 비대칭으로 발달하는 경우가 많고 자위행위나 성관계시의 자극 등으로 인해 더욱 변화가 심화된다.

최근에는 타이트한 옷을 즐겨 입거나 다리를 꼬고 앉는 생활 습관 등으로 변형되는 경우도 많다. 소음순이 변화되는 경우에는 질염이 자주 발생되고 그로 인한 자극으로 더욱 변형을 가속화시키기도 한다. 그로 인해 옷 착용의 불편, 대중목욕탕에서의 수치감, 혹시라도 성경험이 많아서 변형된 것이라는 오해 등을 겪을 가능성이 커진다.

사람의 얼굴 생김이 저마다 다르듯 소음순의 모양도 매우 다양하다. 골반 형태와 지방의 정도 등을 고려하여 균형 있는 소음순은 대체로 밝은 살색이면서 두께가 얇고 길이는 5㎜ 이내로 작은 경우가 보기에도 좋다. 최근에는 오럴섹스가 보편화되면서 결혼을 앞두고 첫날밤을 맞이하는 미혼여성이나 재혼을 앞둔 여성에게 심각하게 고려해야 하는 부위가 되었다. 또한 출산 후 늘어지고 검게 변한 소음순을 회복시키고, 분만 시 회음절개로 인한 변형의 교정도 늘어나고 있는 추세이다.

칠순을 앞둔 여성이 자신의 여생을 마감하기 위한 준비 중의 하나로써 평생의 수치심이었던 비대한 소음순을 교정하는 예에서 보듯이 여성에게 있어 소음순의 아름다움은 마지막 자존심이라 할 수 있겠다.

'작은 음부의 입술'

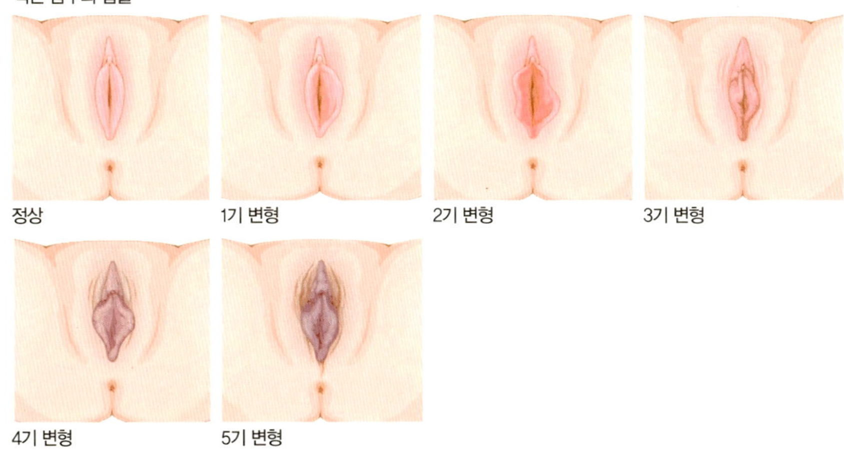

레이저질회춘술

질이 타이트하게 교정된 이후 성감을 개선하기 위하여 질점막의 주름을 교정하고 지스팟(G-spot)의 신경을 재생시키기 위한 시술이다.

질을 감싸는 타이트한 수축력 복원

레이저질회춘술은 질이 타이트하게 교정된 이후 성감을 개선하기 위하여 질점막의 주름을 교정하고 G-spot의 신경을 재생시키기 위한 시술이다. 골반인대접합술을 통해 질을 감싸는 타이트한 수축력이 복원되고나면, 질점막층이 아무런 흉터 없이 재생되고 말초신경이 재생되기 위하여 레이저를 이용한 질점막재생술(매직레이저질성형)

을 한다. 수술 후 질점막층에 흉터가 남지 않도록 하여야 애액분비 감소나 성교통 등을 예방할 수 있기 때문이다.

질점막의 주름 형태가 복원되고 나면 자가성체줄기세포를 주입하거나(줄기세포질성형), PRP(Platelet Rich Plasma) 등 8가지의 재생약물을 주입하는(드레스주사) 등을 통해 성감회복을 위한 다양한 시도를 한다. 또한 질 내부에서 360도로 레이저를 조사하여 질점막하층의 콜라겐을 재생시키는 '레이저질타이트닝'을 통하여 지속적인 성감 증진을 높이게 된다.

여성의 오르가즘을 일으키는 부위, G-spot

G-spot은 1950년대 독일의 산부인과 의사, 성과학자인 에른스트 그라펜베르그(Ernst Grafenberg)가 보고한 질 내 구조로서, G-spot의 'G'는 그의 성의 첫 글자를 딴 것이다. 이곳은 자극을 받으면 강력한 성감대의 역할을 하여 여성의 오르가즘을 일으키는 부위이다.

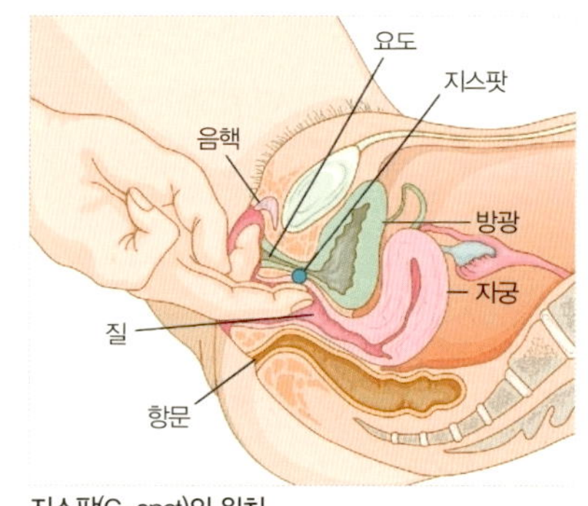

지스팟(G-spot)의 위치

그러나 모든 여성이 G-spot을 가지고 있는 것은 아닌 것으로 알려져 있다. 그것이 여성에 따라 아직 개발이 안 된 것인지 아니면 선천적으로 존재하지 않는 것인지는 밝혀지지 않았다. G-spot은 질구에서 2~5㎝ 안쪽으로 질 상부 점막에 발달되어 있다. 남성의 전립선과 유사한 조직학적 구조를 가진 기관으로 크기는 작은 완두콩만하며 모양은 타원형을 하고 있다. G-spot은 여성의 요도와 통하는 많은 구멍이 있기 때문에 흥분하여 팽창되면 이 구멍을 통해 요도로 분비액이 배출된다. 이 분비액은 외요도구에서 방출되지만 오줌은 아니며 '애액'이라고도 한다.

분비물 속에는 오줌에는 없는 산성 인산분해효소가 함유되어 있어서 남성의 전립선 분비액(정액의 주성분)에 가깝다. 이 분비액이 나오는 것을 '여성 사정'이라고 하며 강렬한 오르가즘을 느낄 때 분출된다.

G-spot은 제1급 성감대이며 통계에 의하면 여성의 30~40%에서 발견되고 있다. 이 곳은 자극을 주면 부어오르고 성적인 쾌락을 불러일으키는데 이는 마치 클리토리스가 접촉에 반응하는 것과 비슷하다.

G-spot 오르가즘을 경험한 여자들은 그것을 밖으로 흘러넘칠 듯 강렬하고 뜨거운 기분이라고 묘사한다. 성기에서만 느껴지는 말초적인 감각이 아니라 전율이 전신을 가로지르는 기분이 느껴진다는 것이다.

몸의 키워드, 마음을 움직여라

여성이 남성의 마음을 잘 조절하며 섹스에 대해 이야기할 수 있는 방법을 소개한다. 몸과 마음이 함께 즐거운 섹스를 하기 위해서는 우선 솔직한 대화가 필요하다. 사정과 함께 100% 오르가즘에 도달하는 남성과는 달리 여성은 훨씬 미묘한 감각들이 충족되어야 하므로 솔직한 대화가 없는 섹스는 여성에게 상당히 불리하다.

누구나 솔직하고 충실한 섹스를 좋아하지만 또 반대로 여자가 섹스에 대해 이야기를 꺼낸다는 것 자체를 부담스럽게 생각하는 남자도 많다. 남자의 마음속에는 '여자를 만족시켜야 한다'는 강박관념이 도사리고 있기 때문에 여자가 섹스에 대해 말한다는 것을 일종의 '불만 표출'로 받아들인다. 따라서 섹스에 대해 말하고 싶다면 우연히 섹스가 화제에 올랐을 때 슬쩍 대화를 이끌어가도록 하자.

섹스 관련 서적을 보며 '와, 이런 것도 있네? 신기하다!'라며 자연스럽게 유도하면 대화를 피할 남자는 없다. 같이 살펴보다가 자신이 싫어하는 체위가 나오면 '난 이 체위는 별로더라' 정도로 가볍게 언급하는 것이 좋다. 그 정도로 해두어도 남자는 거기에 신경을 쓴다. 이때 '싫다'는 부정적 표현이나 '당신은 이 체위를 좋아하는 것 같아'라는 식의 평가를 해서는 안 된다. 현실의 섹스와 연결시키려는 태도는 남자에게 거부감을 일으키기 때문이다. 남자의 반응도 주의 깊게 살펴야 한다. 그가 어떤 체위에 특히 관심을 보이는지 알아두어야 침대 위에서 훌륭한 파트너가 될 수 있다.

18 隐秘的情结，
女性的小小勇气

为女性而准备的隐秘提案

即使是拥有众人羡慕的美丽容貌和完美身材的女性，也有难以启齿的苦恼。它指的就是"隐秘部分"的生命力。

女性对性的有关话题较为忌讳的时代已经过去。现代女性对性的有关知识非常好奇，同时也积极学习相关知识，努力提高自身的性魅力。对于现代女性来说，性是青春期之前必须要了解的内容。同时，成为成年人之后，与异性共享和享受。

提高和保持与爱人的亲密度时，能够发挥像性生活一样的显著效果吗？性生活不仅有益于健康，而且还为我们的人生注入活力，把不可能变成可能。历史上的众多爱情故事和一千零一夜就证明了这一点。

在历史的根基中，人类保存了本能追求的种族和性欲。在本能的选择中必然的是男性被女性的美丽而吸引的欲望，女性也对此作出响应并升华到享受。

仔细想一想，女性为了自己的幸福而不断装饰自己的身体这一结论。它不仅能获得自我满意，还能更好地保持异性关系，遇到理想伴侣，成立幸福的家庭。

激光设备的发展就像阿拉丁神灯

观看在美国拥有高人气的"欲望都市"的电视节目，作为主人公登场的女性经常互相讨论异性问题，必要时还会获得专业医生的咨询，积极提高性魅力。这部电视剧在韩国女性中也非常受欢迎，从这一点便可以知道，女性在与男性的关系中，认识到性的有关问题。

应对这种时代要求，医疗技术也得到了令人惊讶的发展。尤其是最近激光设备的部分发展就像阿拉丁神灯一样，只要给予关注就可以获得奇迹。

解决女性难以启齿的苦恼的女性生殖器官的各种激光手术不仅让众多女性从绝望中摆脱出来，而且还为自己的人生赋予了新生命，获得如同体验"第2次再生"一样的显著效果。

但是，这些优秀的医疗设备也需要知道如何使用的优秀技术和手术经验丰富的人员进行操作，才能达到目的。真诚的商谈每个人的苦恼和特点，然后实施手术的医生才能获得更加满意的结果。管理看不到的部分，努力与爱人共享只属于两个人的快乐，这才是成为现代魅力名品女性的真正条件。

美容整形高手之 Advice_01 》

激光阴道整形(骨盆韧带接合术)

从现有方法无法进行的阴道入口到内部深处，实施不留疤痕，恢复正常状态的整形——激光阴道整形。

寻找准确的骨盆韧带，紧致矫正

发生性关系时，男女感受的性感通过人体所有感觉动员的敏感刺激来完成。特别是女性的阴道和男性的生殖器官相互紧致的摩擦力是最重要的因素之一。

从现有方法无法进行的阴道入口到内部深处，实施不留疤痕，恢复正常状态的整形——激光阴道整形.

这项手术不仅矫正阴道周围骨盆的变形，而是同时实现使性敏感极大化的功能矫正。提高对骨盆解剖学的理解，发展手术技巧，加强阴道的收缩力，长久持续，紧致矫正包围阴道的骨盆肌肉的韧带，它是从根本上恢复阴道收缩力的整形手术。把骨盆深处完善的骨盆韧带移动至平坦的位置，并实施矫正手术，以对丰富的血管分布和复杂的骨盆解剖学的理解为基础，寻找准确的骨盆韧带并进行紧致矫正，它是一项高难度手术。

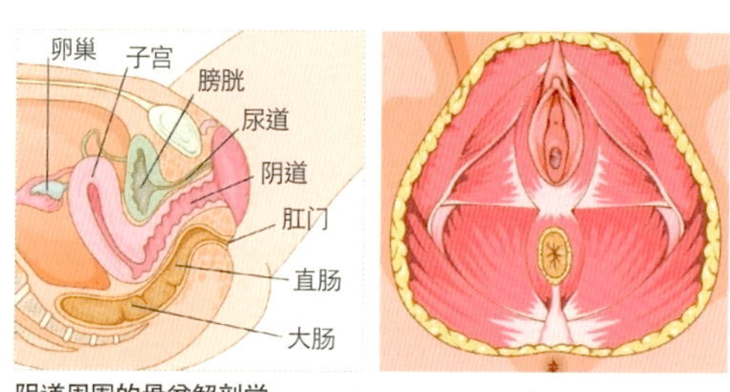

阴道周围的骨盆解剖学

阴道整形后的阴道状态变化

阴道经常保持关闭的状态，包围阴道的阴道周围的骨盆肌肉和韧带富有弹力、发达，收缩力强，发生性行为时，不是毫无力气的张开，而是温柔地绷紧整个生殖器官，赋予力量。

阴道内部的黏膜层上形成的皱纹在发生性行为时，刺激变强，性感地带变得敏感、焦灼。阴道内径变小，不会轻易松弛，中间部位有向后弯的屈曲，根据本人的意志可以引导强烈收缩。性感地带变得敏感时，可以感受到高潮，在反复的刺激下感受到各种高潮感。

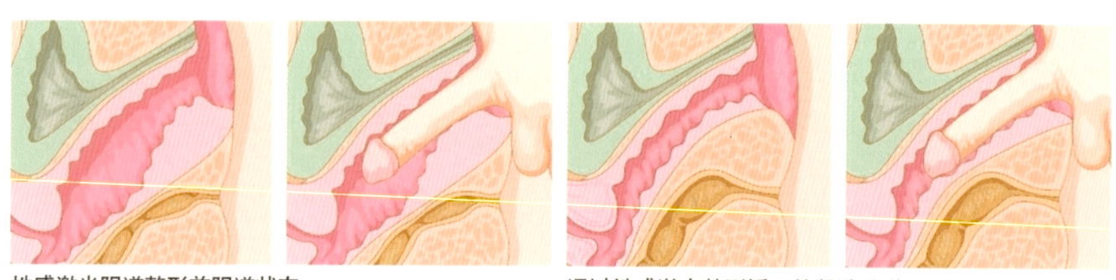

性感激光阴道整形前阴道状态　　　　　　　　　　通过性感激光整形矫正的紧致阴道

真正的人生胜者

结婚约10年左右后，不是用炙热的热情生活，而是用积累到现在的爱情生活。与周围的同龄人见面时，经常说起的主题就是炫耀丈夫和孩子。从最开始只是称赞，然后一起诋毁某个朋友的丈夫。然后最后的主题就是和丈夫的关系。这时产生了最后的胜者，得到丈夫关爱的人是最令人羡慕的对象。丈夫购买礼物，为妻子过生日已经不是炫耀丈夫的水准了，"我丈夫每天晚上都要把我喂饱"，这才是真正的胜者。

这些生活现象是大部分大妈们共鸣的共同面貌。婚后为了家庭而牺牲的10多年时间之后，才能回到自己。这期间没有自己，这是以某人的妈妈、某人的妻子、某人的儿媳妇生活。

人类的身体经过20岁的顶点之后，就会开始老化，到了50岁左右就会闭经，正式开始老化过程。闭经开始后，身体会发生巨大变化，因此必须要进行彻底应对。这么计算下来，到闭经之前剩余的10年左右时，它是把自己打造成最美女性的最后机会。积累的人生经验和智慧，装饰自己的成熟美，变成新的"窈窕淑女"。忽略别人的视线，只守护和丈夫的爱情才是最佳人生。

激光小阴唇整形

人类的面部各不相同，小阴唇的形状和颜色也各不相同。如果不是均衡的小阴唇，那么就可以利用激光小阴唇整形进行矫正。

阴道入口的两个皱纹，"小阴唇"

"小阴唇"这一名称是引导入口的两个皱纹，它因青春期第2次发育而发达并形成形状。大部分以非对称的形态发育的情况很多，因自慰行为或性行为时的刺激等发生更明显的变化。

最近喜欢穿着紧致衣服或翘起二郎腿坐着的生活习惯等而发生变化。小阴唇改变时，经常产生阴道炎，并因刺激而加速变形。因穿衣服的不便、在大众浴池的羞耻感或因性经验多而变形，由此产生的误会等也增大。

人类的面部各不相同，小阴唇的形状和颜色也各不相同。考虑骨盆形态和脂肪程度等，均衡的小阴唇呈现自然肤色且薄，长度为5mm以内，尺寸小时看起来漂亮。最近，随着口交越来越普遍，它是结婚前夕，迎来第一夜的未婚女性或再婚女性严重考虑的部位。另外，恢复产后变得松弛的小阴唇，矫正因分娩时切开会阴产生的变形也是当下趋势。七旬女性为了自己的余生而准备的其一就是它，从矫正让自己终生感到自卑的小阴唇示例上看，小阴唇的美丽是女性最后的自尊心。

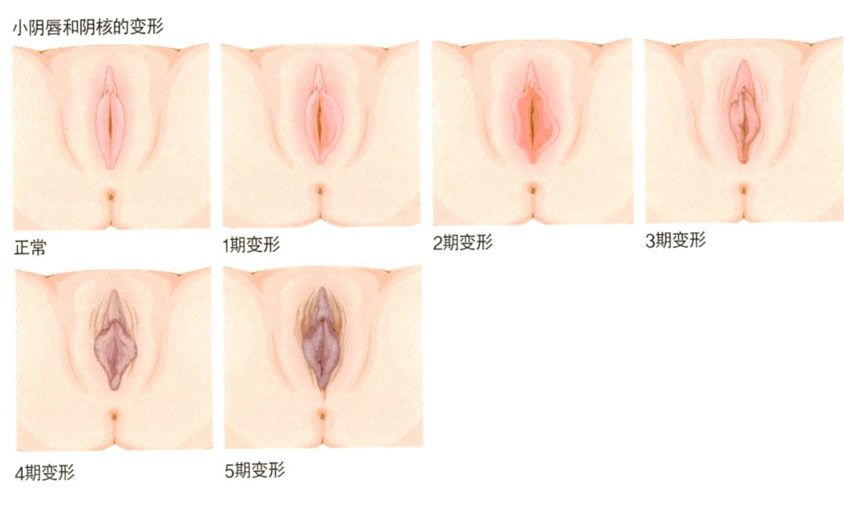

激光阴道回春术

紧致矫正阴道后，为了改善性敏感而矫正阴道黏膜的皱纹，并再生G-spot神经的手术。

恢复包围阴道的紧致收缩力

激光阴道回春术是紧致矫正阴道后，为了改善性敏感而矫正阴道黏膜的皱纹，并再生G-spot神经的手术。通过骨盆韧带接合术来恢复包围阴道的紧致收缩力，无疤痕地再生阴道黏膜层，为了再生末梢神经，利用激光实施阴道黏膜再生术(魔幻激光阴道整形)。术后阴道粘膜层无疤痕，可以减少粘液分泌或预防性交疼痛等。

恢复阴道黏膜的皱纹形态后，注入自身性体干细胞(干细胞整形)或PRP(Platelet Rich Plasma)等8种再生药物(注射DRESS)等，利用各种方法尝试恢复性敏感。

另外，向阴道内部360度照射激光，通过再生阴道黏膜下层的胶原蛋白的"激光阴道紧致"，持续提高促进性快感。

引发女性高潮的部位，G-spot

G-spot是1950年代，德国妇产科医生、性学者格雷芬伯格(Ernst Grafenberg)报告的阴道内的结构，G-spot的'G'取自性的第一个字母。如果这里受到刺激，那么就会起到强烈的性感带的作用，它是引发女性高潮的部位。

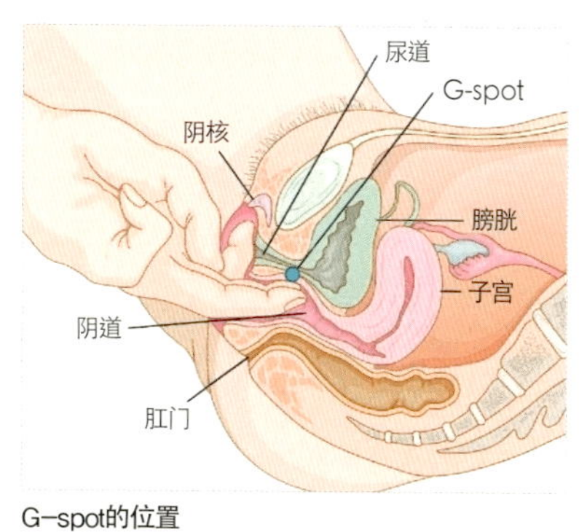

G-spot的位置

但是，不是所有女性都拥有G-spot。还没有研究出它是因每个人自身不同而没有发育出来，还是因为先天不存在。G-spot位于阴道口2～5cm处，在阴道上端黏膜处发育。它是拥有与男性前列腺类似的组织结构器官，大小像小青豌豆，形状为椭圆形。G-spot具有和女性尿道相通的多个小孔，因此，如果兴奋和膨胀，通过这个孔由尿道排放分泌液。这些分泌液从外尿道口排放，但它不是尿液，而是"精液"。分泌物中含有没有尿液的酸性磷酸分解酵素，它与男性前列腺分泌液(精液的主要成分)类似。排放这些分泌液被称之为"女性射精"，它在感受到强烈的高潮感时分泌。

G-spot是第1级性感带，根据统计，它从30~40%的女性中发现。如果向这里给予刺激，就会产生高潮和带来性快感，它和接触阴蒂时的反应类似。经历过G-spot高潮的女性描述说它向外流淌，心情强烈、炽烈。不只是生殖器官感受的性感触感，而是如同电流穿过全身的感觉。

身体的关键词，心动起来吧

向大家介绍女人能够很好地调节男人的心，讲述有关性爱的方法。为了让身体和心一同享受性爱，首先需要坦率的对话。与射精的同时100%到达高潮的男人不同，女性只有满足微妙的感觉才能到达高潮，没有坦率对话的性爱对于女性来说相当不利。

虽然所有人都喜欢坦率、充实的性爱，但是，很多男人都认为女人提起性爱话题本身很有负担。在男人的心中，"必须要满足女性"的强迫观念，所以女人谈论有关性爱就一种"不满的表现"。因此，如果想要谈论有关性爱的话题，那么偶然提起性爱这一话题时就要坦率对话。

查看有关性爱的书籍，会自然的流露出"哇，来这个也有？真神奇！"，那么就没有回避这一话题的男人了。一起阅读时，如果出现了自己不喜欢的体位，就可以轻松地提出"我觉得这个体位不怎么样"。这种程度，男人就会更加用心。

这时，不能用"不喜欢"这样的否定表达或"你好像很喜欢这个体位"的评价方式。与现实性爱相连接的态度会引起男性的拒绝感。所以必须要仔细观察男性的反应。只有了解了他特别关注的体位，才能成为优秀的伴侣。

韩国美容整形高手18

한국 미용성형의 고수18

국내 최초로 스토리텔링 형식으로 기획되고 발행되는
한국·중국인들을 위한 올바른 미용성형 길라잡이 안내서!

초판 인쇄 2014년 6월 23일
초판 발행 2014년 6월 24일

지은이 조인창 외 20인

펴낸이 송인태
펴낸곳 네오이마주
출판등록 2005년 9월 5일 제16-3713호
기획 M&C Korea
책임편집 네오이마주
표지 및 디자인 Tyler Song
번역(翻译) 조미향(赵美香)
주소 135-889 서울특별시 강남구 도산대로23길 7
전화 02-546-0633~4 **팩스** 02-546-0635 **E-mail** ssong2000@chol.com

이 도서의 국립중앙도서관 출판시도서목록(CIP)은 서지정보유통지원시스템 홈페이지(http://www.nl.go.kr)와
국가자료공동목록시스템(http://www.nl.go.kr/kolisnet)에서 이용하실 수 있습니다.
本图书的国立中央图书馆出版图书目录(CIP)可在书籍情报支援网站(http://www.nl.go.kr)上查询并使用。
(CIP제어번호 : CIP2014018056)

ISBN 978-89-963353-2-0

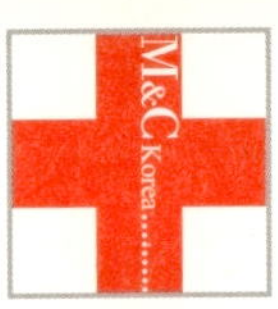

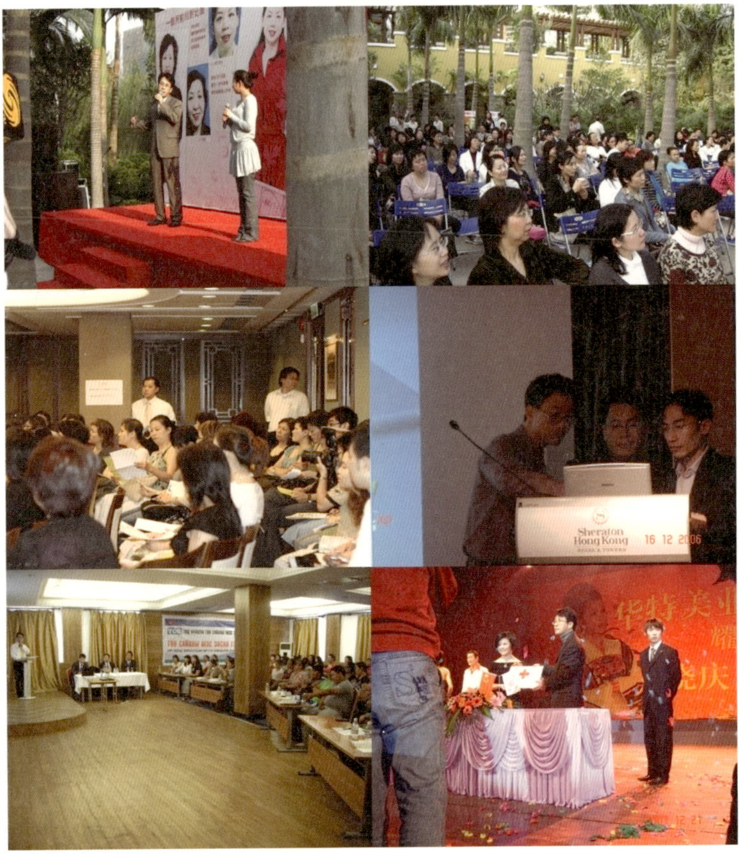

» 韩国美容整形研讨会以及VIP咨询(香港,中国,蒙古等)

» 中韩合作医疗推广咨询业务

» 国内外整形外科、皮肤科推广咨询

» 医疗器材以及化妆品进出口业务

» Korea plastic surgery seminar and VIP consultation
  (Hongkong, China, Mongol etc.)

» Collaborative medical treatment consultation of Korea and China

» Marketing and consultation of national and international plastic surgery
  and dermatology

» Import and Export of medical appliances and cosmetic products

M&C Korea   Email. MNC_Korea@naver.com

A-408, Daeshin B/D, 20, Toegye-ro 88gil, Jung-gu Seoul, KOREA (Zip 100-819)

電話號碼 Tel. +82-2-2038-0112 解讀 Translation. 金尙英 +82-01-4750-4356

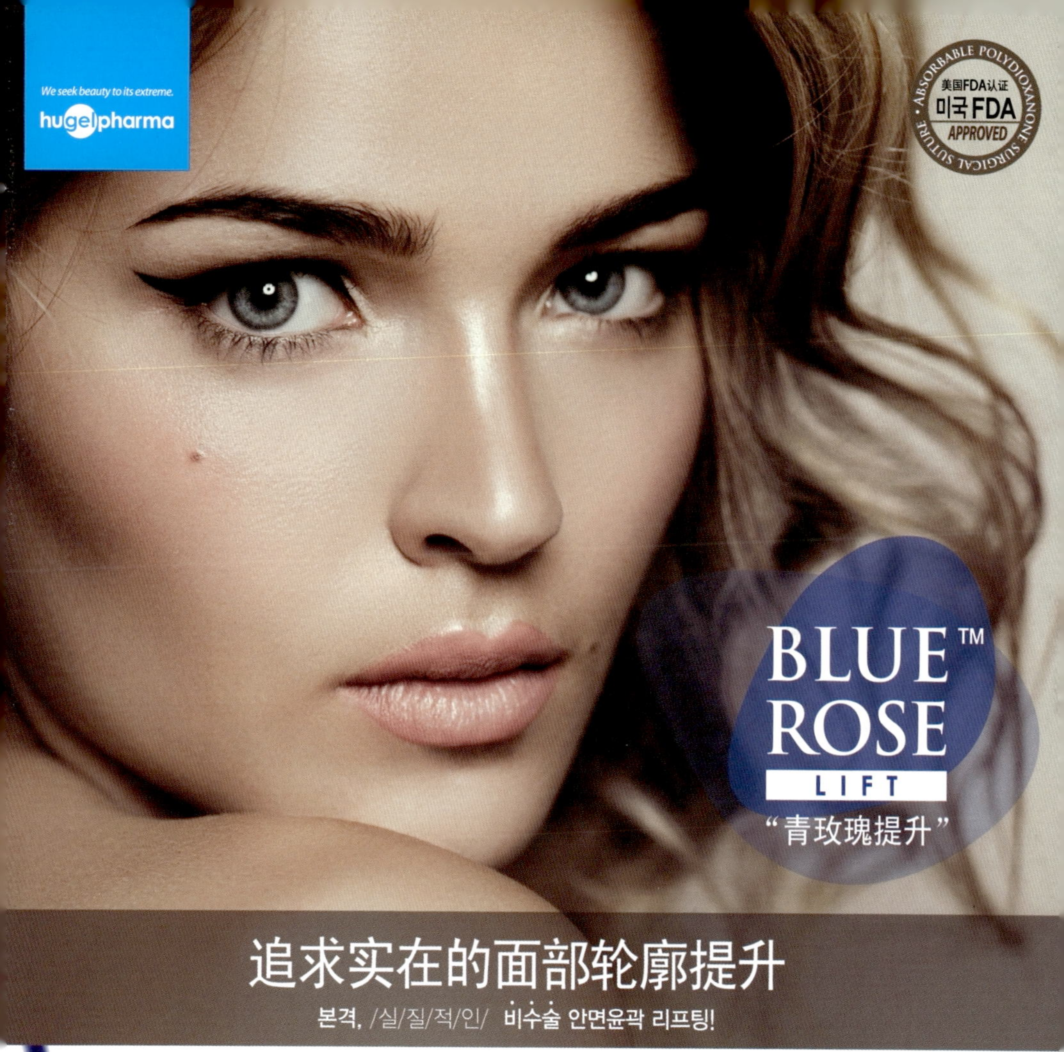

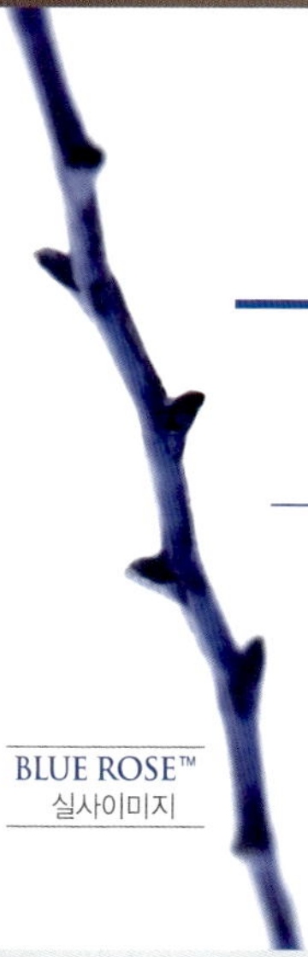

见到 Dr.Deep
开始愉快的皮肤旅行！

닥터딥을 만나면,
즐거운 피부여행이 시작된다!

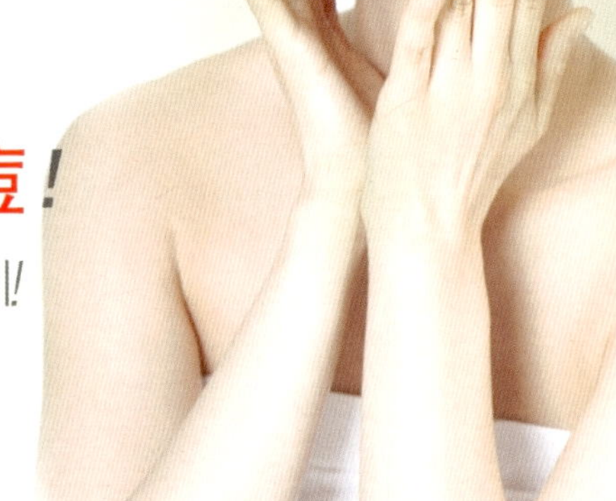

从异位性皮肤炎、
干癣、鱼鳞癣到青春痘！

아토피, 건선 어린선에서 여드름까지!

解决异位性皮炎瘙痒吧！
아토피 가려움 날려버리세요!

抗过敏深层护理香皂
Atodeep Soap

异位性皮炎、鱼鳞癣、干癣、干性皮肤
严重的老人性皮肤瘙痒
幼儿敏感的皮肤，孕妇皮肤

아토피성, 어린선, 건선
악건성피부 가려움이
심한 노인성 소양증
민감해지는 아기피부,
임산부피부

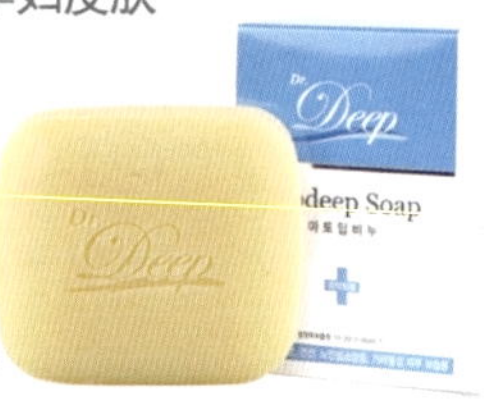

100g

每次反复长的青春痘苦恼！
짜고 또 짜고 반복되는 여드름 고민!

控油抗痘洁面泡沫
Acpa cleansing Foam

去除青春痘引起的油脂和角质
含对敏感性皮肤有良效的天然成分
丰富的泡沫与不紧绷的润泽

여드름, 과피지와 묵은각질 제거
민감성 피부를 위한 천연성분 듬뿍
풍부한 거품과 당김없이 촉촉함 유지

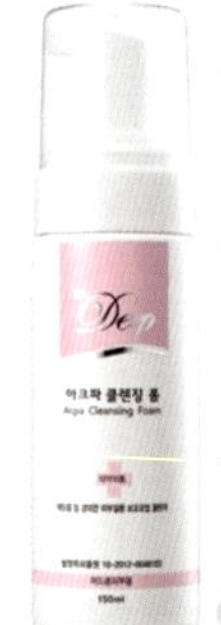

150ml

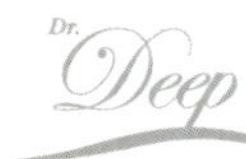

Youngsung Bldg 5F, 163, Sujeong-ro, Sujeong-gu, Seongnam-si, Gyeonggi-do, Korea
Tel : +82-31-731-0102(Korea)   Fax : +82-31-731-0061   E-mail : help@minehouse.co.kr
Korea : www.minehouse.co.kr   China : www.drdeep.cn   U.S.A : www.drdeepusa.com

티슈필

Graft/Prosthesis Biomaterial

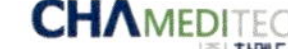

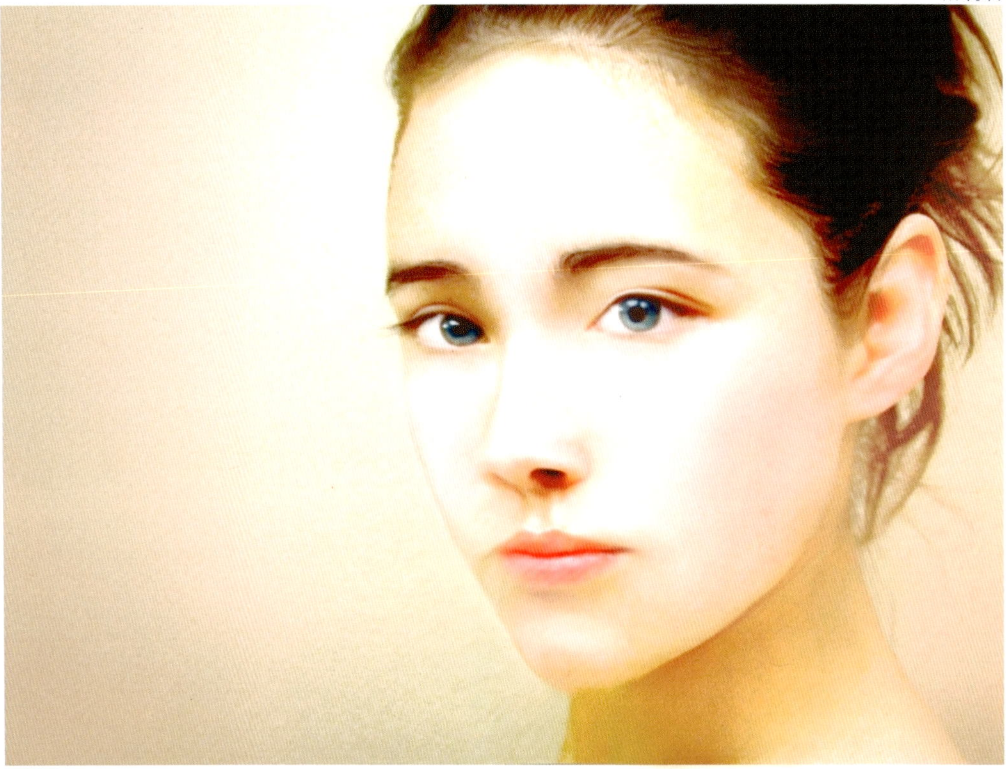

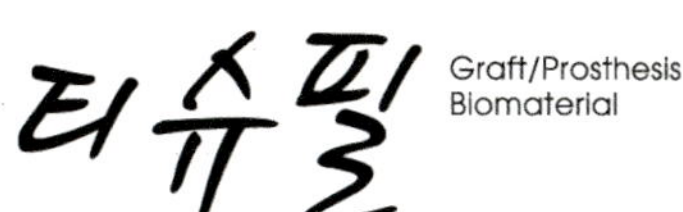

- 피부조직을 생성하는 세포전달체
- 고품질의 HA 사용
- 뛰어난 지속력

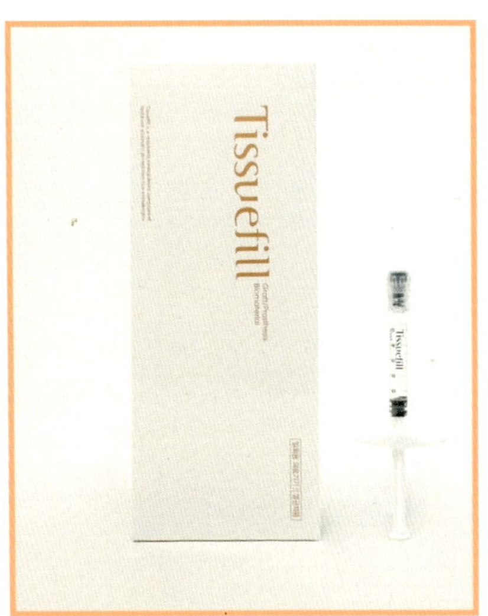

체내지속 효과

마우스를 이용한 체내지속시험 결과, **Tissuefill**성분이 J-product보다는 오래 지속되고 R-product와는 동등한 지속성을 보여줌

The Journal of Korean Society of Plastic and Reconstructive Surgeons, Vol. 38, No. 1, January 2011

16 weeks after injection

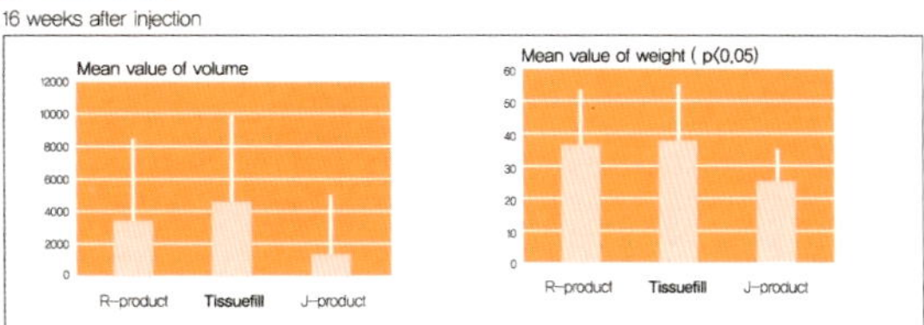

세포전달체로서의 사용한예

인간지방 조직으로부터 분리한 SVF세포와 Tissuefill 성분을 혼합하여 누드마우스에 이식하였을 때, 이식 부위에 혈관과 조직이 형성된 것을 확인함

인간콜라겐 항체를 이용한 면역염색조직검사에서 인간 콜라겐이 생성됨을 확인함.
혼합된 SVF세포가 살아서 진피조직으로 동화된 결과로 측정되며, Tissuefill성분이 세포전달체로서 사용가능함을 보여줌.

〈대한민국 특허 출원번호: 10-2010-0058843〉

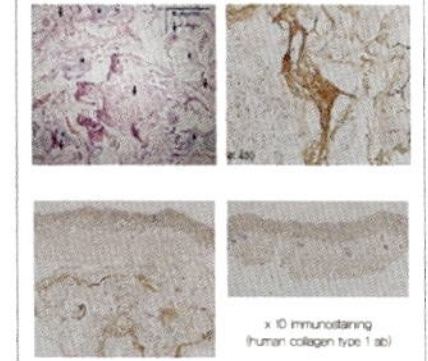

JSBIO | 판매처 : 제이에스바이오 TEL : 02-400-6980 FAX : 02-400-6981
주 소 : 서울시 성동구 성수2가 3동 277-50 동성빌딩 402호

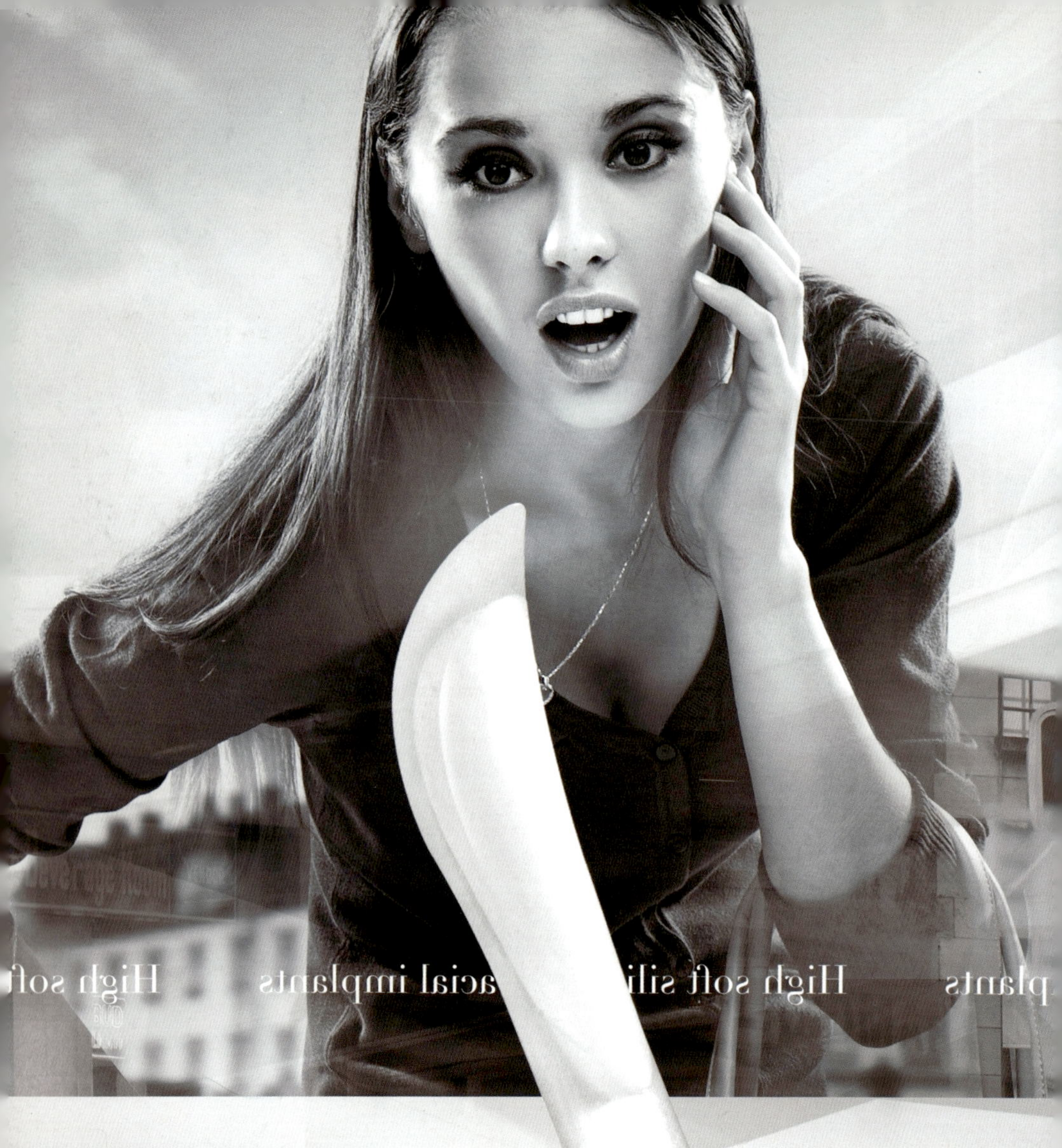
High soft silicone
High soft sili   acial implants   plants
SOFTXiL 软硅
High soft silicone(高软硅胶) / Facial implants(面部假体)
BISTOOL / 5FL.,Deokseong-bldg., 9,Gwangnaru-ro 6-gil, Seongsudong-gu,133-832, Seoul the rep, of korea
T.+ 82 2 3446 7688, 7658